SVALI

LES CHRONIQUES DE SVALI
S'AFFRANCHIR DU CONTRÔLE MENTAL
TÉMOIGNAGE D'UNE EX-ILLUMINATI

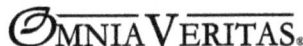

Svali

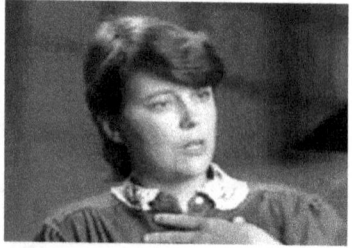

The Svali Chronicles - Freedom from mind control - testimony of an ex-illuminati

LES CHRONIQUES DE SVALI
S'AFFRANCHIR DU CONTRÔLE MENTAL
TÉMOIGNAGE D'UNE EX-ILLUMINATI

Traduit de l'américain et publié par

OMNIA VERITAS LTD

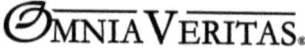

www.omnia-veritas.com

© Copyright Omnia Veritas Limited - 2023

Tous droits réservés. Aucune partie de cette publication ne peut être reproduite par quelque moyen que ce soit sans la permission préalable de l'éditeur. Le code de la propriété intellectuelle interdit les copies ou reproductions destinées à une utilisation collective. Toute représentation ou reproduction intégrale ou partielle faite par quelque procédé que ce soit, sans le consentement de l'éditeur, de l'auteur ou de leur ayants cause, est illicite et constitue une contrefaçon sanctionnée par les articles du Code de la propriété intellectuelle.

À PROPOS DE L'AUTEUR 15
L'ÉQUIPEMENT FRÉQUEMMENT UTILISÉ PAR LES FORMATEURS 16
PREMIER CHAPITRE 19
   UNE VUE D'ENSEMBLE DES ILLUMINATI 19
      Comment les Illuminati s'organisent aux États-Unis 20
      Hiérarchie des Illuminati 20
      Comment les Illuminati gagnent de l'argent 21

CHAPITRE DEUX 25
   LES EMPLOIS DANS LES ILLUMINATI (OU POURQUOI ILS PASSENT TOUT LEUR TEMPS À FORMER DES GENS) 25

CHAPITRE TROIS 30
   DEUXIÈME THÉORIE DU COMPLOT, OU LE PLAN DES ILLUMINATI POUR DOMINER LE MONDE (CONNUE SOUS LE NOM DE « NOVUS ORDEM SECLORUM ») 30

CHAPITRE QUATRE 35
   COMMENT LES ILLUMINATI PROGRAMMENT LES GENS : UN APERÇU DE QUELQUES TYPES DE PROGRAMMATION DE BASE 35
      Programmation intentionnelle 36
      Première étape : ne pas avoir besoin 38
      Deuxième étape : ne pas vouloir 39
      Troisième étape : ne pas souhaiter 39
      Quatrième étape : la survie du plus fort 40
      Cinquième étape : le code du silence 41
      Des suggestions qui peuvent aider 42

CHAPITRE CINQ 46
   COULEURS, MÉTAUX ET PROGRAMMATION DE BIJOUX 46
      Programmation des métaux 47
      Programmation des bijoux 47

CHAPITRE SIX 52
   PROGRAMMATION DES ONDES CÉRÉBRALES 52
      Suggestions 56

CHAPITRE SEPT 58
   PROGRAMMATION MILITAIRE 58

CHAPITRE HUIT 63

PROGRAMMES DE LA CIA, DES GOUVERNEMENTS ET DES BOURSES D'ÉTUDES 63
Suggestions 65
Programmation gouvernementale 66
Suggestions 67
Bourse d'études formation 68
Suggestions 68

CHAPITRE NEUF 70

LA PROGRAMMATION LIÉE À DES HISTOIRES, DES FILMS, DES DESSINS ANIMÉS OU DES JEUX DE RÔLE 70
Comment se déroule la programmation des scripts 71
Suggestions 72

CHAPITRE DIX 73

LA SIXIÈME ÉTAPE DE LA DISCIPLINE : LA TRAHISON ; LE JUMELAGE, LES MURS INTERNES, LES STRUCTURES, LA GÉOMÉTRIE 73
Programmation de la trahison 73
Suggestions 75
Les structures internes : temples, yeux, miroirs, carrousels, etc. 76
Suggestions 79

CHAPITRE ONZE 80

LA PROGRAMMATION SUICIDAIRE 80
Suggestions 82

CHAPITRE DOUZE 84

EMPÊCHER L'ACCÈS AU SURVIVANT 84
Suggestions 87

CHAPITRE TREIZE 91

PROGRAMMATION EN COQUILLE, CONSEILS INTERNES, EXPÉRIMENTATION HUMAINE, CODES DE FONCTION 91
Suggestions 91
Conseils internes 92
L'expérimentation humaine 95
L'éloge et la punition comme facteurs de motivation 96
Suggestions 97
Codes de fonction 98
Suggestions 99

CHAPITRE QUATORZE 101

PROGRAMMATION SPIRITUELLE 101
Suggestions 103

CHAPITRE QUINZE 105

LES FRACTIONNEMENTS DU TRONC, LA PROGRAMMATION DE LA NÉGATION, LES CINQ DERNIÈRES ÉTAPES DE LA DISCIPLINE 105
Programmation de la réalité virtuelle 105
La programmation du déni 105
Suggestions 107
Fractionnement du noyau 107
Suggestions 108
Les étapes de la discipline : septième étape : ne pas s'en préoccuper 109
Huitième étape : voyage dans le temps 109
Étapes neuf, dix, onze 109
Étape douze : « le passage à l'âge adulte » 110
Suggestions 110

TÉMOIGNAGE DE SVALI, ANCIENNE ILLUMINATI 111

Note de l'Éditeur du site educate-yourself.org, qui a diffusé cette série d'interviews : 111
Introduction de H. J. Springer, éditeur principal de centrexnews.com : 112

PREMIÈRE PARTIE 113
SVALI SE PRÉSENTE 113

DEUXIÈME PARTIE 118
QUI SONT LES ILLUMINATI ? 118

TROISIÈME PARTIE 125
COMMENT LES ILLUMINATI DIRIGENT HOLLYWOOD 125

QUATRIÈME PARTIE 128
LES RAPPORTS ENTRE ILLUMINATI ET FRANCS-MAÇONS 128

CINQUIÈME PARTIE 131
LES RAPPORTS ENTRE LES ILLUMINATI ET LA CIA, AINSI QU'AVEC LA RUSSIE ET LA CHINE 131

SIXIÈME PARTIE ... 137

POURQUOI LES MÉDIAS PARLENT-ILS SI PEU DES SÉVICES RITUELS ET DU CONTRÔLE MENTAL ? ... 137

SEPTIÈME PARTIE ... 140

SYMBOLES ET MARQUES DES ILLUMINATI DEGRÉ D'INFILTRATION DE LA SOCIÉTÉ ... 140

HUITIÈME PARTIE ... 146

LE QUATRIÈME REICH ... 146

NEUVIÈME PARTIE ... 148

LES SACRIFICES RITUELS LES RELATIONS AVEC LES DÉMONS LES CHANGEMENTS DE FORME PHYSIQUE ... 148

DIXIÈME PARTIE ... 151

D'AUTRES PRÉCISIONS SUR LES CHANGEMENTS DE FORME PHYSIQUE PROVOQUÉS PAR LES DÉMONS ... 151

ONZIÈME PARTIE ... 154

LES PREUVES DE L'EXISTENCE DES ILLUMINATI ET LEURS POINTS FAIBLES ... 154

DOUZIÈME PARTIE ... 159

LE SOMMET DE LA PYRAMIDE ... 159

TREIZIÈME PARTIE ... 163

LES NATIONS UNIES, OU LE CONSEIL MONDIAL SUPRÊME ... 163

QUATORZIÈME PARTIE ... 168

HISTOIRE ET AVENIR DES ILLUMINATI ... 168

QUINZIÈME PARTIE ... 173

LA TÉLÉVISION, PARFAIT INSTRUMENT DE CONTRÔLE MENTAL ... 173

SEIZIÈME PARTIE ... 178

LES « ASSASSINS ISOLÉS » ... 178

DIX-SEPTIÈME PARTIE ... 182

LE TRAVAIL DES FORMATEURS ET DES PROGRAMMATEURS ... 182

DIX-HUITIÈME PARTIE ... 188

QUESTIONS DES LECTEURS (1) 188

DIX-NEUVIÈME PARTIE 193

QUESTIONS DES LECTEURS (2) 193

QUI EST SVALI ? 199

COMMENT LA SECTE ACCOMPLIT LES PROGRAMMATIONS 199
    Entraînement à la force 202
    Entraînement à la loyauté 203
    Formation à un travail dans la secte 205
    Formation spirituelle 206

TÉMOIGNAGE D'UNE SURVIVANTE 210

KIM CAMPBELL 210
    Témoignage de ma délivrance 210

LA POLYFRAGMENTATION 225

MÉCANISME D'ADAPTATION POUR LE SURVIVANT 225
    1 — Les alters protecteurs 226
    2 — Les alters intellectuels 227
    3 — Les alters du déni 227
    4 — Les alters contrôleurs/« Head Honchos »/« Top Dogs » 227
    5 — Les alters enfants 228
    6 — Les alters qui punissent 228
    7 — Les alters de sentiments 228
    8 — Conseils internes 229
    9 — Les alters sexuels 229
    10 — Les alters amnésiques 229
    11 — Les alters travailleurs 230
    12 — Les alters hôtes 230
    13 — Le noyau de base 230
    14 — Le noyau de base divisé 230
    15 — Les codes de fonctions, codes d'accès 231
    16 — Les alters spirituels 231

INTERVIEW DE BRICE TAYLOR 232

SURVIVRE À LA TORTURE 236

INTERVIEW DE JEANNIE RISEMAN 240

COMMENT AIDER UN SURVIVANT 243

MK-ULTRA **247**
    PROGRAMMATION D'UN ASSASSIN 247
EXPÉRIENCES AUX FRONTIÈRES DE LA MORT **251**
    PROGRAMMATION PAR NDE 251
TROUBLES DE L'ALIMENTATION ET ABUS RITUELS **256**
UNE JOURNÉE DANS LA VIE D'UN FORMATEUR **260**
NOËL DANS LA SECTE **268**
À QUOI SERVENT VOS IMPÔTS **271**
PÂQUES DANS LA SECTE **274**
DÉNI ET DISSOCIATION **276**
    « ... QUAND LE DÉNI N'EST PLUS NÉCESSAIRE, LA DISSOCIATION NON PLUS. » 276
DÉJÀ PARUS **281**

À PROPOS DE L'AUTEUR

Bonjour, je m'appelle Svali. Toute ma famille et moi-même avons fait partie d'un groupe sectaire jusqu'à ce que nous nous en libérions il y a plusieurs années. J'étais programmeur dans la secte, et maintenant je veux partager les connaissances que j'ai pour aider les autres.

Il est possible de se libérer des abus d'une secte si une personne est impliquée. C'est un processus long et déchirant, mais qui en vaut la peine. Dans les articles que je vais vous proposer, j'espère aider les survivants d'abus sectaires à trouver des outils qui les aideront dans leur cheminement vers la liberté.

Depuis un an et demi, je suis consultante auprès d'un groupe de survivants en ligne qui aide les personnes à faire face aux problèmes liés aux programmes des sectes et à s'en libérer. Je suis moi-même une thérapie pour les abus rituels et le DID[1] depuis neuf ans, les cinq dernières années ayant été marquées par l'abus récent d'une secte.

Je suis également écrivain et infirmière diplômée. Je travaille actuellement comme éducatrice en diabétologie au Texas, 20 heures par semaine.

J'ai également auto-publié un livre sur la façon de se libérer de la programmation des sectes, dont plusieurs experts dans ce domaine ont dit qu'il contenait des « informations inestimables » pour les survivants d'abus rituels.

L'année dernière, mon ex-mari et mes deux enfants se sont libérés des abus d'une secte. Mes enfants vivent avec moi pendant que mon mari travaille à sa guérison. Ils souffrent tous d'un trouble dissociatif de l'identité (anciennement connu sous le nom de trouble de la personnalité multiple), ce qui rend la vie à la maison intéressante ! Je suis actuellement mariée à mon deuxième mari, qui a également récupéré un DID et qui est sorti de la secte il y a cinq ans.

---

[1] Dissociative Identity Disorder, en français Trouble dissociatif de l'identité, Ndt.

L'ÉQUIPEMENT FRÉQUEMMENT UTILISÉ PAR LES FORMATEURS

Il peut être utile aux thérapeutes de se rendre compte de l'équipement utilisé par les entraîneurs. Si leur client leur décrit ces objets, qui peuvent sembler très sophistiqués, ils doivent les croire. La secte est devenue technologiquement très avancée.

Salle de formation : la salle de formation moyenne est une salle de couleur neutre, dont les murs sont peints en gris terne, blanc ou beige. Certaines peuvent être peintes en différentes couleurs, dans le cadre d'un code de couleurs. Elles sont souvent situées dans des pièces souterraines secrètes ou dans les sous-sols de grandes résidences privées, et l'on y accède depuis le bâtiment principal par une porte couverte. Des salles d'entraînement improvisées peuvent être installées lors d'exercices militaires à l'extérieur, dans des tentes en toile couvertes.

Formateurs : les Illuminati ont une règle : il doit toujours y avoir au moins deux formateurs travaillant avec une personne. Cela permet d'éviter qu'un formateur soit trop sévère ou trop permissif, ou qu'il développe un lien trop étroit avec le sujet ; l'œil vigilant de l'autre formateur empêche cela. Les jeunes formateurs sont associés à des formateurs plus âgés et plus expérimentés. Le formateur le plus âgé enseigne au plus jeune, qui s'occupe de la majeure partie du travail. Si le plus jeune n'est pas en mesure de terminer une tâche ou s'il perd courage, le plus âgé prend le relais.

Les formateurs principaux : ils enseignent, mais travaillent également avec les chefs de conseil et la hiérarchie. Tous les membres sont tenus de se présenter de temps à autre pour une « mise au point » (renforcement de la programmation), même les hauts responsables.

Machine EEG : elle est souvent équipée de branchements abrégés pour une utilisation rapide. Il est largement utilisé pour la programmation des ondes cérébrales ; il permet également de vérifier qu'un certain alter est sorti lorsqu'il est appelé. Peut être utilisé pour vérifier l'état de transe profonde avant d'entamer la programmation en profondeur. Les formateurs apprennent à lire ces données.

Table d'entraînement : une grande table, souvent en acier, recouverte de plastique ou d'un matériau facile à nettoyer. Sur les côtés, à intervalles réguliers, se trouvent des attaches pour les bras, les jambes et le cou afin d'empêcher tout mouvement.

Fauteuil du formateur : grand fauteuil avec accoudoirs. Des dispositifs de retenue tels que ceux décrits ci-dessus seront disposés à intervalles réguliers pour limiter les mouvements lorsque la personne est assise sur la chaise.

Équipement de choc : les modèles et les types sont très variés, en fonction de l'âge et de l'entreprise. La plupart ont un ensemble de fils recouverts de caoutchouc, avec des électrodes qui peuvent être reliées par du Velcro, du caoutchouc (pointes en acier enfoncées sous les ongles des doigts et des orteils), ou des coussinets en gel (zones plus larges du corps telles que la poitrine, les bras, les jambes). Certaines électrodes sont minuscules et peuvent être collées à côté des yeux ou placées dans les organes génitaux. Ces électrodes sont reliées à la « boîte à chocs », qui dispose de commandes permettant de déterminer la quantité d'électricité et la fréquence, si des chocs espacés sont souhaités.

Médicaments : un grand nombre d'opiacés, de barbituriques, d'hypnotiques, de sédatifs, d'agents anesthésiques. Les médicaments de réanimation et les antidotes sont également conservés, clairement étiquetés et répertoriés. De nombreux médicaments, en particulier les médicaments expérimentaux, ne sont connus que sous des noms de code, tels que « alphin 1 ».

Matériel de réanimation cardio-pulmonaire : au cas où la personne aurait une réaction indésirable aux médicaments ou à la programmation. Il arrive qu'un enfant alter sorte par inadvertance au cours d'une séquence de programmation, et qu'il soit victime d'une surdose de médicaments destinés aux alters adultes. Les formateurs doivent lui administrer l'antidote et le réanimer, comme s'il s'agissait d'un véritable enfant. Ils sont bien conscients de ce fait et punissent sévèrement les enfants alters pour leur apprendre à ne sortir que lorsqu'on les appelle.

Les casques de réalité virtuelle : la clé de voûte de ces dernières années. De nombreuses séquences de programmation utilisent des images holographiques et des dispositifs de réalité virtuelle, y compris des programmes d'assassinat, où la personne « tue » de manière réaliste un autre être humain. Ces disques virtuels sont bien plus avancés que ceux des salles de jeux vidéo.

Équipement de musculation : utilisé dans l'entraînement militaire pour améliorer la condition physique et la masse corporelle maigre.

Instruments en acier : utilisés pour pénétrer dans les orifices et provoquer des douleurs

Machine à étirer : utilisée comme punition, elle « étire » la personne sans lui briser les os. Extrêmement douloureuse.

Grilles et projecteurs du formateur : utilisés pour projeter les grilles sur le mur ou le plafond.

Projecteur de cinéma : pour projeter des films, bien que de nouveaux disques VR les remplacent. Ordinateur : collecte et analyse des données ; maintien d'une grille informatique sur le système de la personne. Les codes d'accès actuels des ordinateurs militaires seront utilisés pour télécharger dans les ordinateurs gouvernementaux.

Journaux du formateur : ils contiennent des copies indexées des systèmes du sujet, y compris les altérations des clés, les codes de commande, etc.

Objets de réconfort : utilisés pour réconforter le sujet par la suite. Il peut s'agir d'un jouet ou d'un bonbon pour les enfants alters, ou d'une huile pour le massage. Des serviettes chaudes ou des boissons peuvent être offertes, car le formateur se lie avec la personne avec laquelle il a travaillé et la réconforte. C'est probablement la partie la plus importante du processus de formation, car le formateur explique calmement et gentiment à la personne qu'elle a bien travaillé et qu'il est fier d'elle.

PREMIER CHAPITRE

Une vue d'ensemble des Illuminati

Pour comprendre la programmation de la secte des Illuminati, il faut d'abord comprendre un peu la structure et la philosophie de l'organisation. Les Illuminati sont un groupe de personnes qui suivent une philosophie connue sous le nom d'« illuminisme » ou d'« Illumination ». Les Illuminati ont été nommés il y a plusieurs centaines d'années, mais leurs racines et leur histoire remontent aux anciennes religions à mystères de l'Égypte, de l'ancienne Babylone et même de la Mésopotamie. De ces anciennes religions, pratiquées secrètement pendant des centaines et des centaines d'années, sont nés des groupes ésotériques qui ont continué à pratiquer les rites, les traditions et l'enculturation apportés par les groupes d'origine.

Au cours des siècles, ces groupes ont pratiqué ouvertement dans certains pays, et secrètement dans les pays où le christianisme ou d'autres religions s'opposaient à leurs pratiques. Parmi les groupes issus de ces anciennes racines, on peut citer l'ordre des Templiers, les Rose-Croix, le baphétisme et les cultes druidiques. Ces groupes étaient les précurseurs, ou les racines, de l'Illuminisme moderne. Les premiers dirigeants illuministes ont choisi de prendre ce qu'ils estimaient être les meilleures pratiques de chaque religion racine, de les combiner en principes, puis d'organiser ces principes selon des lignes directrices spécifiques.

L'illuminisme moderne est une philosophie financée par les riches, mais pratiquée dans toutes les couches sociales. C'est une philosophie dont les principes se sont répandus dans le monde entier. Elle a débuté avec la branche allemande des Rose-Croix, s'est répandue en Angleterre, puis est arrivée aux États-Unis avec les premiers colons.

Les Illuminati ont trois branches principales : la branche germanique, qui supervise les autres, la branche britannique, qui s'occupe des finances, et la branche française/russe. Ces trois branches sont représentées aux États-Unis et au Canada, ainsi que dans tous les pays du monde.

Comment les Illuminati s'organisent aux États-Unis

Les Illuminati ont des groupes dans toutes les grandes villes des États-Unis. À l'origine, ils sont entrés aux États-Unis par Pittsburgh, en Pennsylvanie, et de là, ils se sont répandus dans tout le pays. Dix-huit villes américaines sont considérées comme des « centres de pouvoir » majeurs pour le pouvoir et/ou l'influence des Illuminati. Il s'agit des villes suivantes Washington, DC et ses environs ; Albany, New York ; Pittsburgh, Pa. Le « Triangle d'or » de la région de Winston Salem, Raleigh, NC, Minneapolis, Minn, Ann Arbor, Mich, Wichita, Kan, Phoenix, Az, Portland, Or, Flagstaff, Az, Seattle, Wash, Houston, TX, Los Angeles, CA et ses environs, Atlanta, Ga, New Orleans, La, Springfield, Miss. D'autres villes sont également importantes pour les Illuminati, mais ces villes leur fournissent de l'argent, mènent des recherches et abritent souvent des conseils régionaux.

Hiérarchie des Illuminati

Les Illuminati ont organisé leur société selon des niveaux extrêmement hiérarchisés ou stratifiés. En fait, les niveaux supérieurs sont connus sous le nom de :

Niveau hiérarchique : Les Illuminati ont divisé les États-Unis en sept régions géographiques. Chaque région possède son propre conseil régional, composé de 13 membres, avec un conseil consultatif de trois anciens pour chacune d'entre elles. Ces régions interagissent en matière de finances, de personnel, d'enseignement, etc. Sous chaque conseil régional se trouve un conseil local. Il s'agit d'un conseil de 13 membres, dont le chef siège au conseil régional et lui donne des informations sur les groupes locaux qu'il dirige. Le conseil local dispose également d'un conseil consultatif de 3 membres.

Un conseil de direction local dans une grande région métropolitaine pourrait ressembler à ce qui suit :

- ➢ Chef du conseil local (relève du conseil régional)
- ➢ Deux intermédiaires (lui rapportent toutes les activités sous la responsabilité du chef de file)
- ➢ Quatre administrateurs (supervisent les finances, administrent, organisent les activités du groupe)

> Six formateurs principaux (supervisent les formateurs dans les groupes locaux, forment d'autres formateurs)

Sous le conseil de direction susmentionné se trouvent six personnes désignées comme informateurs ou intermédiaires, qui participent aux réunions des groupes locaux, interagissent avec les chefs de groupe locaux et font rapport au conseil de direction.

Niveau anarchique : les niveaux inférieurs au conseil de direction sont appelés niveaux anarchiques. Sous le niveau intermédiaire se trouve le niveau du groupe local. Il se présente comme suit : les « groupes sœurs » locaux (dont le nombre varie en fonction de la taille de la ville ou des villes de la région). Une grande région métropolitaine peut compter de dix à vingt-sept groupes.

Chaque groupe jumeau sera dirigé par : Un grand prêtre et une prêtresse : cette fonction est assurée à tour de rôle tous les trois ans, afin de permettre à différentes personnes au sein du groupe d'assumer des rôles de leadership. Chaque groupe aura également des membres différents, avec des rôles/travaux spécifiques au sein du groupe. Ces rôles seront abordés au chapitre 2.

Une chose que j'aimerais souligner est le fait que les Illuminati d'aujourd'hui sont générationnels. Leurs membres sont nés dans le groupe, qui est très organisé, comme nous l'avons décrit plus haut. L'organisation décrite ci-dessus est représentative, avec des variations mineures, de la plupart des grandes régions métropolitaines des États-Unis. Les centres de population plus petits seront organisés selon des lignes directrices similaires, mais seront regroupés avec plusieurs villes de la région pour créer le conseil de direction local.

Comment les Illuminati gagnent de l'argent

Les Illuminati sont impliqués dans de nombreux domaines pour gagner de l'argent, car ils ont besoin d'un financement continu pour survivre. Ils sont impliqués dans plusieurs entreprises illégales, mais aussi légales.

> **Le trafic de drogue :** Les Illuminati se sont associés à la Mafia et aux Colombiens, il y a des années, pour s'aider mutuellement à faire entrer de la drogue aux États-Unis. Ils fournissent également des passeurs pour faire sortir la drogue et l'argent des États-Unis. Les illuministes sont généralement de riches hommes d'affaires qui ont quatre niveaux de

personnes en dessous d'eux. La quatrième couche est en contact avec les gens de l'industrie de la drogue. Ils ne se présentent jamais comme des illuministes, mais seulement comme des personnes intéressées par des investissements, avec un bénéfice garanti, et sont très discrets. En retour, les groupes locaux fournissent des personnes prêtes à servir de passeurs d'argent ou de drogues, ou des personnes prêtes à aider à couvrir les opérations locales.

> **Pornographie :** Dans de nombreuses villes, les Illuminati sont liés à la pornographie, à la prostitution, à la prostitution enfantine et à la vente d'esclaves blancs. Là encore, plusieurs couches sont présentes, comme un tampon, entre la véritable « direction » et ceux qui participent aux activités, ou qui les financent et finissent par être payés pour ces activités.

> **Les enfants :** sont souvent fournis par les groupes sectaires locaux et apprennent à devenir des enfants prostitués (et plus tard des adultes prostitués) ; ils sont photographiés et filmés dans tous les types de pornographie disponibles, y compris les « snuff films » et les films violents.

> **Le trafic d'armes :** Les Illuminati et d'autres groupes sont également impliqués dans la vente et l'expédition d'armes à l'échelle internationale. Les Illuminati disposent de coursiers bien entraînés qui franchissent les frontières internationales et nationales. Ces coursiers sont très discrets et ne révèlent pas leurs sources, sous peine de suicide ou d'assassinat. Ces personnes doivent rendre des comptes à d'autres personnes au-dessus d'elles, avec deux autres « couches tampons » de personnes au-dessus d'elles, avant que la personne des Illuminati qui a de l'argent et qui aide à financer tout cela ne soit trouvée.

> **Acheter des codes d'accès aux ordinateurs militaires :** Les Illuminati formeront des personnes issues de toutes les couches de la société civile pour qu'elles aillent faire des rencontres près des bases militaires ou sur celles-ci. La personne type utilisée peut être l'épouse d'apparence innocente d'un militaire, un homme d'affaires local ou même un étudiant. Un contact à l'intérieur de la base, également un illuministe dissociatif, transmet les informations au contact extérieur. Occasionnellement, le contact est payé en argent, en informations ou en biens. Les codes informatiques militaires

sont modifiés selon un calendrier aléatoire ; les Illuminati ont au moins 5 ou 6 contacts dans chaque grande base, qui les alertent lorsque les codes sont sur le point d'être modifiés, sous peine de mort. Les Illuminati aiment avoir accès aux ordinateurs militaires, car cela leur permet d'accéder à des dossiers confidentiels dans le monde entier.

> **Embauche et vente d'assassinats :** cette pratique existe dans le monde entier, davantage en Europe qu'aux États-Unis. Ces personnes sont payées très cher pour réaliser un assassinat privé ou politique. L'argent est versé soit à l'assassin, soit à l'entraîneur ; en général, les deux se partagent les honoraires. L'assassin bénéficie d'une protection dans un autre pays pendant un certain temps, jusqu'à ce que la piste soit écartée. Si l'assassinat a lieu en Europe, il peut être envoyé en Extrême-Orient ou aux États-Unis, et vice versa si l'assassinat a lieu aux États-Unis. Les Illuminati disposent d'un large éventail de lieux et de fausses identités pour cacher ces personnes, à moins que, pour une raison quelconque, ils ne veuillent se débarrasser de l'assassin en même temps que lui. Dans ce cas, l'assassin est capturé et immédiatement exécuté.

> **Mercenaires/formateurs militaires :** devinez qui est payé pour venir former des groupes paramilitaires ? Qui possède des camps d'entraînement dans tous les États du Montana, du Nevada et du Dakota du Nord ? Qui offre occasionnellement son expertise en échange d'une importante récompense financière ? Ils ne s'affichent jamais comme des Illuminati, sauf si le groupe est connu pour être favorable à leur cause. Il s'agit plutôt d'entraîneurs militaires durs, froids et brutaux, qui proposent d'enseigner à ces groupes en échange d'argent ou, mieux encore, d'une promesse d'affiliation à leur groupe (loyauté en échange de connaissances). De plus en plus de groupes paramilitaires ont été intégrés aux Illuminati de cette manière, sans qu'ils sachent vraiment qui et ce qu'est le groupe. Cela permet aux Illuminati de surveiller ces groupes (leurs formateurs font des rapports sur eux et sur leurs activités), et il peut être utile d'avoir des groupes militaires entraînés auxquels ils peuvent faire appel un jour.

> **La banque :** Les premiers illuministes étaient des banquiers, et ils ont des financiers hautement qualifiés pour organiser leur argent et canaliser les fonds illicites susmentionnés vers des groupes/organisations de façade plus « respectables ». Ils

créent également des associations caritatives, des organisations communautaires, etc., qui servent de façade et qui reçoivent l'argent d'un grand nombre de personnes. Les Illuminati sont particulièrement fiers de leurs compétences en matière d'argent et de manipulation, ainsi que de leur capacité à dissimuler leurs traces écrites de manière experte, couche après couche.

Toutes les pistes des activités bancaires mènent finalement à la Belgique, le centre financier des Illuminati pour le monde. Il s'agit là de quelques-unes des principales entreprises lucratives dans lesquelles les Illuminati sont engagés. Ils disposent de ressources financières considérables pour soutenir leurs entreprises, ce qui signifie qu'ils peuvent en réalité engager les meilleurs avocats, comptables, etc. Pour les aider à brouiller les pistes.

CHAPITRE DEUX

Les emplois dans les Illuminati (ou pourquoi ils passent tout leur temps à former des gens)

Pour comprendre la programmation générationnelle, il faut comprendre POURQUOI la secte se donne autant de mal pour introduire la programmation dans les gens. La formation représente du temps et des efforts, et personne — en particulier un membre de secte — ne dépensera cette quantité d'énergie s'il n'y a pas de retour sur investissement. Il s'agit d'un simple aperçu de quelques-uns des emplois les plus courants dans la secte. Il ne s'agit pas d'une liste exhaustive ni d'une liste complète.

La secte dispose d'une hiérarchie de postes très organisée. Comme toute grande organisation, elle a besoin, pour fonctionner sans heurts, de personnes bien formées à leur travail — si bien formées qu'elles peuvent accomplir leurs tâches sans même y penser. Pour maintenir le secret, ce groupe doit également compter sur des personnes entièrement dévouées à ne pas révéler leur rôle dans la secte, même sous la menace de la mort ou d'une punition. La secte veut des membres totalement loyaux envers le groupe et ses principes, qui ne remettent jamais en question les ordres qui leur sont donnés. Ces qualités chez les membres du groupe garantissent la pérennité de la secte et font en sorte que ses secrets ne soient jamais révélés au monde extérieur.

Voici un échantillon de quelques emplois dans le culte (non classés par ordre de priorité) :

> **Informateurs :** Ces personnes sont formées pour observer les détails et les conversations avec une mémoire photographique. Elles sont formées pour faire rapport au chef ou à la hiérarchie de leur secte locale, ou à leur formateur, et téléchargeront de grandes quantités d'informations sous transe hypnotique. La connaissance détaillée de conversations ou même de documents peut souvent être récupérée de cette manière. Ils sont souvent utilisés comme « plantes » pour recueillir des informations dans les milieux gouvernementaux et lors des réunions de la secte.

> **Les éleveurs :** Ces personnes sont souvent choisies dès l'enfance pour avoir et élever des enfants. Ils peuvent être choisis en fonction de leur lignée, ou donnés dans le cadre de mariages arrangés ou d'alliances cultuelles, afin d'« élever » les enfants. Un parent vendra souvent les services d'un enfant comme reproducteur au chef de culte local en échange de faveurs ou d'un statut. Ces enfants sont rarement utilisés comme sacrifice ; ils sont généralement donnés à d'autres membres du culte pour qu'ils les adoptent ou les élèvent, mais on dit à l'éleveuse que tout enfant qui lui est né a été « sacrifié » pour l'empêcher de chercher l'enfant. Il arrive parfois, dans les cultes anarchiques, qu'un chef local ou un parent ait un enfant à la suite d'une liaison incestueuse. Cet enfant est donné ou tué, mais on dit à la mère que l'enfant a été donné à une branche éloignée et qu'il doit être abandonné.

> **Les prostituées :** Les prostitués peuvent être des hommes ou des femmes de tout âge. Elles sont formées dès leur plus jeune âge à accorder des faveurs sexuelles à un ou plusieurs adultes en échange d'une rémunération versée aux parents de l'enfant ou au groupe local de la secte. Parfois, la prostituée peut être confiée à un membre de la secte, à titre temporaire, en guise de « récompense » pour un travail bien fait. La prostitution enfantine est une activité importante pour la secte, et la formation de très jeunes enfants à ce rôle est prise très au sérieux. Les enfants prostitués sont également utilisés pour faire chanter des personnalités politiques ou des dirigeants extérieurs à la secte.

> **Pornographie infantile** : l'enfant utilisé dans la pornographie (qui peut inclure la bestialité) peut également être de n'importe quel âge ou sexe. La pornographie infantile est également une activité commerciale importante dans les sectes, et comprend les snuff films. Les enfants sont formés à ce rôle dès l'école maternelle, souvent avec l'aide ou l'approbation de leurs parents. Les parents sont payés ou reçoivent des faveurs de la secte en échange de la vente de leur enfant ou de l'autorisation de former leur enfant dans ce domaine.

> Personnel **des médias** : s'il s'agit de personnes très brillantes et verbales. Elles seront envoyées dans une école de journalisme et travailleront pour des médias locaux ou régionaux après l'obtention de leur diplôme. Ces personnes ont de nombreux contacts au sein de l'organisation ainsi que dans le monde

extérieur. Ils écrivent des livres et des articles favorables au point de vue illuministe sans jamais révéler leur véritable affiliation. Ils ont tendance à faire des recherches biaisées dans leurs articles, ne favorisant qu'un seul point de vue, par exemple en niant l'existence du DID ou des abus rituels. Par exemple, ils n'interrogent que des psychiatres/psychologues favorables à ce point de vue et faussent les données pour présenter une image convaincante au grand public. Si nécessaire, ils mentiront carrément ou inventeront des données pour soutenir leur point de vue. Certains membres de groupes ont été délibérément formés pour tenter d'aider à former l'opinion publique sur l'inexistence de la secte (c'est-à-dire que les sectes n'existent pas, aucune personne rationnelle ne croirait à cette « hystérie de masse »). Les illuministes pensent que contrôler les médias, c'est contrôler la pensée des masses. C'est pourquoi ils prennent très au sérieux la formation du personnel des médias. Les nettoyeurs nettoient méticuleusement les lieux après les rituels. Ils parcourent le site après la cérémonie, ratissent la zone, etc. Ce travail leur est enseigné dès l'âge préscolaire.

> **Les préparateurs :** mettent en place les tables, les nappes, les bougies et l'attirail de manière rapide et efficace. Ce métier s'apprend dès l'enfance.

> **Les lecteurs :** ils lisent à partir du livre de l'Illumination ou des archives des groupes locaux ; ils conservent également des copies de la littérature sacrée dans un coffre-fort et sont formés aux langues anciennes. Les lecteurs sont appréciés pour leur voix claire et leur capacité à dramatiser les passages importants et à leur donner vie.

> **Les découpeurs :** on leur apprend à disséquer les sacrifices d'animaux ou d'êtres humains (on les appelle aussi les « trancheurs et découpeurs » de la secte). Ils peuvent tuer rapidement, sans émotion et efficacement. Ils sont formés dès leur plus jeune âge.

> **Chantres :** chantent, se balancent ou dirigent des chœurs de chants sacrés lors des grandes occasions sacrées.

> **Grand prêtre/prêtresse :** La personne qui occupe ce poste change tous les deux ans dans la plupart des groupes, bien qu'elle puisse occuper ce poste plus longtemps dans les groupes plus petits et plus ruraux. Ces personnes administrent et dirigent le groupe local de la secte, coordonnent les tâches au sein de la

secte, donnent des missions et transmettent les dates des réunions fixées par la hiérarchie locale ou le conseil de direction. Ils activent également l'arbre téléphonique du groupe local, évaluent les performances des membres du groupe local et dirigent toutes les activités spirituelles. Ils rendent compte au conseil de direction local ou régional de leur groupe.

➢ **Les formateurs** : Ces personnes enseignent aux membres du groupe local les tâches qui leur sont assignées et contrôlent l'exécution de ces tâches lors des réunions du groupe local ou après une tâche assignée. Ces personnes rendent compte au grand prêtre/prêtresse de leur groupe, ainsi qu'au formateur principal local du conseil de direction.

➢ **Les punisseurs** : ce sont les personnes qui punissent ou disciplinent brutalement les membres surpris à enfreindre les règles ou à agir en dehors ou au-dessus de leur autorité. Ils sont universellement méprisés par les autres membres de la secte, même si le grand prêtre ou la prêtresse locale les félicitera pour leur travail bien fait. Généralement forts physiquement, ils emploieront toutes les méthodes jugées nécessaires pour éviter que le comportement indésirable ne se reproduise. La punition peut être publique ou privée, selon la gravité de l'infraction. Chaque groupe local compte plusieurs punisseurs.

➢ **Les traqueurs** : Ces personnes traquent et surveillent les membres qui tentent de quitter leur groupe local. On leur apprend à utiliser des chiens, des armes à feu, des pistolets à impulsion électrique et toutes les techniques de pistage nécessaires. Ils savent également utiliser Internet pour surveiller les activités d'une personne. Ils suivent l'utilisation des cartes de crédit, les chèques émis et emploient d'autres méthodes pour retrouver une personne disparue.

➢ **Enseignants** : Ces personnes donnent des cours collectifs aux enfants pour leur inculquer la philosophie, les langues et les domaines spécialisés de la secte.

➢ **Garde d'enfants** : Ces personnes s'occupent de très jeunes enfants lorsque les adultes sont à la réunion du groupe local. En général, la prise en charge ne concerne que les jeunes enfants. Après l'âge de deux ans, les enfants participent régulièrement à une activité de groupe dirigée par les formateurs des enfants les plus jeunes. Les puéricultrices sont généralement calmes et froidement efficaces.

> **Les passeurs :** Ces membres font passer des armes, de l'argent, de la drogue ou des objets illégaux d'un État à l'autre ou d'un pays à l'autre. Il s'agit généralement de personnes jeunes et célibataires qui n'ont pas de comptes à rendre à l'extérieur. Ils sont formés à l'utilisation des armes à feu pour se sortir de situations difficiles. Ils doivent être fiables et capables de franchir tous les obstacles prévus.

> **Les commandants :** Ces personnes supervisent l'entraînement militaire dans les groupes locaux et contribuent au bon déroulement de ces exercices. Ils délèguent des tâches à leurs subordonnés et sont responsables devant le conseil de direction local. Le conseil compte au moins un membre représentant la branche militaire des Illuminati. En outre, il existe de nombreux postes liés à l'armée sous la responsabilité des commandants.

> **Les spécialistes du comportement :** Ces personnes supervisent souvent la formation dans les groupes locaux et régionaux. Ces étudiants en comportement humain sont intensément impliqués dans la collecte de données et l'expérimentation humaine au nom de la poursuite de la connaissance du comportement humain dans le domaine scientifique. Il s'agit presque toujours de personnes froides, méthodiques et impersonnelles, qui emploieront n'importe quelle méthode pour étudier les traumatismes et leurs effets sur la personnalité humaine. Leur principal intérêt est de mettre en œuvre la programmation et le contrôle des cultes de la manière la plus efficace et la plus durable possible.

Il y a beaucoup d'autres emplois au sein de la secte. La secte passe une bonne partie de son temps à obtenir que les gens fassent ces travaux pour elle GRATUITEMENT, c'est pourquoi elle PROGRAMME les gens pour qu'ils croient qu'ils rendent service à leur « famille » et au monde. La réalité, bien sûr, c'est que la personne est abusée et exploitée par la secte.

CHAPITRE TROIS

Deuxième théorie du complot, ou le plan des Illuminati pour dominer le monde (connue sous le nom de « Novus Ordem Seclorum »)

Avant d'aborder les techniques de programmation proprement dites, il est important de comprendre la philosophie qui sous-tend les raisons pour lesquelles les illuministes programment les gens. Tous les groupes ont des objectifs, et les illuministes ne font pas exception. L'argent n'est pas leur objectif final, c'est un moyen de parvenir à une fin. Cette fin, ou ce but ne sont rien de moins que de régner sur le monde. Les Illuminati ont un plan fixe, semblable aux plans « quinquennaux » et « décennaux » de l'Union soviétique. C'est ce que les Illuminati eux-mêmes croient et enseignent à leurs adeptes comme une vérité évangélique.

Quant à savoir s'ils y parviendront, c'est une toute autre affaire. Voici le programme des Illuminati à TOUS les niveaux. Comme pour tout objectif, les Illuminati ont des étapes spécifiques qu'ils prévoient de mettre en œuvre pour atteindre leurs objectifs. En bref, chaque région des États-Unis possède des « centres nerveux » ou des bases de pouvoir pour l'activité régionale. Les États-Unis ont été divisés en sept grandes régions géographiques. Chaque région comprend des localités où se trouvent des complexes et des bases militaires dissimulés dans des zones éloignées et isolées ou sur de grandes propriétés privées.

Ces bases sont utilisées par intermittence pour enseigner et former les générations d'Illuminati aux techniques militaires, au combat à mains nues, au contrôle des foules, au maniement des armes et à tous les aspects de la guerre militaire. Pourquoi ? Parce que les illuministes pensent que notre gouvernement, tel que nous le connaissons, ainsi que les gouvernements de la plupart des nations du monde, sont destinés à s'effondrer. Il s'agira d'effondrements planifiés, qui se produiront de la manière suivante :

Les Illuminati ont d'abord planifié un effondrement financier qui fera passer la grande dépression pour un pique-nique. Cela se produira grâce aux manœuvres des grandes banques et institutions financières du monde, à la manipulation des actions et aux changements de taux d'intérêt. La plupart des gens seront endettés auprès du gouvernement fédéral par le biais de dettes bancaires, de cartes de crédit, etc. Les gouvernements rappelleront immédiatement toutes les dettes, mais la plupart des gens seront incapables de payer et seront ruinés. Cela provoquera une panique financière généralisée qui se produira simultanément dans le monde entier, car les illuministes croient fermement au contrôle des gens par les finances.

Ensuite, il y aura une prise de contrôle militaire, région par région, lorsque le gouvernement déclarera l'état d'urgence et la loi martiale. Les gens auront paniqué, il y aura un état anarchique dans la plupart des localités, et le gouvernement justifiera son action en disant qu'elle est nécessaire pour contrôler les citoyens paniqués. Les chefs militaires formés par la secte et les personnes sous leur direction utiliseront des armes ainsi que des techniques de contrôle des foules pour mettre en œuvre ce nouvel état de fait. C'est la raison pour laquelle tant de survivants âgés de moins de 36 ans déclarent avoir suivi un programme militaire. Les personnes qui ne sont pas des illuministes ou qui ne sont pas favorables à leur cause résisteront. Les illuministes s'y attendent et seront (et sont) formés pour faire face à cette éventualité. Ils forment leur personnel au combat au corps à corps, au contrôle des foules et, si nécessaire, ils tueront pour contrôler les foules. Les Illuminati entraînent leurs membres à se préparer à toutes les réactions possibles à la prise de pouvoir. De nombreuses victimes du contrôle mental seront également appelées à travailler avec des codes de commande préétablis. Ces codes ont pour but d'appeler un nouveau système de présentation, entièrement fidèle au culte. Les codes de destruction programmés sous l'effet d'un traumatisme seront utilisés pour détruire ou enterrer les alters qui ne sont pas fidèles à la secte.

Des bases militaires seront installées dans chaque localité (en fait, elles existent déjà, mais sont secrètes). Dans les prochaines années, elles sortiront de terre et seront dévoilées. Chaque localité aura des bases régionales et des chefs auxquels elles devront rendre des comptes. La hiérarchie reflétera étroitement la hiérarchie secrète actuelle.

Il y a environ cinq ans, lorsque j'ai quitté les Illuminati, environ 1% de la population américaine faisait partie des Illuminati, leur était favorable ou était victime du Mind Control (et donc considéré comme utilisable).

Cela peut sembler peu, mais imaginez 1% de la population

hautement formée à l'utilisation des armes, au contrôle des foules, aux techniques psychologiques et comportementales, armée d'armes et liée à des groupes paramilitaires.

Ces personnes seront également entièrement dévouées à leur cause. Les Illuminati croient fermement qu'ils peuvent facilement vaincre les 99% restants de la population, dont la plupart ne sont pas formés, ou mal formés, comme les « chasseurs de fin de semaine ». Même l'armée locale sera vaincue, car les Illuminati disposeront de cellules régionales avec des chefs hautement qualifiés. Ils comptent également sur l'effet de surprise pour prendre le pouvoir. Bon nombre des plus hauts dirigeants de la branche milice des Illuminati sont ou ont été officiers dans l'armée, et ont donc déjà une bonne connaissance des techniques les plus efficaces pour surmonter les défenses d'une région ou d'une localité.

Après la prise de contrôle militaire, la population aura la possibilité d'épouser la cause des Illuminati ou de la rejeter (l'emprisonnement, la souffrance, voire la mort étant des punitions possibles). Ces personnes croient fermement que les intelligents, les « éclairés » ou les Illuminés sont nés pour gouverner. Ils sont arrogants et considèrent la population en général comme des « moutons stupides » qui se laisseront facilement mener si on leur propose une direction forte, une aide financière dans une économie mondiale instable et des conséquences désastreuses si la personne se rebelle. Il ne faut pas minimiser leur caractère impitoyable et leur capacité à mettre en œuvre leur programme.

Les dirigeants bancaires des Illuminati, tels que les Rothschild, les Vanderbilt, les Rockefeller, les Carnegie et les Mellon, par exemple, se dévoileront et proposeront de « sauver » l'économie mondiale qui bat de l'aile. Un nouveau système d'échange monétaire, basé sur un système monétaire international et basé entre Le Caire, en Égypte, et Bruxelles, en Belgique, sera mis en place. Une véritable « économie mondiale unique », créant l'« Ordre Mondial Unique » tant attendu, deviendra réalité.

L'ordre du jour des Illuminati ne s'arrête pas là, mais il s'agit là de l'essentiel. Ce programme est ce en quoi les Illuminati croient vraiment, véritablement, enseignent et s'entraînent. Ils sont prêts à sacrifier leur vie pour cette cause, afin d'enseigner à la génération suivante, car ils pensent que leurs enfants sont leur héritage. On m'a dit que la génération de mes enfants verrait cette prise de pouvoir au cours du 21e siècle. À l'heure actuelle, les Illuminati ont discrètement et secrètement favorisé leur plan de prise de contrôle par leurs objectifs

d'infiltration :
1. Les médias
2. Le système bancaire
3. Le système éducatif
4. Le gouvernement, tant local que fédéral
5. Le monde scientifique
6. Les églises

Ils travaillent actuellement, et depuis plusieurs centaines d'années, à la prise de contrôle de ces six domaines. Ils ne se présentent PAS à une institution en disant « Bonjour, je suis un illuministe local et j'aimerais prendre le contrôle de votre banque ».) Au lieu de cela, ils commencent par demander à plusieurs personnes d'investir discrètement des fonds pendant plusieurs années, en achetant progressivement de plus en plus d'actions de la banque (ou d'une autre institution qu'ils souhaitent contrôler), jusqu'à ce qu'ils en détiennent le contrôle financier. Ils ne dévoilent jamais ouvertement leur programme ou leurs activités cultuelles, car ils sont souvent amnésiques. Il s'agit de chefs d'entreprise très respectés, d'apparence « chrétienne », au sein de la communauté. L'image dans la communauté est très importante pour un illuministe ; ils feront tout pour maintenir une façade normale et respectée, et DÉSIREUSE d'être exposée. Au sein d'une direction d'une grande ville métropolitaine, dont j'étais membre, siégeaient : un chef de l'administration locale des petites entreprises ; un PDG d'une entreprise gouvernementale de défense ; un directeur d'une école chrétienne ; un maire-adjoint de la ville ; un journaliste ; une infirmière ; un médecin ; un psychologue comportemental ; un colonel de l'armée de terre ; et un commandant de la marine. Tous, à l'exception d'un seul, fréquentaient l'église chaque semaine ; tous étaient très respectés au sein de la communauté.

AUCUN d'entre eux n'est apparu « maléfique » ou « méchant ».

Si vous les rencontriez en personne, vous aimeriez probablement instantanément l'une ou l'autre de ces personnes intelligentes, communicatives, sympathiques, voire charismatiques. C'est là leur plus grande couverture, car nous nous attendons souvent à ce que le grand mal « apparaisse » comme tel, comme le montrent les médias qui présentent le mal comme provoquant des changements dans le visage et le comportement des gens, ou les marquant comme le Caïn biblique. Aucun des illuministes que j'ai connus n'était méchant ou n'avait l'air méchant dans sa vie de tous les jours, même si certains étaient dysfonctionnels, comme les alcooliques. La dissociation qui anime les illuministes est leur meilleure couverture pour ne pas être détectés à l'heure actuelle. Beaucoup, sinon la plupart, de ces personnes sont complètement inconscientes du grand mal dans lequel elles sont impliquées pendant la nuit.

Il existe d'autres groupes qui ne font pas partie des Illuminati, mais les Illuminati les connaissent. Les Illuminati ne sont pas le seul groupe à suivre des pratiques ésotériques ou à vénérer d'anciennes divinités ou des démons. Ils encouragent la division entre les différents groupes (diviser pour régner est l'un de leurs principes directeurs) et ne se préoccupent pas des autres groupes. Au contraire, ils les accueillent souvent sous leur ombrelle, si possible. C'est ce qui se passe de plus en plus souvent depuis quelques années, car les Illuminati enseignent leurs principes de formation, qui sont considérés comme les meilleurs par la plupart des groupes secrets, en échange de leur loyauté envers les Illuminati. Ils envoient leurs formateurs dans ces groupes, et ces formateurs rendent compte au conseil régional local.

Dans l'arène politique, les illuministes financeront les deux camps d'une course, car leur plus grande maxime est que « du chaos naît l'ordre », ou la discipline de l'anarchie. C'est pourquoi ils ont envoyé des armes et financé les deux camps des deux grandes guerres mondiales de ce siècle. Ils pensent que l'histoire est un jeu, comme les échecs, et que ce n'est que par la stratégie, le combat, le conflit et les tests que les plus forts peuvent émerger. Je ne suis plus d'accord avec cette philosophie, mais à une époque, je l'étais, de tout mon cœur. Il faut espérer qu'au fur et à mesure que ces gens et leur programme sont dévoilés, l'homme de la rue s'élèvera contre cette règle voulue pour être imposée à une humanité qui ne se doute de rien.

CHAPITRE QUATRE

Comment les Illuminati programment les gens : un aperçu de quelques types de programmation de base

Dans les premiers chapitres, j'ai défini l'Illuminisme, sa portée, ainsi que certaines des philosophies, des entreprises lucratives et des programmes qui permettent d'expliquer POURQUOI ils programment les gens. Je pense qu'il est important de comprendre ces éléments, en guise de préface aux chapitres suivants. Pourquoi ? Les techniques de programmation que je vais décrire nécessitent une quantité incroyable d'efforts, de temps, de dévouement et de planification de la part de la secte pour être appliquées à l'individu. Seul un groupe de personnes très motivées consacrerait le temps nécessaire à cette tâche. Ces chapitres sont très difficiles à écrire pour moi, en tant qu'individu, puisque mon rôle dans la secte était celui d'un programmeur. Ainsi, les techniques dont vous allez prendre connaissance étaient souvent celles que j'utilisais pour programmer les personnes avec lesquelles je travaillais. La raison pour laquelle j'écris ce livre est que je crois que les thérapeutes qui travaillent avec le DID, ainsi que les survivants, méritent de savoir CE QUI est fait aux gens, COMMENT c'est fait, et de recevoir quelques idées sur la façon de défaire la programmation que la secte place dans les gens.

Tout d'abord, je voudrais aborder la question de la programmation non intentionnelle par rapport à la programmation intentionnelle. C'est ce que l'on appelle le milieu environnemental dans lequel l'enfant est élevé. La programmation d'un enfant générationnel des Illuminati commence souvent avant sa naissance (nous y reviendrons plus tard), mais une fois qu'il est né, l'environnement même dans lequel il est élevé devient une forme de programmation. Souvent, le nourrisson est élevé dans un environnement familial qui combine l'abandon diurne et le dysfonctionnement des figures parentales. Le nourrisson apprend rapidement que la nuit et les activités cultuelles sont les plus importantes. Il peut être privé d'attention, voire maltraité, pendant la journée, et n'est traité comme un être spécial ou « vu » par ses parents que dans le cadre de la secte. Cela peut conduire à de très jeunes alters autour du noyau ou des scissions du noyau, qui se sentent « invisibles », abandonnés, rejetés, indignes d'amour ou d'attention, ou qui pensent qu'ils n'existent même pas, à moins qu'ils ne fassent un travail pour leur « famille ».

Un autre milieu et processus de conditionnement auquel le nourrisson doit faire face est le fait que les adultes qui l'entourent sont INCONSISTANTS, puisque les adultes d'une famille sectaire générationnelle sont presque toujours aussi multiples ou DID. Pour le nourrisson, cela signifie que les parents agissent d'une certaine manière à la maison, d'une manière totalement différente lors des réunions de la secte et d'une manière encore différente dans la société normale.

Comme il s'agit des premières expériences du nourrisson avec les adultes et leurs comportements, il n'a pas d'autre choix que d'accepter la réalité selon laquelle les êtres humains agissent de manière étonnamment différente dans des contextes différents. Bien qu'involontaire, ce comportement prépare le nourrisson à une dissociation ultérieure, par mimétisme avec les adultes qui l'entourent.

Programmation intentionnelle

La programmation intentionnelle d'un enfant par les Illuminati commence souvent avant la naissance. Le fractionnement prénatal est bien connu dans la secte, car le fœtus est tout à fait capable de se fragmenter dans l'utérus à la suite d'un traumatisme. Cette opération a généralement lieu entre le septième et le neuvième mois de grossesse. Les techniques utilisées consistent à placer des écouteurs sur l'abdomen de la mère et à diffuser de la musique forte et discordante (comme certains morceaux classiques modernes ou même des opéras de Wagner). Le rock lourd et fort a également été utilisé. D'autres méthodes consistent à faire ingérer à la mère des quantités de substances amères, afin de rendre le liquide amniotique amer, ou à crier sur le fœtus à l'intérieur de l'utérus. L'abdomen de la mère peut également être frappé. Des chocs légers à l'abdomen peuvent être appliqués, en particulier lorsque le terme est proche, et peuvent être utilisés pour provoquer un travail prématuré ou pour s'assurer que l'enfant naîtra lors d'une fête cérémonielle. Certains médicaments provoquant le travail peuvent également être administrés si une certaine date de naissance est souhaitée.

Une fois l'enfant né, les tests commencent très tôt, généralement au cours des premières semaines de vie. Les dresseurs, à qui l'on a appris à rechercher certaines qualités chez le nourrisson, le placent sur une table, sur un tissu de velours, et vérifient ses réflexes face à différents stimuli. La force du nourrisson, sa réaction à la chaleur, au froid et à la douleur sont testées. Chaque enfant réagit différemment et les formateurs recherchent une capacité de dissociation, des réflexes rapides et des temps de réaction. Ils encouragent également la dissociation précoce chez le nourrisson grâce à ces tests.

Le nourrisson sera également maltraité, afin de créer des fragments. Les méthodes d'abus peuvent être les suivantes : sondes rectales, viol anal digital, chocs électriques de faible intensité sur les doigts, les orteils et les organes génitaux, coupure des organes génitaux dans le cadre d'un rituel (chez les nourrissons plus âgés). L'objectif est de commencer la fragmentation avant qu'un véritable état du moi ne se développe et d'habituer le nourrisson à la douleur et à la dissociation réflexe de la douleur (oui, même les tout petits nourrissons se dissocient ; je l'ai vu à maintes reprises ; ils s'illuminent d'une lumière blanche et molle, ou vitreuse, face à un traumatisme continu).

Des programmes d'isolement et d'abandon sont parfois mis en place, de manière rudimentaire. L'enfant est abandonné ou n'est pas pris en charge par des adultes, intentionnellement pendant la journée, puis il est ramassé, apaisé, nettoyé et pris en charge dans le cadre de la préparation d'un rituel ou d'une réunion de groupe. Cela a pour but d'aider le nourrisson à associer les rassemblements nocturnes à l'« amour » et à l'attention, et de favoriser le processus d'attachement à la secte ou à la « famille ». Le nourrisson apprendra à associer l'attention maternelle à la participation aux rituels et finira par associer les rassemblements cultuels à un sentiment de sécurité.

Lorsque l'enfant grandit, c'est-à-dire entre 15 et 18 mois, on le fragmente davantage en demandant aux parents et aux membres de la secte d'abuser de lui de manière plus méthodique. Cela se fait en apaisant le nourrisson par intermittence, en établissant des liens avec lui, puis en lui infligeant des chocs sur les doigts ; on peut laisser tomber le nourrisson d'une hauteur sur un tapis ou un matelas et se moquer de lui alors qu'il est allongé, effrayé et terrifié, en train de pleurer. Il peut être placé dans des cages pendant un certain temps ou exposé à de courtes périodes d'isolement. La privation de nourriture, d'eau et des besoins de base peut commencer plus tard dans cette phase. Toutes ces méthodes visent à créer une dissociation intentionnelle chez le nourrisson. Le nourrisson de cet âge peut être emmené aux réunions du groupe, mais en dehors d'occasions spéciales ou de dédicaces, il n'aura pas encore de rôle actif dans le cadre de la secte. Les petits enfants sont généralement confiés à un membre de la secte, ou gardien, qui les surveille pendant les activités du groupe ; ce rôle de gardien est généralement assumé à tour de rôle par des membres de niveau inférieur ou des adolescents.

Entre 20 et 24 mois, le tout-petit peut commencer à suivre les « étapes de la discipline » que les Illuminati utilisent pour enseigner à leurs enfants. L'âge auquel l'enfant les commence varie en fonction du groupe, du parent, du formateur et de l'enfant. Ces « étapes de la discipline » devraient plutôt être appelées « étapes du tourment et de l'abus », car leur but est de créer un enfant très dissocié, déconnecté de ses sentiments, qui est complètement et inconsciemment loyal envers la secte. L'ordre des étapes peut également être légèrement modifié, en fonction des caprices du formateur ou des parents.

J'aborderai tout d'abord les cinq premières étapes de la discipline : (remarque : ces étapes peuvent varier quelque peu d'une région à l'autre, mais la plupart d'entre elles suivent au moins grossièrement ce schéma, même si ce n'est pas dans le même ordre).

Première étape : ne pas avoir besoin

Le jeune enfant est placé dans une pièce dépourvue de tout stimulus sensoriel, généralement une salle d'entraînement aux murs gris, blancs ou beiges. L'adulte s'en va et l'enfant est laissé seul pendant des périodes de temps qui peuvent varier de quelques heures à une journée entière, au fur et à mesure que l'enfant grandit. Si l'enfant supplie l'adulte de rester et de ne pas partir, ou s'il crie, il est battu et on lui dit que les périodes d'isolement augmenteront jusqu'à ce qu'il apprenne à cesser d'être faible. Le but apparent de cette discipline est d'apprendre à l'enfant à compter sur ses propres ressources internes, et non sur des personnes extérieures (« le renforcer »). Ce qu'elle fait en réalité, c'est créer chez l'enfant une énorme terreur de l'abandon. Lorsque l'adulte, ou le formateur, revient dans la pièce, l'enfant se berce ou se blottit dans un coin, parfois presque catatonique de peur. Le dresseur va alors « sauver » l'enfant, le nourrir, lui donner à boire et se lier à lui en tant que « sauveur ». Le dresseur leur dira que la « famille » a demandé au dresseur de sauver l'enfant, parce que sa famille « l'aime ».

Le formateur inculquera les enseignements de la secte, à ce stade, à l'enfant sans défense, craintif et presque follement reconnaissant qui vient d'être « sauvé » de l'isolement. Le formateur ne cessera de répéter à l'enfant à quel point il a besoin de sa famille, qui vient de le sauver de la mort par famine ou de l'abandon. Le très jeune enfant apprendra ainsi à associer le confort et la sécurité à l'attachement à son dresseur, qui peut être l'un de ses parents, et à la présence de membres de la « famille ». La secte connaît très bien les principes du développement de l'enfant et a mis au point des exercices comme ceux décrits ci-dessus après des centaines d'années d'enseignement à de très jeunes enfants.

Deuxième étape : ne pas vouloir

Cette étape est très similaire à la première étape et la renforce en fait. Elle sera effectuée de manière intermittente avec la première étape au cours des prochaines années de la vie de l'enfant. Une fois encore, l'enfant est laissé seul dans une salle d'entraînement ou une pièce isolée, sans nourriture ni eau pendant une longue période. Un adulte entre dans la pièce avec un grand pichet d'eau glacée ou de la nourriture. Si l'enfant demande l'un ou l'autre, alors que l'adulte mange ou boit devant lui, il est sévèrement puni pour avoir été faible et nécessiteux. Cette étape est renforcée jusqu'à ce que l'enfant apprenne à ne pas demander de nourriture ou d'eau à moins qu'elle ne lui soit offerte d'abord. La raison ostensible invoquée par la secte pour justifier cette étape est qu'elle crée un enfant fort, capable de se passer de nourriture et d'eau pendant des périodes de plus en plus longues. La véritable raison est qu'elle crée un enfant complètement dissocié de ses propres besoins de nourriture, d'eau ou d'autres conforts, qui a peur de demander de l'aide à des adultes extérieurs. Cela crée chez l'enfant une hyper-vigilance, car il apprend à rechercher des adultes extérieurs pour savoir quand il peut satisfaire ses besoins, et à ne pas se fier aux signaux de son propre corps. L'enfant apprend déjà à se tourner vers les autres pour savoir comment il doit penser ou se sentir, au lieu de se fier à ses propres sentiments. Le culte devient alors le lieu de contrôle de l'enfant.

Troisième étape : ne pas souhaiter

L'enfant est placé dans une pièce avec ses jouets ou objets préférés. Un adulte bienveillant entre dans la pièce et fait jouer l'enfant. Cet adulte peut être un ami, une tante, un parent ou un formateur. L'enfant et l'adulte peuvent se livrer à des jeux fantastiques sur les souhaits, les rêves ou les désirs secrets de l'enfant. Cela se produit à plusieurs reprises, et la confiance de l'enfant est lentement gagnée. Par la suite, l'enfant est sévèrement puni pour tout aspect de ses souhaits ou de ses fantasmes partagés avec l'adulte, y compris la destruction de ses jouets préférés, le fait d'aller défaire ou de détruire les lieux de sécurité secrets que l'enfant a pu créer, ou même de détruire les protecteurs non cultuels. Cette étape est répétée, avec des variantes, de nombreuses fois au cours des années suivantes. Parfois, les frères et sœurs, les parents ou les amis de l'enfant sont utilisés pour révéler les fantasmes intérieurs que l'enfant leur a révélés pendant la journée ou dans des moments non surveillés. La raison ostensible invoquée par la secte pour justifier cette étape est de créer un enfant qui ne fantasme pas, qui est plus tourné vers l'extérieur et moins vers l'intérieur. En d'autres termes, l'enfant doit se tourner vers les adultes pour obtenir leur permission dans tous les aspects de sa vie, y compris l'intérieur. En réalité, cette étape détruit tous les endroits sûrs que l'enfant a créés intérieurement pour se retirer des horreurs qu'il vit. Cette étape crée chez l'enfant le sentiment qu'il n'y a pas de véritable sécurité, que la secte découvrira tout ce qu'il pense. Des exercices de ce type sont également utilisés pour créer de jeunes alters chez l'enfant qui signaleront eux-mêmes aux formateurs de la secte les lieux de sécurité secrets ou les souhaits cachés contre la secte que d'autres alters ont. Cela commence alors à créer une hostilité et une division entre les systèmes, que la secte manipulera tout au long de la vie de la personne afin de la contrôler.

Quatrième étape : la survie du plus fort

Cette étape permet de commencer à créer des alter-agresseurs chez le jeune enfant. TOUS LES MEMBRES DE LA SECTE SONT APPELÉS À DEVENIR DES AGRESSEURS ; CELA COMMENCE DÈS LA PETITE ENFANCE.

L'enfant est amené dans une pièce où se trouvent un entraîneur et un autre enfant du même âge, ou légèrement plus jeune, que l'enfant à qui l'on enseigne. L'enfant est sévèrement battu, pendant une longue période, par le formateur, puis on lui demande de frapper l'autre enfant dans la pièce, faute de quoi il sera battu à nouveau. Si l'enfant refuse, il est sévèrement puni, l'autre enfant est également puni, puis l'enfant est invité à punir l'autre enfant. Si l'enfant continue à refuser, à pleurer ou à essayer de frapper le formateur à la place, il continuera à être battu sévèrement et on lui dira de frapper l'autre enfant, afin de diriger sa colère sur l'autre enfant. Cette étape est répétée jusqu'à ce que l'enfant s'exécute. Cette étape commence vers l'âge de 2 ans ou 2 ans et demi et est utilisée pour créer des modifications agressives chez le jeune enfant. Au fur et à mesure que l'enfant grandit, les punitions deviennent de plus en plus brutales. On attend des enfants qu'ils deviennent des agresseurs d'autrui à un très jeune âge et qu'ils s'exercent sur des enfants plus jeunes qu'eux, avec les encouragements et les récompenses des adultes qui les entourent. Ils imitent également ces adultes, qui considèrent constamment la perpétration comme normale. L'enfant apprendra qu'il s'agit là d'un exutoire acceptable pour ses pulsions agressives et sa rage engendrées par la brutalité à laquelle il est constamment exposé.

Cinquième étape : le code du silence

De très nombreux stratagèmes sont utilisés pour mettre cela en place, à partir de l'âge de deux ans environ, lorsque l'enfant commence à devenir plus verbal. En général, après un rituel ou une réunion de groupe, l'enfant est interrogé sur ce qu'il a vu ou entendu pendant la réunion. Comme la plupart des jeunes enfants obéissants, il s'exécute. Ils sont immédiatement sévèrement battus ou torturés, et un nouvel alter est créé, à qui l'on demande de garder les souvenirs de ce qu'il a vu, sous peine de perdre sa vie. La nouvelle partie est toujours d'accord. L'enfant et cette nouvelle partie sont soumis à une cérémonie au cours de laquelle ils jurent de ne jamais rien dire, et des doubles sont créés dont le rôle est de tuer le corps si les autres parties s'en souviennent.

L'enfant est également soumis à de graves tortures psychologiques pour s'assurer qu'il ne sera jamais tenté de parler, notamment : être enterré vivant ; être presque noyé ; assister à des « morts en traître » impliquant de lentes tortures douloureuses, comme être brûlé ou écorché vif ; être enterré avec un cadavre partiellement pourri et se voir dire qu'il deviendra un cadavre comme lui s'il parle un jour, etc. Les scénarios s'enchaînent, inventés par des personnes à l'imagination infiniment cruelle, afin de garantir le secret du jeune enfant. Ces méthodes ont été perfectionnées au cours de centaines d'années de pratique de la secte avec ses enfants. La raison pour laquelle ces choses sont faites est évidente : la secte est impliquée dans des activités criminelles, comme expliqué dans les premiers chapitres de ce livre, et elle veut s'assurer du silence continu de ses enfants. C'est l'une des raisons pour lesquelles la secte a survécu si longtemps et, avec son voile de secret, pourquoi de plus en plus de survivants ont peur ou ne veulent pas révéler les abus qu'ils ont subis. Pour révéler les secrets de la secte, un enfant doit faire face à des traumatismes psychologiques et à des abus parmi les plus horribles que l'on puisse imaginer ; même à l'âge adulte, le survivant a du mal à mettre ces choses de côté lorsqu'il parle des abus qu'il a subis. On dit aux enfants comme aux adultes que s'ils parlent, ils seront traqués et abattus (la formation d'assassin permet à l'enfant de savoir qu'il ne s'agit pas d'une menace en l'air), qu'ils seront torturés lentement. Tout au long de son enfance, l'enfant est exposé à des mises en scène et à des jeux de rôle qui renforcent cette démarche.

Des suggestions qui peuvent aider

Je crois qu'il faut aussi proposer des idées sur la façon de défaire certains des programmes mentionnés ci-dessus, car je ne crois pas à la connaissance, seulement pour le plaisir de la connaissance. Le survivant a souvent besoin d'outils pour essayer de se défaire de certains des abus horribles que la secte lui a fait subir, en particulier lorsque des souvenirs de ces choses lui reviennent. IL S'AGIT SIMPLEMENT DE CONSEILS UTILES QUI NE REMPLACENT PAS L'AVIS D'UN BON THÉRAPEUTE.

1. Programmation en milieu précoce :

Il est difficile d'y remédier, car cela touche à des questions fondamentales d'abandon et de rejet pour le survivant. Il s'agit souvent des toutes premières expériences vécues par le survivant lorsqu'il était enfant, dans le cadre de ses relations avec ses parents et les principaux membres de sa famille. Travailler sur ce point nécessite l'effort de tout le cœur de tous les alter-systèmes à l'intérieur, pour se joindre à l'éducation du noyau de division qui a connu un rejet parental sévère, et la reconnaissance cognitive que le JOUR était également important ; que les adultes autour de l'enfant étaient ceux qui étaient malsains. Les nourrissons se sentent souvent peu aimables, trop nécessiteux, déprimés ; mais les alters intérieurs peuvent les réconforter et leur faire partager la réalité que le nourrisson était vraiment aimable, quel que soit le comportement des adultes extérieurs qui l'entouraient. Ici aussi, un thérapeute extérieur qui apporte son soutien et un système de croyances fort et nourrissant peuvent aider énormément au processus de guérison, car de nouveaux messages sont apportés aux parties abandonnées et blessées. Il faudra du temps pour faire le tri de ce qui s'est passé, pour faire le deuil des vrais problèmes d'abandon et pour apporter la réalité à des parties très jeunes et profondément blessées.

2. Fragmentation intentionnelle précoce : (de 0 à 24 mois)

En général, il y a des parties cognitives du survivant à l'intérieur, qui n'ont jamais oublié l'abus, et qui peuvent aider à partager la réalité cognitive de l'abus avec les alters amnésiques. Cela doit se faire très lentement, étant donné que les premiers abus ont été commis très tôt dans la vie. La création d'une chambre d'enfant interne, avec des jouets et des objets sûrs, peut aider. Les adultes plus âgés qui s'y trouvent peuvent aider à tenir et à soigner les enfants blessés dans la chambre, tout en reconnaissant et en faisant le deuil de l'abus qui a eu lieu. Il est important de croire et de valider les jeunes parties lorsqu'elles se présentent pour partager. Il peut être utile de leur permettre de s'exprimer de manière non verbale, car il s'agit d'enfants très jeunes qui, souvent, ne peuvent pas encore parler. Le fait que des enfants plus âgés, proches des nourrissons, verbalisent leurs désirs, leurs besoins et leurs peurs peut également les aider, car souvent les plus jeunes n'ont confiance en AUCUN adulte, même ceux qui sont à l'intérieur. Un thérapeute extérieur fort et attentionné est également important pour la guérison, en donnant l'exemple d'une éducation saine à un système qui n'en a peut-être aucune idée, tout en équilibrant le besoin de l'enfant d'être nourri de l'extérieur et le besoin du ou des systèmes internes d'apprendre leurs propres techniques d'auto-éducation. Les aides-internes peuvent atteindre les nourrissons, les ancrer, partager la réalité présente (le corps est plus âgé, les nourrissons sont en sécurité, etc. Ces aides peuvent être des enfants internes plus âgés, comme mentionné précédemment). Le survivant peut également souhaiter trouver des adultes de soutien, dans la mesure du possible, qui peuvent l'aider à donner l'exemple d'une prise en charge saine avec de bonnes limites.

UN THÉRAPEUTE OU UN AMI NE PEUT PAS ÉLEVER À NOUVEAU LE SURVIVANT. Le survivant le souhaitera, mais en réalité, il n'a eu qu'un seul groupe de parents, bons ou mauvais, voire tristement terribles. Aucune personne extérieure ne peut venir refaire la parentalité complète d'une autre personne. Ce que le thérapeute et la personne de confiance peuvent offrir, c'est de la bienveillance, de l'empathie, de l'écoute, pendant que le survivant pleure la perte d'une éducation adéquate. Ils peuvent offrir de l'amitié ou de l'empathie avec de bonnes limites. Ils ne peuvent pas devenir les parents du survivant, sinon la thérapie ne progressera pas. Au contraire, l'enchevêtrement commencera.

3. **Les cinq premières étapes de la discipline (il y en a douze au total ; d'autres seront abordées dans des chapitres ultérieurs)**

Essayez de trouver les parties qui ont subi l'abus. Il peut s'agir de faire une cartographie du système (dessiner des images de ce à quoi ressemblent les choses à l'intérieur) et de s'adresser aux cognitifs (intellectuels) ou aux contrôleurs (chefs d'entreprise à l'intérieur) pour obtenir des informations. Une aide-interne, ou un enregistreur, peuvent également s'avérer extrêmement utiles à cette fin.

Permettez à ces parties de reconnaître lentement l'agonie qu'elles ont vécue pendant leur privation : chaleur (être tenu au-dessus d'un feu ou d'un poêle), froid (être placé dans un congélateur ou de la glace, par exemple), manque de nourriture, etc. Encouragez d'abord le partage de la partie cognitive des souvenirs, tout en permettant aux alters amnésiques de faire leur deuil en « entendant parler » de ces choses. Laissez-leur le temps d'absorber ces traumatismes, car ils se sont produits pendant plusieurs années au cours de la petite enfance, et il leur faudra du temps pour les assimiler.

La guérison ne peut être précipitée. Permettez aux alters de s'avancer plus tard et de partager leurs sentiments, tandis que les parties plus cognitives ou aidantes sont à l'intérieur et leur tiennent la main, les ancrant dans l'ici et le maintenant tout au long du processus de remémoration. Soyez prêt à des inondations d'émotions à certains moments, ainsi qu'à des souvenirs corporels, lorsque l'abus est rappelé. Un groupe de personnes à l'intérieur peut être désigné comme « équipe de mise à la terre » pour aider à mettre à la terre ces parties lorsqu'elles s'avancent et partagent leurs souvenirs.

Se souvenir en toute sécurité suppose que la personne ait un thérapeute qualifié et qu'elle ait jeté les bases d'une bonne coopération au sein du système, comme nous l'avons vu plus haut. Le travail de mémoire ne doit pas être effectué tant qu'il n'y a pas une bonne communication et une bonne coopération à l'intérieur du système, sinon la personne sera submergée par les souvenirs au fur et à mesure qu'ils ressortiront. Elle sera submergée et retraumatisée au lieu d'être aidée, et risque de décompenser.

Grâce à une bonne communication, les souvenirs peuvent être évoqués petit à petit, par morceaux gérables, tandis que les alters cognitifs aident continuellement le survivant à ne pas s'enfoncer complètement dans le souvenir, et ils peuvent également aider à enraciner les parties les plus blessées.

La secte soumet les gens à certains types de programmes afin d'atteindre un objectif spécifique : séparer l'intellect, ou la cognition, des sentiments d'une personne. Dans ces systèmes, les alters cognitifs sont toujours considérés comme « plus élevés » que les alters sensitifs ; on apprend aux alters cognitifs à « transmettre » leurs sentiments aux alters sensitifs « inférieurs ». Bien que ces étiquettes soient fausses, les alters cognitifs craindront de ressentir les émotions intenses et accablantes qui les ont poussés à se séparer de plus en plus des alters limbiques, ou alters sensitifs, à l'intérieur du système. Ce qui aura pour effet de maintenir la division du système chez le survivant. Il est important que les alters cognitifs réalisent que les alters sensitifs font partie d'eux ; qu'ils peuvent s'entraîner à partager leurs sentiments par PETITES étapes sans avoir besoin d'être inondés ou submergés.

Un rappel : LA SÉCURITÉ EXTERNE EST PRIMORDIALE POUR ANNULER LA PROGRAMMATION INTERNE.

Vous DEVEZ être en mesure de promettre à ces parties une sécurité extérieure et de tenir cette promesse, sinon elles hésiteront, et c'est compréhensible, à travailler à l'intérieur pour défaire la programmation. Pourquoi essaieraient-ils de changer, pour ensuite revenir en arrière et être à nouveau punis ? Aucun système n'annulera sa propre dissociation protectrice si l'abus est permanent, sinon il continuera à se déstabiliser et à se dissocier à nouveau, encore et encore. En effet, démanteler la dissociation reviendrait à démanteler sa propre survie et sa propre protection. L'arrêt des contacts avec les agresseurs et la présence d'un thérapeute sûr sont les toutes premières mesures à prendre avant d'essayer de défaire la programmation interne. Un système peut toujours travailler à l'arrêt des contacts avec les sectes et commencer à guérir, tout en étant accessible, mais cela ralentira considérablement la thérapie, car l'énergie interne sera détournée pour rester en sécurité plutôt que pour réparer le traumatisme. Une personne peut guérir, et la plupart des survivants sont encore en contact avec une secte lorsqu'ils entament une thérapie. MAIS les progrès seront beaucoup plus rapides une fois que le contact avec la secte sera rompu. (voir le chapitre sur la prévention de l'accès au survivant)

CHAPITRE CINQ

Couleurs, métaux et programmation de bijoux

Une forme de programmation assez courante chez les Illuminati est la programmation par la couleur. Pourquoi cela se fait-il ? La réponse est que les dresseurs sont des êtres humains et qu'ils sont assez paresseux. La programmation par couleur est un moyen simple d'organiser les systèmes et permet au dresseur d'appeler facilement les alters au sein d'un système. Avec les milliers de fragments que possèdent de nombreux multiples dans la secte, les couleurs sont un moyen de les organiser en un groupe facilement accessible.

En outre, les jeunes enfants reconnaissent les couleurs avant de savoir lire, de sorte que cette formation peut avoir lieu assez tôt. Chez la plupart des enfants, il commence vers l'âge de deux ans.

Comment cela se passe-t-il ? L'enfant est conduit dans une pièce aux murs blancs, beiges ou colorés. Si la pièce est d'une couleur neutre, les lumières de la pièce seront changées, de sorte que la pièce soit colorée avec la couleur de la lumière. Si le bleu est la couleur qui est imprimée, le formateur appellera un jeune enfant alter, soit un contrôleur, soit le noyau d'un système. Il dira à l'enfant qu'il va apprendre à devenir bleu et ce que signifie le bleu. La pièce est baignée de lumière bleue, comme indiqué, ou a été peinte en bleu pour être utilisée dans ce type de programmation. Le formateur est habillé en bleu et peut même porter un masque bleu. Des objets bleus sont disposés dans la pièce. L'alter à l'intérieur de l'enfant est appelé, drogué, hypnotisé et traumatisé sur la table. Alors qu'il se réveille du traumatisme, toujours en transe, on lui dit que le bleu est bon et qu'il est bleu. Que le bleu est important. Que le bleu les protégera du mal. Que les personnes bleues ne sont pas blessées. Cela va durer un certain temps.

Ils demandent ensuite à l'enfant s'il veut être « bleu », comme les formateurs. Si l'enfant dit oui, ils continuent. Si l'enfant dit non, il sera à nouveau traumatisé jusqu'à ce qu'il dise oui. L'enfant est souvent nu et on lui dit qu'il ne peut pas porter de vêtements tant qu'il n'a pas « gagné » le droit de porter de beaux vêtements bleus. On insiste sans cesse sur la « sécurité d'être bleu » (c'est-à-dire l'absence de danger) et sur le danger de ne pas avoir de couleur. Au bout d'un certain temps, les enfants ont vraiment envie d'être bleus. On peut leur donner des bonbons bleus pour les récompenser d'avoir choisi cette couleur. On peut leur donner des lunettes de soleil bleues ou des verres teintés.

Ils sont autorisés à porter des robes bleues dès lors qu'ils s'identifient à la couleur choisie pour eux.

Une fois que l'enfant s'identifie complètement à la couleur (ou plutôt, que le principal alter ou modèle du système accepte cette couleur), on lui apprend par étapes progressives, au cours de nombreuses sessions de formation, ce que la couleur bleue signifie. Ils participent à des mises en scène ou à des drames avec d'autres enfants bleus, où ils jouent le rôle d'un « bleu ». Ils sont drogués, hypnotisés, traumatisés, tandis que la signification du bleu leur est inculquée encore et encore. Ils sont forcés d'agir de manière « bleue ». Selon les formateurs et les régions, la signification des différentes couleurs varie. De nombreux systèmes militaires sont codés en bleu, ou de protection. Les alters militaires sont tous appelés périodiquement pour renforcer la formation bleue. Si, à une date ultérieure, le formateur veut accéder à un système bleu, il peut les appeler par couleur, ou porter un vêtement ou un foulard de la couleur qu'il veut atteindre.

Cela devient un déclencheur inconscient pour que cette couleur se manifeste. Le codage couleur est l'une des premières méthodes utilisées dans les systèmes. Un système entier peut être codé d'une seule couleur, ou de deux couleurs ou plus, chaque contrôleur de système (la plupart des systèmes en ont trois) recevant une couleur différente pour sa partie du système.

Programmation des métaux

La programmation par les métaux est un type de programmation que reçoivent de nombreux enfants des Illuminati. Comme elle est très semblable à la programmation des bijoux, je parlerai de la façon dont elle se déroule dans le cadre des bijoux. Les métaux peuvent aller du bronze (le plus bas) au platine (le plus haut).

Programmation des bijoux

De nombreux enfants des Illuminati sont soumis à la programmation des métaux ou des bijoux, et parfois aux deux. Les bijoux sont considérés comme plus élevés que les métaux et plus difficiles à obtenir. Le choix du programme et le moment où il est appliqué dépendent du statut de l'enfant, du statut de ses parents, de la région où il est né, du groupe dans lequel il est né et des formateurs qui travaillent avec lui.

Fondamentalement, les métaux ou les bijoux sont une forme de programmation basée sur la récompense. Voici comment cela fonctionne :

On montre à l'enfant un bijou tel qu'une bague, ou bien un grand exemple du bijou (ou du métal) qui est mis en place. On lui demande : « n'est-ce pas beau, cette améthyste, ce rubis, cette émeraude, ce diamant ? ». L'enfant sera impatient de le regarder, de le toucher, et sera encouragé à le faire par un formateur à la voix douce et gentille. Le dresseur demandera à l'enfant : « n'aimerais-tu pas être beau comme ce bijou ? (ou bijou en métal) ». L'enfant est généralement enthousiaste. Voici une pierre précieuse étincelante, placée dans ses petites mains (le dressage commence souvent entre deux et trois ans). Bien sûr, il veut être beau, étincelant, valorisé. Le formateur vantera la beauté de la pierre précieuse (ou du métal), dira à l'enfant à quel point les pierres précieuses sont spéciales, précieuses et recherchées, et développera essentiellement l'idée de devenir comme un bijou.

On lui dit alors que pour devenir un bijou, il doit « gagner le droit ». Cela implique

A.) Le passage par les étapes de la discipline (voir chapitre 3)

B.) La réussite à des « tests spéciaux »

C.) Être récompensé pour une réalisation particulière

Le fait de devenir un bijou (ou un métal précieux) est présenté au petit enfant, comme une carotte, en guise de récompense pour ses bons résultats lors des séances d'entraînement. L'obtention d'un bijou est liée au franchissement des échelons du long et ardu processus de formation attendu des enfants des Illuminati ; avoir un bijou ou un métal implique de monter en grade et d'être félicité. Mais le prix à payer est d'endurer des heures d'abus appelés "formation", mais qui sont en réalité des abus organisés et systémiques visant à faire de l'enfant ce que le formateur veut qu'il devienne.

Au fil du temps, avec l'aide de drogues, d'hypnose, de chocs et d'autres traumatismes, au fur et à mesure que l'enfant suit son processus de formation, il commencera à gagner ses bijoux et/ou ses métaux, un par un. Ceux-ci deviendront des alters à part entière à l'intérieur.

L'améthyste est généralement la première à être gagnée, et elle est liée au fait de garder des secrets, de ne jamais en parler, et de passer la première étape de la discipline. Chaque étape est liée à la réception d'un bijou ou d'un métal précieux.

Le rubis sera souvent le suivant, et il est lié aux abus sexuels et aux alters sexuels à l'intérieur. Lorsque l'enfant est traumatisé sexuellement de manière répétée et qu'il survit, ou qu'il crée des altérations sexuelles pour plaire aux adultes, il est "récompensé" en étant autorisé à devenir un rubis.

L'émeraude arrive souvent plus tard (entre 12 et 15 ans). Elle est considérée comme très précieuse et est liée à la loyauté familiale, à la sorcellerie et à l'accomplissement spirituel. Les émeraudes sont souvent associées à un chat noir ou à un "familier".

Le diamant est la pierre précieuse la plus élevée et tous les enfants ne l'obtiendront pas. Il est considéré comme une grande réussite et ne peut être obtenu qu'à l'âge adulte, après avoir passé des épreuves rigoureuses. C'est la pierre de contrôle d'un système de pierres précieuses. Un diamant a franchi les douze étapes de la discipline, passé des tests inhabituels et fait preuve de la plus grande loyauté envers sa famille.

Les "bijoux de famille" sont souvent transmis en interne lors des séances d'entraînement avec les formateurs et les membres de la famille. Toutes les grandes familles des Illuminati possèdent des bijoux cachés dans des coffres secrets (de vrais bijoux) qui sont transmis de génération en génération.

Les enfants reçoivent souvent un bijou à porter dans la journée, en guise de rappel ou de récompense, une fois qu'ils ont réussi leur programmation. Un enfant peut recevoir une bague en rubis ou une épingle en grenat à porter ; en fait, un grand-parent ou un parent peut insister pour que l'enfant la porte. Lors d'occasions rituelles, l'enfant sera autorisé à porter des bijoux provenant du coffre-fort de la famille, une fois qu'il aura atteint un certain statut. Il peut être autorisé à porter un pendentif en rubis ou un bracelet en émeraude lors de rituels importants, et il en sera très fier, car la secte est avant tout, et toujours, un groupe extrêmement soucieux de son statut. Les enfants s'en rendent compte et les adultes font tout un plat des enfants qui ont gagné le droit de porter des bijoux. Cela les incite fortement à les mériter.

<u>Suggestions susceptibles d'aider à la mise en œuvre de ces formes de programmation</u> :

Programmation des couleurs : il est important d'avoir une bonne communication interne avec les alters internes et un thérapeute extérieur pendant le travail sur la programmation des couleurs. Si un individu constate que certaines parties de son corps croient qu'elles sont d'une certaine couleur, ou si cela est évoqué en thérapie, il voudra découvrir si possible comment il en est venu à avoir ce système de croyances. Le fait de découvrir lentement comment les couleurs ont été introduites peut aider. Le deuil pour la grande quantité de tromperies, la quantité d'abus infligés à l'enfant, et les très jeunes alters qui étaient les modèles originaux peut se produire. Ces parties peuvent être à peine verbales et vouloir dessiner leurs expériences, ou utiliser des couleurs dans des collages (avec l'aide des parties plus âgées à l'intérieur), pour décrire à une personne extérieure sûre ce qu'a été leur réalité. Il peut être utile de lui faire comprendre qu'il n'est PAS une simple couleur et qu'il fait partie d'une personne à part entière. Pendant un certain temps, la personne survivante peut voir des superpositions colorées, car elle est en train de défaire cette programmation, et les parties intérieures partagent leurs souvenirs. C'est normal, même s'il peut être désagréable de voir des objets en jaune ou en vert, par exemple. La mise à la terre, l'orientation cognitive vers la réalité et la patience aideront le survivant à traverser cette période.

La programmation des bijoux et des métaux peut être plus complexe, car le sens de la particularité, de la fierté et du statut de l'enfant peut être lié à ces alters. Les rubis, les émeraudes et les diamants sont considérés comme des "alters élevés" à l'intérieur et sont utilisés pour des rôles de leadership, à la fois à l'intérieur et à l'extérieur. Reconnaître leur importance pour le système, les écouter pleurer leur départ de la secte, ce qui signifie abandonner leur statut à l'extérieur, et leur donner de nouvelles positions à l'intérieur qui sont importantes peut aider. Ils peuvent devenir des leaders du système en aidant la personne à rester en sécurité, une fois qu'elle a pris la décision de quitter la secte, et devenir des alliés solides. Mais ils seront souvent parmi les plus résistants, voire hostiles, à l'idée de quitter la secte au début, car ils n'ont connu et ne se souviennent que d'avoir été récompensés pour un travail bien fait, et ont appris à » transmettre « les traumatismes aux » parties inférieures « à l'intérieur de la secte. Souvent, ils ne croient pas sincèrement qu'ils ont été maltraités et se souviennent seulement qu'on les a caressés ou qu'on leur a permis de diriger, ou qu'on leur a dit qu'ils étaient spéciaux, qu'ils avaient de la valeur.

Il est utile d'écouter ce qu'ils ressentent, de reconnaître que leur départ implique de renoncer à des choses qui étaient importantes pour eux, de découvrir quels sont leurs besoins et d'essayer de trouver des moyens sains de satisfaire leurs besoins en dehors des réunions de la secte. Permettre à un joyau d'avoir un leadership à l'intérieur ou de présider des réunions internes peut compenser la perte d'un leadership externe lorsque le survivant quitte la secte.

Il est également important de reconnaître leur importance pour le survivant. Reconnaître que ces parties sont EXTRÊMEMENT dissociées de leurs propres abus/traumatismes et qu'elles ne sont pas pressées de se souvenir. Mais le survivant et un bon thérapeute peuvent les ramener doucement à la réalité en leur faisant comprendre qu'ils ont été maltraités, qu'ils font en fait partie des "parties émotionnelles inférieures" qui ont été maltraitées et qu'ils devront finir par le reconnaître. Cette tâche demande du temps et un bon soutien extérieur. Permettez-leur d'exprimer leurs sentiments. Ils seront souvent très cognitifs au début, mais les sentiments viendront, en particulier le chagrin, puis la douleur d'avoir été trompés par la secte, puis l'angoisse de réaliser que les abus qu'ils ont transmis aux autres à l'intérieur leur arrivaient en fait à eux. Ils peuvent devenir très déprimés à ce stade, mais ils apporteront également une stabilité et une force considérables au système, en restant en sécurité et sans secte, une fois qu'ils auront atteint ce stade.

Voici quelques réflexions sur la programmation des couleurs, des métaux et des bijoux. D'autres types de programmation seront abordés dans le chapitre suivant.

CHAPITRE SIX

Programmation des ondes cérébrales

Dans ce chapitre, j'aborderai la programmation des ondes cérébrales. La programmation des ondes cérébrales, comme toute autre programmation, dépend de plusieurs facteurs.

Il s'agit notamment de la capacité de l'enfant à se dissocier, de la région du pays ou du pays dans lequel l'enfant grandit, du niveau de compétence des formateurs avec lesquels l'enfant est en contact, des ressources physiques et de l'équipement disponibles. Il n'existe pas de "recette" unique qui convienne à chaque personne et il serait ridicule d'affirmer que toutes les personnes qui suivent une programmation des ondes cérébrales le font de la même manière. De plus en plus, les programmeurs se parlent, partagent leurs connaissances sur le réseau, tant au niveau national qu'international, et échangent leurs succès et leurs échecs. Mais il n'existe pas de méthodologie standardisée pour la programmation des ondes cérébrales. Elle est souvent influencée par l'enfant lui-même, ainsi que par les caprices du formateur. Différents groupes peuvent organiser les systèmes différemment ou essayer d'obtenir des effets différents.

Cela dit, qu'est-ce que la programmation des ondes cérébrales ? En termes simples, la programmation des ondes cérébrales consiste à faire entrer un jeune enfant dans un état de transe profonde, où il apprend ensuite à se dissocier dans un certain modèle d'ondes cérébrales. Il s'agit d'une compétence complexe, et tous les enfants n'y parviennent pas. L'objectif est que l'enfant atteigne, par exemple, un état delta cohérent, où les ondes cérébrales delta apparaissent sur l'eeg, qui est fixé à la tête de l'enfant par des électrodes dans le cuir chevelu. En général, deux, voire trois formateurs travaillent avec un enfant au cours des phases initiales. L'un d'eux "prépare" l'enfant en utilisant une drogue hypnotique pour induire un état de transe. Ils auront également placé les électrodes sur la tête, en utilisant une version abrégée de la méthode utilisée en milieu hospitalier traditionnel. Si l'état delta est induit, seules les électrodes nécessaires pour capter les ondes delta seront placées, par exemple. Cela permet de gagner du temps. L'enfant préparé sera installé sur une "table d'entraînement" et sera très détendu. L'enfant moyen est âgé d'environ huit ans lorsque l'on commence cette pratique, car le cortex cérébral et le développement neurologique ne sont pas suffisamment avancés à des âges plus précoces (cette pratique a été tentée à des âges plus précoces, sans grand succès, dans le passé ; elle a été abandonnée en raison des dommages neurologiques et de l'"incapacité à prendre le rythme" que les formateurs constataient). Le formateur qui ne prépare pas l'enfant lui fait alors savoir exactement ce qu'il attend de lui : qu'il atteigne un état spécial, appelé "état delta". Le formateur dit à l'enfant, alors qu'il est en état de transe, qu'il saura quand il l'atteindra grâce aux lectures des électrodes.

Le formateur dira à l'enfant alter, qui a été appelé à être un "modèle" ou un élément de construction pour le nouveau système, que le delta est une bonne chose. Il insistera sur ce point à maintes reprises. L'enfant sera alors choqué pour augmenter sa réceptivité à l'apprentissage. Cela réveille également l'enfant de son état drogué et il sera plus alerte. Il voudra faire plaisir au formateur. Le formateur dira à l'enfant qu'il veut qu'il effectue certains exercices mentaux. Il lui donnera ensuite des exercices de comptage à rebours, utilisés pour aider l'enfant à atteindre des états de transe plus profonds. D'autres indications verbales peuvent être données pour que l'enfant entre en transe. Lorsque le préparateur ou le formateur technique voit des formes d'ondes delta, il le signale au formateur verbal par un mouvement de la main. Ce dernier récompensera immédiatement l'enfant en lui disant : "c'est bien, tu es en delta maintenant". L'entraîneur caresse l'enfant et lui dit qu'il fait du bon travail. Si l'enfant sort de l'état delta, le formateur verbal devient immédiatement sévère et choque l'enfant en guise de punition. On dit à l'enfant qu'il a quitté l'état delta (qui est "bon") et qu'il doit y retourner.

L'induction, le comptage, seront répétés jusqu'à ce que l'état delta soit à nouveau observé, lorsque l'enfant est récompensé à plusieurs reprises pour être entré dans cet état, puis y être resté pendant des périodes de plus en plus longues. Les formateurs utilisent les principes du biofeedback pour apprendre à l'enfant à s'orienter systématiquement vers un modèle d'ondes cérébrales. Lorsque le modèle peut rester constamment dans le schéma delta, il est récompensé. Ce processus s'étale sur plusieurs mois.

Les formateurs disposent alors d'un modèle qui reste toujours en état delta, qu'ils peuvent commencer à diviser et à utiliser comme base pour former un nouveau système à l'intérieur. Pour ce faire, ils utiliseront les outils que sont les drogues, l'hypnose et les traumatismes. Le nouveau système créé enregistrera des ondes delta sur un EEG si cela est fait correctement. Le nouveau système apprend ce que Delta signifie. Les formateurs font souvent clignoter un signal ou un symbole delta (triangle) sur un rétroprojecteur, et » moulent « l'empreinte delta. Ils portent des robes avec des signes delta et habillent le sujet avec des vêtements ou des robes portant le signe delta. Ils enseignent aux alters, sous hypnose, ce que font les deltas, comment ils agissent. Ils les récompensent lorsqu'ils se conforment et les choquent ou les traumatisent s'ils n'agissent pas comme des « deltas ». Ils leur donneront des emplois de deltas. Ils regarderont des films à haute fréquence qui montrent des fonctions delta. Ils peuvent construire une structure informatique pour contenir le système, en montrant des images de son organisation pendant que le sujet est en transe profonde, après avoir fait table rase du passé par le biais d'un traumatisme.

    Voici quelques exemples de la manière dont la programmation delta peut être induite.

    D'autres états d'ondes cérébrales seront induits de manière similaire. Ils seront souvent formés à partir de modèles qui sont des enfants internes extrêmement jeunes, qui peuvent être des scissions de scissions de base, comme base de la programmation. Les états d'ondes cérébrales couramment utilisés sont les suivants

    Alpha : c'est l'état d'ondes cérébrales le plus facile à atteindre, et il comprend également les alters les plus jeunes et les plus faciles d'accès de tout le système. Les jeunes enfants ont de longues périodes d'activité alpha et doivent être entraînés à entrer dans d'autres états d'ondes cérébrales pendant de longues périodes. Programmation de l'accès au système : les codes d'accès et les alters sexuels sont souvent placés en alpha, qui peut également être codé en rouge dans certains systèmes.

    Bêta : c'est l'état suivant le plus facile à atteindre, et il est souvent associé à des impulsions agressives. L'état bêta contient souvent des protecteurs de culte, des guerriers internes et des systèmes militaires. Ils peuvent être codés en bleu.

    Gamma : il s'agit souvent d'alters extrêmement fidèles à un culte, et ils sont plus émotifs que les autres états, à l'exception de l'alpha. Le programme de suicide est souvent intégré à ce système, car ces alters préfèrent mourir plutôt que de quitter leur « famille ». Ce système peut contenir des programmes d'érudition, car ils mémorisent facilement par cœur. Plusieurs langues peuvent être parlées par différents alters dans ce système, car les Illuminati aiment programmer dans la lingualité plurielle, avec jusqu'à huit langues, à la fois modernes et anciennes, parlées.

Delta : il s'agit de l'un des états d'ondes cérébrales les plus cognitifs, souvent très dissocié. Il peut également s'agir de l'état « dominant » ou contrôlant les autres systèmes d'ondes cérébrales. Souvent, l'état delta peut être configuré à l'intérieur comme un ordinateur, et les alters delta auront des alters plats, sans émotion, avec des souvenirs photographiques. Ils peuvent détenir la plupart des souvenirs cognitifs des autres systèmes, en particulier si une programmation amnésique poussée a été effectuée. L'état delta peut comporter jusqu'à trois niveaux de formation : delta 1, delta 2 et delta 3, ce qui correspond également à l'accès à la sécurité autorisé au sein de la secte, c'est-à-dire l'accès à des informations hautement confidentielles. Ce système peut contenir des programmes de sciences comportementales. Les programmateurs internes, les programmes d'autodestruction, psychotiques et de destruction, ainsi que d'autres séquences de programmes de punition visant à empêcher l'accès extérieur ou intérieur aux systèmes, peuvent être détenus par les systèmes delta. Il peut être codé en couleur orange/bleu/violet et sera souvent la voie d'accès à des systèmes plus élevés tels que les bijoux ou les conseils internes.

Epsilon : il s'agit souvent d'un « système caché » qui peut contenir des programmes de la CIA et des programmes gouvernementaux de haut niveau. Le programme des assassins peut se trouver dans ce système ou dans le système bêta, selon le formateur. Les opérations secrètes, les opérations de messagerie, l'apprentissage de la filature d'un sujet, les déguisements, les sorties de situations difficiles peuvent être gérés par ce système, qui se considère comme un caméléon. Il peut avoir un code couleur marron.

Programmation Phi/Theta/Omega : il s'agit d'une programmation spirituelle négative. Ce sont les alters rituels « sombres », qui participent à des rituels de sang, des sacrifices et des cérémonies. Les sorcières internes, les sorciers, les voyants, les médiums, les lecteurs et les praticiens de l'occulte seront placés dans ce système, qui dispose d'un cerveau droit très développé et de capacités de transe profonde. Ils sont souvent codés en noir.

Il s'agit d'une vue d'ensemble des systèmes d'ondes cérébrales les plus courants. Il est souvent mis en place sur une période de plusieurs années, de 8 à 21 ans pour les premiers, avec un renforcement occasionnel de la programmation de temps en temps.

Suggestions

La programmation des ondes cérébrales est une forme très complexe de programmation qui crée une amnésie automatique et des barrières de communication entre les différents états des ondes cérébrales. Cette programmation sera également renforcée par des chocs et des punitions afin d'empêcher sa « dégradation » ou son annulation. Les contrôleurs et les programmateurs du système interne s'efforceront également de renforcer la programmation, en particulier la nuit, lorsque la personne est endormie (physiquement).

Tous les systèmes d'ondes cérébrales auront des contrôleurs de système, généralement organisés en groupe de trois (les Illuminati aiment les triades, car elles sont le nombre « mystique » et le plus stable. Avec l'aide d'un bon thérapeute, le survivant doit apprendre à connaître les contrôleurs et les communicateurs du système interne. Ils sont là, ils doivent être là, parce que les formateurs les ont placés là pour communiquer avec eux et leur rendre des comptes à l'extérieur, et ils ont souvent une connaissance complète de leur propre système. Ils seront également assez plats et dissociés de la connaissance de leur propre douleur ou de l'abus qui les a créés. Il s'agit d'un mécanisme de distanciation, et la survie de la personne dépendait de la capacité de son contrôleur à faire cela à un moment donné. Elle sera souvent très hostile et très peu disposée à regarder ses propres abus ; elle s'indignera à l'idée et prétendra qu'elle est cognitive et « au-dessus » des abus (un autre mensonge que lui ont raconté ses agresseurs).

Le temps, la patience, la découverte de leurs besoins, le fait de les écouter exprimer leur frustration, de leur montrer la réalité (c'est-à-dire que les contrôleurs et toutes les parties sont liés les uns aux autres, font partie de la même personne et ont TOUS été abusés même s'ils ont pu se dissocier de leur douleur) et d'essayer de les aider à satisfaire leurs besoins de reconnaissance, d'acceptation et d'approbation commenceront à leur permettre de remettre en question leur loyauté antérieure. Ces systèmes sont souvent motivés par la peur : peur de la punition, peur de se souvenir (ils étaient souvent les systèmes les plus torturés du survivant et on leur promettait l'amnésie en échange d'une coopération continue). Leurs craintes sont réelles et il convient de les écouter et de les respecter, car les programmes d'éclatement et d'inondation constituent de véritables menaces pour le survivant et peuvent entraîner une perte de fonctionnalité.

La programmation par inondation est une séquence mise en place pour punir un système si sa programmation interne est autorisée à se dégrader ou si l'accès à une personne non autorisée est autorisé, que ce soit en interne ou en externe. Elle implique que les fragments qui détiennent des souvenirs très traumatisants, à la fois émotionnels et physiques, soient poussés vers l'avant et que la personne soit « inondée » par des vagues successives de souvenirs. Si cela se produit, et c'est souvent le cas si le survivant suit une thérapie, la première priorité doit être de ralentir les souvenirs. Cela peut signifier qu'il faut essayer de raisonner les contrôleurs internes ou les deltas qui permettent l'inondation ; ils doivent savoir que si le front, ou les alters précédemment amnésiques, s'effondrent, ou sont à nouveau brisés en raison du traumatisme, tous les systèmes s'en trouveront affaiblis.

Négociez avec eux. La prière est utile dans cette situation. La sécurité physique, y compris une thérapie en milieu hospitalier, peut être nécessaire si les programmes d'inondation ou d'éclatement sont activés. La sécurité physique extérieure est primordiale pour le survivant, qui doit rendre des comptes à l'extérieur pendant qu'il se défait de ces séquences de programmes intenses. L'orientation fréquente vers la réalité, l'explication de nouveaux emplois plus intéressants peuvent être utiles. L'annulation de la programmation des ondes cérébrales ne devrait idéalement se faire qu'avec un soutien externe important et sûr, qui peut inclure des séances de thérapie supplémentaires, une hospitalisation si des programmations susceptibles d'entraîner une perte de fonctionnalité ou un suicide sont déclenchées, et devrait être axée sur l'amélioration de la communication et de la coopération internes. Les tâches des alters peuvent être modifiées : les programmeurs internes peuvent devenir des déprogrammeurs internes ; les destructeurs ou punisseurs internes peuvent devenir des protecteurs internes ; les rapporteurs internes qui rendent compte à la secte peuvent être invités à rendre compte en interne de ce que fait le corps, et à le garder en sécurité.

Voici quelques exemples de changements possibles. Se lier d'amitié avec les contrôleurs du système, car ils peuvent devenir des aides précieuses et travailleront avec le thérapeute pour assurer la sécurité du survivant.

CHAPITRE SEPT

Programmation militaire

Je souhaite consacrer un chapitre entier à la programmation militaire et à la manière dont elle est réalisée. Pourquoi ? Comme nous l'avons vu au chapitre 3, les Illuminati insistent de plus en plus sur l'importance de l'entraînement militaire, dans le cadre de leur plan de prise de pouvoir. Tous les enfants de la génération actuelle suivent une forme ou une autre d'entraînement militaire dans le cadre de ce plan.

L'entraînement militaire commence très tôt. Il débute souvent à l'âge de trois ans par des exercices simples. Les enfants sont emmenés par leurs parents dans une zone d'entraînement, qui peut être un grand auditorium à l'intérieur, ou une zone éloignée à l'extérieur où des manœuvres d'entraînement sont effectuées. Des tentes sont installées, avec des centres de commandement pour les différents commandants et formateurs militaires.

Les enfants apprennent à marcher en rythme, en gardant une ligne droite. Ils sont punis par des coups de pied, des chocs avec un aiguillon à bétail ou des coups de matraque s'ils s'écartent de leur position. Ils seront vêtus de petits uniformes pour imiter les adultes.

Les adultes ont des grades, des badges et des insignes indiquant leur niveau de réussite dans la hiérarchie de la secte et de l'armée. Les insignes et les médailles sont distribués pour indiquer le niveau de formation de la personne et les tests qu'elle a réussis. Les commandants sont souvent brutaux et enseignent même aux enfants les plus jeunes avec des mesures sévères.

Les enfants seront obligés de marcher sur de longues distances, qui augmentent au fur et à mesure qu'ils grandissent, par tous les temps. Ils doivent apprendre à franchir des obstacles. Ils recevront des armes « factices », à blanc, lorsqu'ils seront jeunes. Ces armes sont des répliques parfaites de vraies armes, mais elles tirent à blanc. Les enfants apprennent à charger et à tirer avec toutes sortes d'armes à feu, réelles ou factices, sous la surveillance étroite d'un adulte. Ils passeront des heures à apprendre à viser et à tirer sur des cibles. Au début, les cibles sont des yeux de bœuf, mais au fur et à mesure que les enfants grandissent, les cibles ressemblent à des silhouettes humaines découpées par la police. Les enfants apprennent à viser la tête ou le cœur. Plus tard, ils passeront à des mannequins réalistes. Ils sont ainsi conditionnés à tuer un être humain.

On leur montrera des films de guerre violents, beaucoup plus explicites et graphiques que les films habituels des cours collectifs. Les techniques de mise à mort seront montrées au ralenti. Le motif « tuer ou être tué » sera répété à l'envi. Le formateur demandera aux enfants quelles erreurs ont été commises par les personnes tuées. Être tué est considéré comme une faiblesse ; être un tueur est considéré comme une force.

À l'âge de sept ou huit ans, les enfants seront forcés de ramper sur le ventre, avec des balles à blanc simulées tirées au-dessus de leur tête. On ne leur dit pas qu'il s'agit de balles à blanc et elles sont extrêmement douloureuses si l'enfant est touché dans le dos ou les fesses. Ils apprennent rapidement à se baisser sous les tirs. Les conditions de combat seront simulées au fur et à mesure que les enfants suivront les années d'entraînement du « camp d'entraînement ».

Ils seront récompensés par des badges de mérite en cas de bons résultats, comme la réalisation d'une course d'obstacles ou le maintien du sang-froid sous le feu de l'ennemi. En d'autres termes, la secte crée un microcosme d'entraînement militaire réel pour ses enfants et ses jeunes. Des camps de concentration nazis seront simulés, avec des gardes et des prisonniers. Les « gardes » sont généralement des enfants plus âgés ou des jeunes qui se sont bien comportés. Les « prisonniers » sont des enfants plus jeunes ou ceux qui sont punis pour avoir mal exécuté les manœuvres. Il y a une forte pression pour vouloir jouer le rôle de garde et ne pas être prisonnier, car les prisonniers sont enfermés, battus, frappés, et on se moque d'eux.

Les jeux de chasse et de pistage, pour lesquels les prisonniers disposent d'une demi-heure de liberté, sont fréquents. Ces jeux peuvent également impliquer l'utilisation de chiens spécialement dressés pour assommer la proie, mais pas pour la tuer. Les enfants plus âgés apprennent à manipuler les chiens et à les utiliser. Les jeunes apprennent à aider les adultes à dresser les chiens.

Les adolescents peuvent être récompensés en devenant des « leaders de la jeunesse » qui sont autorisés à planifier les activités de la semaine. L'entraînement militaire suivra de près les principes de l'entraînement militaire nazi et de l'entraînement des S.S. Les formateurs s'adressent souvent en allemand aux enfants, qui doivent apprendre la langue. Les formateurs s'adressent souvent en allemand aux enfants, qui doivent apprendre cette langue. Tous les commandants et les adultes de haut rang s'expriment en allemand pendant ces exercices. Ils peuvent également s'exprimer en français, car les compétences linguistiques sont encouragées chez les Illuminati.

Les exercices pour les jeunes plus âgés comprennent des jeux où les groupes s'affrontent et où l'adolescent plus âgé dirige, avec l'aide d'un conseiller adulte. Les groupes qui gagnent sont récompensés, les groupes qui perdent sont punis. Les jeunes apprennent à abandonner les membres faibles ou lents. Les membres inaptes sont abattus ou tués, et le jeune chef apprend à s'acquitter de ces tâches. On leur apprend à mener leur unité dans des batailles simulées avec d'autres unités, et la logique froide et cognitive dans ces conditions est récompensée. L'objectif est de créer des leaders cognitifs au sein des systèmes militaires, qui sont dissociés des émotions sous le stress des conditions de combat.

Les jeunes et leurs partisans sont formés à toutes les méthodes de contrôle des foules. Ils visionnent des films spéciaux qui traitent de toutes les réactions possibles à une prise de pouvoir par l'armée et de la réponse de la foule. Ces situations sont ensuite mises en scène lors d'exercices, et les jeunes leaders plus âgés et leurs unités sont censés faire face aux différentes réactions. La « foule » est entraînée par ses formateurs à agir de différentes manières.

Le but ultime de tout cela est de créer une armée organisée d'enfants, de jeunes et d'adultes qui sauront exactement quoi faire lors de la prochaine prise de contrôle du monde. La formation que j'ai décrite se déroule non seulement aux États-Unis, mais dans tous les pays du monde. Les meilleurs centres de formation se trouvent en Allemagne, en Belgique, en France et en Russie. Les formateurs militaires sont souvent envoyés dans ces pays pour y apprendre de nouvelles techniques, avant d'être renvoyés dans leur pays d'origine.

Ce qu'il faut faire :

Il est important de comprendre que les alters militaires à l'intérieur sont extrêmement hiérarchisés. Ils sont souvent classés à l'intérieur, les « fantassins » inférieurs devant rendre des comptes à des alters internes de rang croissant. En général, plus le grade militaire est élevé, plus l'alter est haut placé dans le système. Un soldat sans grade peut ne pas avoir beaucoup de connaissances ou d'influence sur le système. Son seul travail consiste à obéir aveuglément aux autres, après des années de conditionnement.

Les officiers de rang interne s'inspirent souvent d'auteurs, d'officiers ou de formateurs externes. Un officier

Les généraux ont souvent beaucoup plus de connaissances que les soldats de rang inférieur, et il faut se lier d'amitié avec eux, car ils peuvent aider à la thérapie.

Il faudra du temps, des efforts et de la patience au survivant et au thérapeute pour apprendre à connaître ces officiers militaires. Ils sont souvent abrupts, arrogants et extrêmement hostiles à la thérapie. Ils sont souvent très loyaux envers la secte et fiers de leurs insignes, de leurs récompenses et de leurs réalisations qui ont été acquises après des années de traumatisme et de dur labeur. Ils sont souvent réticents à y renoncer, en raison de la « perte » qu'ils perçoivent en quittant la secte.

Ils seront également entourés d'une forte programmation, y compris la programmation suicidaire « honneur/déshonneur » (le soldat courageux et honorable mourra plutôt que de trahir son groupe, etc.) Il est important de traiter la programmation suicidaire et le conditionnement limbique intense auxquels beaucoup de ces alters ont été soumis, tout en raisonnant avec les membres les plus gradés.

Ils auront une mémoire photographique et se souviendront de tous les aspects de l'histoire militaire. En leur offrant des activités physiques sûres et appropriées pendant la journée, on peut leur permettre de se défouler. Ce sont des alters très bien préparés physiquement, qui aiment courir, marcher, s'entraîner au tir avec des armes à feu et des couteaux. Il peut être utile de les laisser partir en randonnée (avec une personne de confiance) et de leur permettre de s'exercer à des activités de plein air.

Reconnaître leur importance pour le survivant et le traumatisme qu'ils ont subi, respecter leur loyauté, leur bravoure et faire appel à leur sens de l'honneur pour aider le système à rester en sécurité (ces alters ont souvent un sens de l'honneur très développé, bien qu'erroné) peut être utile. Des félicitations internes pour la bravoure, voire une cérémonie interne de remise de prix (ils en ont l'habitude) pour les parties qui ont décidé de quitter la secte et de protéger le corps, peuvent être organisées. Ils sont habitués aux éloges et à la reconnaissance pour le travail bien fait, et ont besoin de cette motivation. Ils étaient habitués à recevoir cela de la part de la secte, mais le survivant peut tourner le locus de contrôle vers l'intérieur, plutôt que vers l'extérieur, afin de rompre les liens avec la secte.

Les protecteurs militaires peuvent changer leur travail pour garder le corps en sécurité, à l'abri des agresseurs. Ils peuvent être le meilleur atout d'un système, car ils sont très forts pour « botter des fesses » et ne sont pas facilement effrayés. Ils peuvent être en mesure de dire aux agresseurs extérieurs de laisser le survivant tranquille et de protéger le survivant de l'accès extérieur.

Il est également utile de leur permettre d'exprimer leurs sentiments dans le cadre d'une thérapie, d'un journal, de photos et de collages. Bien que les officiers de haut rang soient souvent très dissociés de leurs sentiments, ils peuvent commencer à éprouver de l'empathie pour ceux qui se trouvent en dessous d'eux, qui ont subi leur souffrance et le poids des expériences brutales et punitives. Ils doivent être prêts à reconnaître qu'ils ont été abusés à un moment donné, qu'ils ont été trompés et utilisés. La recherche des plus jeunes alters dont ils ont été séparés les aidera dans ce processus. Avec le temps et une bonne communication interne, ainsi que de la patience de la part du thérapeute et du survivant, les alters militaires peuvent devenir l'un des meilleurs atouts et alliés pour rester à l'abri des sectes.

CHAPITRE HUIT

Programmes de la CIA, des gouvernements et des bourses d'études

Certains systèmes sont dotés d'une programmation interne de la CIA. Certaines des méthodes mentionnées dans les chapitres précédents, telles que la programmation des ondes cérébrales et le codage des couleurs, ont été développées en partie grâce au financement de la CIA dans les années 1950 et 1960. Des officiers du renseignement militaire travaillant à Langley, en Virginie, ont utilisé ces fonds gouvernementaux pour mener des recherches sur des sujets humains. Ils ont communiqué ce qu'ils apprenaient à des formateurs aux États-Unis et en Europe.

La programmation de la CIA peut inclure des alters dans un système formés à différentes techniques pour trouver une cible et l'étudier sans être détectés. Le résultat final du marquage de la victime peut être une relation sexuelle avec la cible, ou des personnes à l'intérieur du système formées à l'assassinat d'une cible.

Il s'agit de séquences de programmation complexes, mises en place après des années d'entraînement, avec des renforcements périodiques. Les alters peuvent être entraînés à devenir hyper conscients de leur environnement et capables d'entendre des conversations chuchotées. Les enregistreurs internes sont formés pour télécharger ces conversations, ainsi que d'autres informations. L'accent est mis sur le rappel photographique, car la personne est hypnotisée ou mise dans un état delta pour « télécharger » des informations au formateur ou à l'agent de la CIA.

Le survivant programmé par la CIA aura reçu une formation approfondie sur la manière de « lâcher une balise » (détecter toute personne qui le suit et l'abandonner). Cette formation commence dès la petite enfance et se poursuit au fur et à mesure que l'enfant grandit. Les enfants sont souvent emmenés dans une salle d'entraînement de couleur neutre. Ils peuvent être drogués ou hypnotisés, généralement une combinaison des deux.

On leur montrera des films d'entraînement sur le fonctionnement d'un agent de la CIA. On leur dira qu'ils sont « spéciaux », « choisis », « un sur mille » qui est le seul à pouvoir faire ce travail spécial. On lui dit qu'il devient un agent secret de la CIA. Le jeune enfant, qui n'a aucune idée de ce qu'est la CIA, se concentre sur le fait qu'il a été choisi parce qu'il est spécial, qu'on a besoin de lui et qu'il sera désireux de plaire. L'enfant est emmené à un dîner ou à une pièce de théâtre organisée par le formateur. Il y aura un groupe de dix à seize personnes à la « fête ». Ensuite, l'enfant sera longuement interrogé par le formateur. Qui était assis où ? Quels étaient les vêtements portés ? Quelle était la couleur de leurs yeux ? De quelle couleur étaient leurs yeux ? Leurs cheveux ? Qui a prononcé le discours ? Qu'ont-ils dit ? L'enfant sera félicité s'il répond correctement, mais puni et choqué s'il n'est pas capable de se souvenir des détails. Il s'agit de renforcer la mémoire photographique naturelle et d'aider l'enfant à enregistrer les détails. Les fois suivantes, les capacités de l'enfant s'amélioreront, car il veut éviter la punition.

Au niveau suivant de la formation, on demandera à l'enfant d'observer et de comprendre : qui est la personne la plus importante dans la pièce ? Pourquoi ? On lui apprendra les mouvements du corps et les manières qui donnent des indices non verbaux. L'enfant peut apprendre à s'approcher d'adultes importants ou d'une cible désignée, d'abord dans un jeu de rôle, puis dans la vie réelle, et à engager avec eux une conversation anodine tout en recherchant des informations qu'il a été chargé d'obtenir. On peut leur apprendre à être innocemment séduisants, et ils seront habillés en conséquence. On leur apprend souvent à attirer la cible pour qu'elle ait des rapports sexuels avec eux.

Un jeune plus âgé, ou un adulte apprendront non seulement à attirer une cible dans son lit, mais aussi à la tuer, s'il s'agit d'une cible à assassiner, pendant qu'elle dort ou qu'elle se détend après des relations sexuelles. On leur apprend à fouiller les affaires de la cible pour y trouver toutes les informations dont le formateur ou le chef de secte a besoin. Souvent, avant d'être chargé d'un assassinat, le membre de la secte est endoctriné sur les raisons pour lesquelles tuer la victime est un service rendu à l'humanité. On lui mentira en lui disant qu'il est à la tête d'un réseau pornographique, qu'il est pédophile ou qu'il est un méchant brutal. Cela suscitera la colère naturelle de l'assassin envers la personne et le motivera, tout en l'aidant à surmonter sa réticence morale naturelle et sa culpabilité à tuer un être humain.

Ils apprendront à se déguiser, en changeant de vêtements, de sexe (en se faisant passer pour le sexe opposé), de maquillage, de lentilles de contact, et à se sortir de la situation en toute sécurité. Ils apprendront à surmonter les techniques d'interrogatoire grâce à un entraînement poussé et à l'hypnose, au cas où ils se feraient prendre. Ils apprendront à s'auto-suicider avec une pilule ou un poignard, s'ils sont arrêtés, dans la plupart des cas.

Suggestions

La programmation de la CIA implique l'utilisation d'une technologie sophistiquée pour renforcer son efficacité et peut être difficile à briser. Elle peut impliquer que la personne soit traumatisée dans des réservoirs d'isolement (ce qui sera également fait avec la programmation des ondes cérébrales). Il peut s'agir de privation sensorielle, de surcharge sensorielle, d'isolement, de privation de sommeil. Il peut s'agir d'écouter pendant des heures des cassettes répétitives dans des écouteurs. Le sujet est choqué ou sévèrement puni s'il essaie d'enlever les écouteurs. Il est hypnotisé, torturé, soumis à différentes combinaisons de drogues, exposé à des sons harmoniques, souvent dans une oreille ou dans l'autre. Ils seront exposés à des lumières stroboscopiques clignotantes, qui peuvent provoquer des crises d'épilepsie, et les alters seront programmés pour provoquer des crises d'épilepsie si le sujet tente de rompre la programmation. On leur montrera des films à grande vitesse avec des pistes différentes, une pour l'œil gauche et une pour l'œil droit, afin d'augmenter la division du cerveau ou la pensée dichotomique.

Le survivant et le thérapeute doivent travailler lentement pour annuler les effets de ce traumatisme. La personne devra accepter, lentement et prudemment, la manière dont la programmation a été effectuée. Elle devra peut-être apprendre ses propres codes d'accès (il en va de même pour les ondes cérébrales et d'autres techniques de programmation sophistiquées). Ils devront communiquer avec les alters et les fragments traumatisés à l'intérieur, leur faire savoir qu'ils ont été utilisés. Ils devront aider les jeunes alters, qui ont été divisés pour créer le système, et qui ont souvent subi les pires traumatismes. Faire le deuil des abus, des traumatismes, des calculs méthodiques et des méthodes scientifiques utilisés pour mettre en place cette programmation prendra du temps. Il sera important d'évacuer les sentiments, y compris la rage, en toute sécurité. Le survivant peut avoir peur des sentiments forts et craindra particulièrement la colère et la rage, car il associera ces sentiments à la nécessité de tuer, de blesser ou d'assassiner d'autres personnes. Il est important de laisser les sentiments s'exprimer lentement et prudemment, tout en sachant que des sentiments homicides et suicidaires vont probablement surgir.

Si la capacité à contrôler le passage à l'acte pose problème, le client peut avoir besoin d'être hospitalisé dans un établissement sûr qui comprend les programmes de contrôle de l'esprit et de culte. Il craindra d'être étiqueté « psychotique », car les programmateurs lui ont dit qu'on l'appellerait ainsi et qu'il serait enfermé pour toujours. La PIRE chose qu'un thérapeute ou un hôpital puisse faire dans une telle situation, c'est de jouer avec ces peurs ou d'étiqueter la personne comme psychotique. Il est important d'ancrer constamment la personne dans la réalité, à l'aide d'exercices d'ancrage, d'évacuer lentement et prudemment les sentiments de rage et de trahison, de renforcer sans cesse l'idée que la personne peut se souvenir et ne pas devenir psychotique ou mourir, de croire en elle et de la valoriser. Le survivant peut avoir un comportement instable à certains moments, mais il ne s'agit pas d'une psychose, mais plutôt d'une réaction naturelle à un traumatisme extrême. Le survivant doit s'en rendre compte et savoir qu'il peut en surmonter les effets, avec le temps et une bonne thérapie. Il aura besoin d'espoir et d'un bon système de soutien.

Programmation gouvernementale

Les programmes gouvernementaux impliquent que la personne soit formée pour occuper des postes de direction ou des postes administratifs au sein du gouvernement. Elle peut être entraînée à travailler en réseau avec d'autres membres de gouvernements locaux, nationaux et internationaux. L'objectif déclaré des Illuminati est d'infiltrer tous les grands gouvernements du monde et, à terme, de provoquer leur chute. Les agents gouvernementaux apprennent à le faire en infiltrant les partis politiques locaux, en se présentant aux élections locales et nationales, en travaillant pour les principaux dirigeants, en tant qu'administrateurs, conseillers financiers, en finançant les courses gouvernementales et en soutenant la personne sympathique aux Illuminati, ou en plaçant leur personne pour qu'elle gagne, en créant un chaos politique et des troubles grâce à des agents formés à la dissension. Les personnes sélectionnées pour les programmes gouvernementaux sont généralement très intelligentes et dotées d'un charme ou d'un charisme naturel. Ils sont également d'habiles manipulateurs. Ces capacités peuvent être renforcées par la programmation, en encourageant la personne à projeter un « personnage » qui attirera les gens vers elle.

Les finances leur sont également enseignées de manière extensive. Cette programmation est réalisée en hypnotisant la personne, qu'il s'agisse d'un enfant, d'un jeune ou d'un adulte (elle est généralement initiée à la fin de l'enfance chez les candidats appropriés), et en induisant une transe profonde à l'aide de drogues. La personne est choquée, puis informée du programme du formateur et de la secte à son égard. On lui dit qu'elle est très spéciale pour les Illuminati et qu'elle fera partie des personnes qui contribueront à changer l'histoire du monde. On lui dit qu'elle sera récompensée par la richesse, la popularité et le pouvoir pour avoir réalisé le programme de la secte. On leur dit, et on leur montre quelle est la punition en cas de désobéissance. On leur montre des films de formation sur le gouvernement, son fonctionnement, les affaires nationales et internationales. Ils rencontrent des enseignants spéciaux qui les forment au fonctionnement politique interne du groupe qu'ils veulent infiltrer, y compris la structure du pouvoir et les forces et faiblesses des acteurs clés.

Ils apprendront toutes les langues nécessaires pour le poste. Ils iront à l'université ou recevront la formation et l'éducation nécessaires pour être crédibles. Ils recevront des bourses spéciales pour financer ces études, si nécessaire.

Ils ont l'occasion de mettre en pratique leurs compétences en matière d'infiltration, de collecte d'informations, de manipulation des personnes et de politique dans le cadre d'une mise en scène et, plus tard, dans des situations réelles. S'ils doivent apprendre à contrôler les médias, ils apprendront les méthodes pour y parvenir. Ils bénéficient d'un soutien et d'un encadrement importants tout au long de leur carrière.

Suggestions

La programmation gouvernementale est assez complexe, car elle est liée aux capacités naturelles de la personne. Les personnes concernées peuvent avoir du mal à se détacher du rôle qu'elles jouent et ne se sentent souvent acceptables que lorsqu'elles font leur travail. Elles peuvent avoir du mal à croire que leur carrière, leurs amitiés, leur mariage et leurs contacts ont été secrètement guidés par la secte pendant la majeure partie de leur vie. Ces personnes peuvent se sentir offensées, trahies ou furieuses lorsqu'elles s'en rendent compte. Il leur sera également difficile de ne pas utiliser les techniques de manipulation qui leur viennent si naturellement, à la fois sur leur thérapeute et sur eux-mêmes, pour atténuer la douleur que la vérité peut provoquer. La personne et les alters qui ont subi ce type de programmation ont beaucoup à perdre s'ils abandonnent leur rôle et leur personnage, et doivent compter le coût de la sortie et reconnaître la difficulté de le faire. Ils devront faire le deuil d'avoir été utilisés et de la fausse interprétation de la réalité à laquelle ils ont cru toute leur vie. Écouter les autres parties de la personne et reconnaître la réalité des abus de la secte seront des étapes importantes pour se libérer. La réussite d'une nouvelle carrière dans la vie quotidienne de la personne contribuera également à restaurer une image de soi brisée.

Bourse d'études formation

Les Illuminati vénèrent l'érudition, en particulier la tradition orale. Les enfants dotés d'une bonne mémoire et d'une intelligence native peuvent suivre une formation spécifique dans le domaine de l'érudition. Il s'agira notamment d'apprendre sous le coup d'un traumatisme, avec des félicitations en cas de réussite. Il s'agira également de punitions ou de chocs en cas de mauvais résultats. Les principaux domaines de l'érudition sont, entre autres, les suivants :

Tradition orale : histoire des Illuminati, en particulier la branche particulière de l'enfant, mémorisation des généalogies. Apprentissage et maîtrise de plusieurs langues, modernes et anciennes, y compris, mais sans s'y limiter : l'anglais, le français, l'allemand, le russe, l'espagnol, l'arabe, le latin, le grec, l'hébreu, les hiéroglyphes égyptiens, l'ancien babylonien, l'ancien chaldéen et les écrits cunéiformes. Certains textes anciens révérés sont écrits dans des langues très anciennes, et certaines cérémonies peuvent inclure des rituels qui les utilisent. Apprendre l'histoire ancienne et moderne et devenir habile à planifier des jeux de rôle et des mises en scène. Apprendre à enseigner aux autres les compétences susmentionnées. L'enfant qui devient un érudit est également censé devenir un enseignant compétent et transmettre ses connaissances à d'autres. Il s'exercera à enseigner en classe et dans le cadre de séances individuelles.

Suggestions

Les programmes de bourses impliquent des alters qui sont intensément loyaux envers le culte, puisqu'ils croient être liés à une longue lignée ininterrompue de personnes depuis les débuts de l'histoire. Ils sont souvent immergés dans la philosophie de la secte, ayant lu et mémorisé de nombreux volumes ésotériques qui s'y rapportent. Faire appel à la logique, à l'intellect, à l'ouverture d'esprit et discuter avec eux des avantages et des inconvénients de quitter la secte sera souvent bien accueilli. Ils méprisent les conflits ouverts et préfèrent aborder les problèmes de manière intellectuelle. Ils sont habiles à débattre et sont très loquaces. Leur demander de lire des livres qui traitent de la libération de la secte, et leur demander d'assister et d'écouter les récits d'alters traumatisés, qu'ils soient dans leur système ou à l'intérieur, les aidera souvent à prendre la décision de changer de loyauté. Bien qu'ils aient été immergés dans de fausses idéologies et doctrines, ils sont souvent prêts à faire preuve d'honnêteté intellectuelle. Ils lisent et débattent des deux côtés d'une question et peuvent être parmi les premiers à prendre la décision de quitter la secte une fois qu'ils sont convaincus qu'elle est abusive.

CHAPITRE NEUF

La programmation liée à des histoires, des films, des dessins animés ou des jeux de rôle

Dans ce chapitre, je souhaite aborder un type particulier de programmation qui est universel chez les Illuminati. Il s'agit d'une programmation liée à une histoire, un film, un dessin animé ou un jeu de rôle.

Pendant d'innombrables siècles, les formateurs et les dirigeants des Illuminati ont utilisé les jeux de rôle pour renforcer et programmer les enfants, et c'est encore aujourd'hui un des modes d'enseignement préférés. Un jeu de rôle typique implique une « visite dans le temps ». On dit à l'enfant, alors qu'il est drogué ou hypnotisé, que lui et les autres enfants qui l'accompagnent (en général, un petit groupe suit ce programme ensemble) vont voyager dans le temps. Le formateur ou l'enseignant est perçu comme immensément puissant par les enfants, car il ou elle les transporte magiquement dans le temps. Ils entrent dans une autre pièce, où des personnes sont habillées en costumes d'époque de la période historique que l'enseignant veut faire découvrir aux enfants. Tout est historiquement exact et bien documenté. Par exemple, si les enfants doivent visiter la Rome antique, ils seront conduits dans une salle du Sénat, où les personnages sont vêtus de toges. Ils se parlent en latin ancien et débattent de questions. César, ou un autre roi entrera dans le Sénat. Les coutumes romaines pour un scénario comme celui-ci seront respectées tout au long du jeu de rôle.

L'un des objectifs de ce jeu de rôle est de permettre aux enfants de jeter un coup d'œil dans les coulisses de l'histoire. Le programme des Illuminati sera mis en avant et les enfants « verront » que des personnages célèbres de l'histoire étaient en fait des illuministes. Cela renforcera leur « spécificité » et l'historicité du groupe. Cela renforcera également l'apprentissage de la langue, puisque les scènes peuvent se dérouler dans l'Angleterre médiévale, ou à la cour française de Louis XIV, etc. Les scènes contiendront également une morale qui s'appuiera sur la programmation que les enfants ont suivie. Peut-être verront-ils un « traître » se faire « guillotiner » à la cour de France. Ou un sénateur indigne, qui tente de trahir son roi, sera poignardé. L'enfant peut se voir confier un rôle dans la pièce, comme celui de porter un message secret au roi ou à la reine, afin de renforcer la programmation des courriers. L'enfant croit réellement qu'il est entré dans l'histoire et qu'il fait partie du processus de création de l'histoire.

Avec les temps modernes, la programmation est devenue plus sophistiquée grâce à l'avènement de la technologie. Avant la télévision ou les films, les programmes étaient souvent « scénarisés » autour de contes de fées célèbres ou d'histoires, lus à haute voix par un formateur pendant que le second formateur travaillait avec l'enfant. Un « lecteur » doit avoir une bonne voix de chant. L'enfant se voit lire l'histoire et, sous hypnose et traumatisme, on lui dit qu'il est l'un des personnages de l'histoire. On lui explique le « vrai » sens de l'histoire, son « sens caché » et on lui dit que chaque fois qu'il entend l'histoire, il doit se souvenir de ce qu'elle signifie vraiment.

Aujourd'hui, les films et les vidéos sont fréquemment utilisés dans la programmation. Les scénarios préférés sont les suivants : Les films de Walt Disney (Disney était un illuministe), en particulier Fantasia, la Belle au bois dormant, La Petite Sirène, Cendrillon, La Belle et la Bête. Le Magicien d'Oz, tant les livres que le film a été utilisé. Tout film incorporant des thèmes illuministes peut être utilisé. E.T. et Star Wars ont été utilisés ces dernières années.

Comment se déroule la programmation des scripts

Le formateur fait jouer le film à l'enfant. L'enfant est informé qu'il sera « interrogé sur » le film, ce qui l'incite à utiliser le rappel photographique de ce qu'il voit. Le formateur peut montrer à l'enfant une version raccourcie du film, avec seulement des parties de l'ensemble, ou peut montrer à l'enfant une courte scène du film.

Après avoir regardé le film ou la scène, l'enfant est drogué pour le détendre, puis on lui demande ce dont il se souvient. L'enfant sera choqué s'il ne se souvient pas des éléments que le formateur juge importants, et il sera contraint de regarder les scènes de manière répétitive.

Lorsque l'enfant se souvient parfaitement des segments, le formateur lui dit qu'il s'agit de l'un des personnages. L'enfant peut d'abord être fortement traumatisé, et une personnalité vierge est créée à l'intérieur pour devenir le personnage désiré. La première chose que l'ardoise vierge voit est un enregistrement du film ou de la scène. C'est son « premier souvenir ». Le formateur associe ensuite la scène à l'idéologie des Illuminati. Il enseignera à l'enfant le « sens caché » du film et le félicitera d'être l'un des rares « illuminés » à comprendre ce qu'il signifie vraiment. La programmation du scénario est souvent liée à d'autres programmations que subit l'enfant. La programmation militaire peut être liée à la Guerre des étoiles. Le programme de rappel total peut être lié à Data dans Star Trek. La programmation informatique peut être liée à Hal dans 2001 l'Odyssée de l'espace ; la programmation du labyrinthe interne peut être liée au film « Labyrinthe ». Les possibilités sont très variées et dépendent à la fois de l'enfant et du formateur quant à la direction que prendra la programmation du scénario. La musique de l'émission ou de la scène sera utilisée comme déclencheur pour accéder à la programmation intérieure ou faire apparaître ces personnalités.

Suggestions

La programmation scénarisée implique souvent une grande quantité de traumatismes, afin de créer les altérations « d'ardoise vierge » souhaitées. La programmation sera ancrée par la répétition, les électrochocs, la torture, les drogues et l'hypnose. Les alters qui ont suivi cette programmation sont souvent très déconnectés de la réalité extérieure et peuvent croire qu'ils font partie d'un « script ». Ils peuvent être Dorothy à la recherche de la Cité d'émeraude (ou de l'accomplissement de la domination des Illuminati sur la terre). Ils peuvent être un ordinateur ou le personnage Data. L'orientation vers la réalité sera très importante. Permettez à ces parties de faire l'expérience d'une réalité extérieure sûre et de vérifier par elles-mêmes si elles font vraiment partie d'un homme ou d'une femme. Se regarder dans un miroir peut être utile lorsqu'ils en expriment le désir. La présence d'assistants cognitifs qui peuvent partager avec eux des souvenirs de la vie quotidienne peut les aider à s'ancrer dans la réalité. Au début, ils seront très surpris, voire indignés ou hostiles, lorsqu'on leur suggérera qu'ils ne sont pas le personnage. Ils penseront que le thérapeute est un formateur ou qu'il fait partie du scénario, puisque c'est la seule réalité qu'ils ont connue. Il sera nécessaire de les ramener patiemment, encore et encore, à la réalité présente, d'accroître la communication avec les autres à l'intérieur, et finalement de faire le deuil de l'intense quantité de tromperies et de déceptions qu'ils ont vécues. Avec le temps et la patience, ces parties seront disposées à abandonner leurs anciens rôles « scénarisés » et à faire partie de la réalité actuelle de la personne.

CHAPITRE DIX

La sixième étape de la discipline : la trahison ; le jumelage, les murs internes, les structures, la géométrie

Ce chapitre aborde la sixième étape de la discipline chez les Illuminati :

Programmation de la trahison

La programmation de la trahison commencera dans la petite enfance, mais se formalisera vers l'âge de six ou sept ans et se poursuivra à l'âge adulte. La sixième étape peut être résumée comme suit : « la trahison est le plus grand bien ». Les illuministes enseignent cela à leurs enfants comme un principe spirituel très important. Ils idéalisent la trahison comme étant le véritable état de l'homme. L'esprit vif, l'adepte, l'apprend rapidement et apprend à le manipuler.

L'enfant apprendra ce principe par des mises en place successives. L'enfant sera placé dans des situations où un adulte qui est gentil et qui, dans une série de mises en scène, « sauve » l'enfant gagne sa confiance. L'enfant considère l'adulte comme un « sauveur » après que l'adulte est intervenu et l'a protégé à plusieurs reprises. Après des mois, voire une année, d'établissement de liens, l'enfant se tourne un jour vers l'adulte pour lui demander de l'aide. L'adulte recule, se moque de l'enfant et commence à le maltraiter. Cela met en place la programmation suivante : les adultes trahiront toujours un enfant et d'autres adultes.

Une autre configuration impliquera la gémellité, qui mérite une mention spéciale ici. Les Illuminati créent souvent des liens gémellaires chez leurs enfants. L'idéal est d'avoir de vrais jumeaux, mais ce n'est pas toujours possible. L'enfant est donc autorisé à jouer avec un autre enfant de la secte et à s'en rapprocher dès son plus jeune âge. À un moment donné, l'enfant apprend que l'autre enfant est en fait son « jumeau » et qu'il a été séparé à la naissance. On lui dit que c'est un grand secret et qu'il ne doit le dire à personne, sous peine d'être puni.

L'enfant, qui est souvent seul et isolé, est fou de joie. Il a un jumeau, quelqu'un qui a un lien spécial avec lui de par sa naissance.

Les enfants font tout ensemble. Ils sont scolarisés ensemble, font l'entraînement militaire ensemble. Ils se racontent des secrets. Ils sont aussi souvent amis dans la journée. On leur apprend à se croiser, comme le feraient de vrais frères et sœurs.

Mais à un moment donné, ils seront obligés de se faire du mal. Si l'un des « jumeaux » est considéré comme sacrifiable, l'ultime scénario sera celui où l'un des jumeaux sera forcé de mourir sous les yeux de l'autre. L'un des jumeaux peut recueillir des secrets de l'autre jumeau, être forcé de les révéler à un entraîneur ou à un chef de secte, puis être contraint de tuer l'autre jumeau. Un jumeau peut être forcé de frapper ou de blesser l'autre. S'il refuse, l'autre jumeau sera brutalisé par le formateur et le jumeau qui a refusé sera informé que l'enfant a été blessé à cause de son refus d'obtempérer. Dans de nombreux cas, l'un des jumeaux est contraint de trahir l'autre et de se retourner contre lui après une programmation intensive. Cette trahison dévastera les deux enfants, et ils apprendront la véritable leçon : ne faites confiance à personne. Trahir ou être trahi.

Les enfants auront également des modèles d'adultes dans toutes les mains, car la secte est une société très politique, hiérarchisée et qui se poignarde dans le dos. Les adultes se trahissent constamment les uns les autres, s'enjambant les uns les autres pour monter en grade. Les enfants verront un adulte être félicité, avancé, parce qu'il a trahi les autres en dessous de lui, ou les a poussés à l'échec. Les enfants apprennent rapidement à imiter les adultes qui les entourent, et les adultes comme les enfants peuvent devenir assez cyniques quant à la nature humaine. Ils l'auront vue sous son pire jour, que ce soit lors des séances d'entraînement, de la brutalité d'un commandant dans l'armée ou des commérages et des coups de poignard dans le dos qui se produisent avant et après les rituels. Ils intègrent également le message en interne : jouer le jeu ou se faire écraser. Même les enfants les plus jeunes apprennent très tôt à manipuler les autres, tandis que les adultes rient de la rapidité avec laquelle ils apprennent les manières des adultes. La manipulation des gens est considérée comme un art dans la secte, et ceux qui la pratiquent le mieux, comme dans n'importe quel groupe, l'emportent souvent.

Suggestions

Le programme de trahison peut avoir totalement brisé la confiance du survivant envers les personnes extérieures. Il faudra beaucoup, beaucoup de temps au thérapeute pour gagner la confiance du survivant. Il s'agit de personnes à qui l'on a enseigné à maintes reprises que parler, partager ses secrets serait sévèrement puni. Les petits à l'intérieur seront très prudents au début, ne croyant pas que le thérapeute n'est pas juste un autre formateur qui criera un jour « aha ! » et les trahira s'ils commencent à faire confiance. Cette confiance prend du temps et de la patience, et doit être gagnée au fil des séances où le thérapeute montre qu'il est digne de confiance et qu'il ne commet pas d'abus. Les survivants testeront les thérapeutes encore et encore, pour voir s'ils sont vraiment ce qu'ils prétendent être. Il s'agit là d'une étape normale du processus thérapeutique. Les survivants peuvent même essayer de se détourner de la thérapie ou d'un soutien extérieur, car un véritable soutien bienveillant les fera « sortir de leurs gonds », c'est-à-dire qu'il entrera incroyablement en conflit avec leur vision du monde et les expériences qu'ils ont vécues avant de quitter la secte.

Le survivant et le thérapeute doivent comprendre qu'une certaine méfiance est saine, basée sur ce que le survivant a vécu, et qu'elle peut lui sauver la vie, en l'aidant à se protéger de l'accès extérieur. Honorez ce besoin et soyez patient pendant que le survivant teste encore et encore. Le survivant peut essayer de raisonner les alters intérieurs qui ont été trahis au point de devenir légitimement paranoïaques. Il peut leur demander d'observer et de voir à quoi ressemblent le thérapeute et/ou la personne de confiance. De prendre leur temps, de les examiner. D'être conscient que ce qu'ils ont vécu peut amplifier des sentiments normaux de prudence. En aidant ces personnes à s'orienter vers la réalité extérieure, et en particulier vers des expériences positives où elles font un peu confiance et ne sont pas blessées, il sera possible de faire de grands progrès dans la résolution de ce problème. Le survivant peut ressentir de la confusion et un conflit interne lorsqu'il fait l'expérience d'un monde où la confiance est possible. Il peut s'éloigner ou, à l'inverse, devenir très dépendant du thérapeute et partager trop rapidement son expérience en raison d'un désir d'intimité sans danger qui n'a jamais été satisfait. Le fait de fixer des limites saines tout en reconnaissant les besoins aidera le survivant à traverser cette étape.

Un autre type de programmation implique la création délibérée de structures internes au sein du membre de la secte.

Les structures internes : temples, yeux, miroirs, carrousels, etc.

Les formateurs des Illuminati essaieront de créer des structures internes dans les systèmes de personnalité de la personne. Pourquoi ? Ils pensent que cela crée une meilleure stabilité. Cela donne également aux alters et aux fragments un endroit où s'accrocher à l'intérieur, et crée un moyen pratique de les appeler. Si un fragment est indexé à l'intérieur d'une hélice interne, par exemple, le formateur sait comment les localiser plus facilement.

Les structures internes varient considérablement en fonction du formateur, du groupe, de la région des États-Unis ou de l'Europe et des objectifs de l'individu. Les structures internes communes comprennent, entre autres, les éléments suivants

- **Temples :** ils sont souvent consacrés aux principales divinités des Illuminati et les autels spirituels s'y rassemblent. Il peut s'agir de temples réels, maçonniques ou privés, que le sujet a pu visiter.

- **Le temple de Moloch** sera créé en pierre noire avec un feu brûlant à l'intérieur.

- **Œil d'Horus qui voit tout :** l'une des structures les plus courantes dans un système Illuminati ; universel. Horus est une divinité vénérée par les Illuminati, et l'œil omniscient représente intérieurement le fait que la secte peut toujours voir ce que fait l'individu. Il représente également le fait d'avoir été donné à Horus lors d'une grande cérémonie. L'œil peut être fermé ou ouvert, selon l'état du système à ce moment-là. Cet œil sera également lié à la surveillance démoniaque des activités de la personne à tout moment.

- **Pyramides :** les Illuminati révèrent l'ancienne symbologie égyptienne, en particulier la « religion à mystères » et les enseignements du Temple de Set. Les pyramides seront placées à l'intérieur, à la fois pour la stabilité (un triangle et/ou une pyramide représentent la force et la stabilité) et comme lieu d'appel pour les démons. Les pyramides et les triangles, ainsi que le chiffre trois, représentent l'appel au démon dans la philosophie illuministe.

- **Soleil :** représente Râ, le dieu du soleil

➢ **Figures géométriques :** configurations de cercles, triangles, pentagones, etc. Les motifs géométriques sont considérés comme sacrés et reposent sur une philosophie ancienne. Il peut y en avoir des centaines qui se chevauchent dans une grille d'entraînement pour des systèmes complexes, qui abriteront des fragments dans chacun d'entre eux.

➢ **Grilles d'entraînement :** elles peuvent être simplistes, comme des cubes avec des motifs, des rangées de boîtes, ou plus complexes, comme des hélices, des doubles hélices, des boucles à l'infini. Chaque formateur aura des favoris classés comme simples, moyens et complexes, en fonction de l'enfant et de sa capacité à se souvenir et à mémoriser.

➢ **Colonnes :** Colonnes doriques grecques, colonnes ioniques. Elles sont souvent utilisées dans le cadre de programmes de « voyage dans le temps », avec un portail entre deux colonnes.

➢ **Ordinateurs :** systèmes complexes, hautement dissociés, avec des altères et des fragments conservés dans un système informatique.

➢ **Robots :** ils peuvent être présents dans les systèmes plus anciens

➢ **Cristaux :** gemmes, boules, à multiples facettes. Utilisés dans les systèmes spirituels pour renforcer les pouvoirs occultes. Les alters et les fragments peuvent se rassembler sur les facettes d'une grande boule.

➢ **Miroirs :** utilisés en interne pour renforcer d'autres séquences de programmation, le jumelage interne et la distorsion de la programmation de la réalité. Peut créer des systèmes d'ombre de systèmes fonctionnels. Peuvent également verrouiller la programmation démoniaque.

➢ **Carrousels :** utilisés dans certaines séquences de programmation pour confondre les alters à l'intérieur. Souvent lié à la rotation, à la programmation de la confusion à l'intérieur. Peut être utilisé pour punir les alters internes ; ils seront tournés sur le carrousel s'ils le disent.

➢ **Jeu de cartes :** il peut s'agir de cartes provenant d'un jeu de cartes ou de configurations complexes composées de centaines de cartes à l'intérieur. La programmation des dominos est similaire. Tous les dominos se touchent et si une personne tente de démanteler la programmation, le jeu tombera.

> **Boîtes noires :** représentent des programmes d'autodestruction et d'éclatement scellés dans une boîte noire pour protéger le système. Elle ne doit pas être ouverte sans une préparation minutieuse et une bonne thérapie.

> **Mines, pièges :** voir ci-dessus

> **Les toiles d'araignée :** elles représentent la programmation liée, avec une araignée (programmeur interne) qui tisse continuellement la toile et renforce la programmation interne et les punitions. La toile communique également avec d'autres systèmes. Elle peut également représenter des liens démoniaques internes, tissés à l'intérieur.

> **Salles d'entraînement internes :** utilisées comme punitions pour les alters internes. Représenteront les salles d'entraînement externes dans lesquelles la personne s'est rendue.

> **Parois internes :** elles représentent souvent de très grandes barrières d'amnésie internes. Les murs peuvent être très épais, imperméables ou semi-perméables. Une utilisation typique d'un mur sera de maintenir des niveaux élevés d'amnésie entre les alters amnésiques du « front » ou de la vie quotidienne, et les alters actifs du « back » ou de la secte, qui contiennent plus d'informations sur l'histoire de la vie de la personne. L'arrière peut être capable de voir sélectivement par-dessus le mur et de le franchir, mais l'avant ignorera complètement qu'il y a un mur ou ce qui se trouve derrière.

> **Sceaux :** généralement en groupe de six ou sept, ils représentent le scellement démoniaque et peuvent couvrir la fin des temps, l'effondrement des programmes, ainsi que le rôle au sein de la secte dans la nouvelle hiérarchie.

Il s'agit là de quelques structures de programmation courantes. Là encore, il existe de très nombreux autres types de structures internes, dont le nombre et le type ne sont limités que par les capacités créatives du formateur et du survivant.

La manière dont ces structures sont placées dans la personne est assez similaire. Sous l'effet de drogues, d'hypnose ou d'électrochocs, la personne est traumatisée et plongée dans un état de transe profonde. Dans cet état de transe profonde, on lui demande d'ouvrir les yeux et de regarder : soit une image projetée de la structure, soit un modèle 3D de celle-ci, soit une image holographique à l'aide d'un casque de réalité virtuelle. L'image sera rapprochée, en utilisant des chocs et en rapprochant l'image du champ visuel de la personne. Elle peut être tournée, si des graphiques sont disponibles, ou une image en 3D est utilisée. On peut dire à la personne qu'elle entre à l'intérieur, s'il s'agit d'un temple ou d'une pyramide, sous hypnose profonde, qu'elle (l'alter programmé) va maintenant « vivre à l'intérieur » de la structure, de la boîte, de la carte, etc. Cela servira également à renforcer la programmation de l'amnésie et de l'isolement à l'intérieur, puisque la structure sera utilisée pour renforcer les murs entre l'alter/le fragment et d'autres alters et fragments à l'intérieur.

Suggestions

Si le survivant trouve des structures à l'intérieur, il lui sera tout d'abord utile d'essayer de comprendre POURQUOI elles sont là. À quoi servent-elles ? Renforcer l'amnésie ? À l'isolement ? À la programmation spirituelle ? À la punition ? À contenir des séquences de programmation dangereuses ? Cette question est importante, car certaines structures telles que les murs ou les barrières internes peuvent avoir été créées non seulement par la secte, mais aussi renforcées par le survivant, comme un moyen de protection interne. Le survivant ne voudra peut-être pas démanteler trop rapidement les structures internes sans connaître leur but et ce qu'elles contiennent. Le survivant et le thérapeute devront aller lentement. La première étape consistera à apprendre comment les structures ont été mises en place et quels sont les alters qui y sont liés. Une préparation longue, lente et minutieuse, avec une grande coopération du système, sera nécessaire pour examiner certaines structures. Cela peut n'arriver qu'après des années de thérapie intensive. Chaque survivant progressera à son propre rythme. Si un mur est présent, l'abattre lentement, une brique à la fois, ou en laisser une partie devenir semi-perméable peut être un premier pas vers la guérison. Les équipements des salles de formation peuvent être éteints et démontés ; la salle peut être transformée en salle de sécurité, redécorée et réaménagée avec des jouets et des objets sûrs. Les ordinateurs peuvent lentement commencer à se rendre compte qu'ils sont humains et être progressivement autorisés à prendre des caractéristiques humaines.

Les survivants peuvent utiliser leur créativité pour se réapproprier leur personne, avec le soutien de leurs thérapeutes, et défaire ce qui a été fait.

CHAPITRE ONZE

La programmation suicidaire

J'ai décidé d'écrire un chapitre entier sur la programmation suicidaire, car c'est souvent la programmation la plus dangereuse à laquelle le survivant sera confronté au cours de son processus de guérison. TOUS LES SURVIVANTS DES ILLUMINATI AURONT UNE PROGRAMMATION SUICIDAIRE PROTÉGEANT LEUR SYSTÈME. J'ai insisté sur ce point pour rappeler la nécessité d'une bonne thérapie et d'un système de soutien solide pour le survivant.

Les Illuminati savent et réalisent qu'avec le temps, les membres de leur groupe peuvent commencer à remettre en question ce qu'ils font. Ils peuvent aussi être désenchantés par leur rôle. Ils peuvent même vouloir quitter le groupe ou essayer de démanteler leur propre programmation.

Les formateurs sont bien conscients de cette possibilité et, pour l'éviter, ils programment toujours la suicidalité. La suicidalité, ou la programmation suicidaire, peut entourer un ou plusieurs systèmes en interne. Elle peut être superposée à plus d'un système.

Depuis leur plus tendre enfance, les survivants ont été conditionnés à croire qu'ils préféreraient mourir plutôt que de quitter leur « famille » (le groupe des Illuminati). C'est le cœur ou la base de la programmation suicidaire. Il sera étroitement lié à la loyauté envers la famille et le groupe (n'oubliez pas qu'il s'agit d'un groupe générationnel et que le quitter peut signifier renoncer à tout contact avec ses parents, son conjoint, ses frères et sœurs, ses tantes, ses oncles, ses cousins et ses enfants, ainsi qu'avec ses amis proches). Ces personnes essaieront toutes de contacter le survivant et de l'attirer à nouveau dans la secte, en lui demandant « Tu ne nous aimes plus ? », voire en devenant accusatrices et hostiles si le survivant ne répond pas comme elles le souhaitent. On dira au survivant qu'il est « fou ». Ou qu'il délire. Que sa famille l'aime et ne ferait jamais partie d'une secte. Les membres de la famille resteront tous amnésiques, à moins que quelque chose ne vienne déclencher leurs propres souvenirs.

L'une des séquences de programmation suicidaire les plus fréquentes placées à l'intérieur est la programmation « reviens ou meurs ». Un membre de la famille peut l'activer en disant au survivant qu'il lui manque et que sa famille veut le voir. Si le survivant ne revient pas, la programmation se met en marche. Il ne peut être désactivé que par un mot de code du formateur de la personne ou de la personne de contact de la secte. Cela permet de s'assurer qu'il reprendra contact. Si le survivant tente de rompre cette programmation, il aura besoin d'une aide, tant interne qu'externe, pour sa sécurité.

L'hospitalisation peut s'avérer nécessaire dans un établissement sûr qui comprend le DID et la programmation, ainsi que la suicidalité, car les alters à l'intérieur commenceront à se battre si la personne essaie de briser la programmation. Ils ont été programmés pour se suicider, pour être brisés intérieurement ou, à tout le moins, pour être sévèrement punis, et ils ont peur des répercussions qu'entraînerait leur refus d'obéir. Le survivant devra apprendre à connaître ces alters internes et les rassurer sur le fait qu'ils n'ont plus besoin de faire leur travail.

La programmation suicidaire chronométrique est un autre type de programme placé à l'intérieur. Elle ne nécessite pas de contact avec les membres de la famille pour être activée. En fait, elle s'active automatiquement après un certain temps SANS contact avec le culte. Les alters contrôleurs et/ou les alters punisseurs auront été programmés pour se suicider si une certaine période de temps s'écoule sans contact avec le formateur. On leur dira que le seul moyen d'éviter cela est de reprendre contact avec le formateur, qui connaît un code de commande pour arrêter le programme. L'intervalle de temps peut aller de trois à neuf mois, chaque système étant différent. Les programmes de rappel peuvent avoir ce type de programme comme solution de secours, afin de s'assurer qu'il est respecté.

La programmation par couches de systèmes est une forme particulièrement complexe de programmation du suicide dans laquelle plusieurs systèmes (jusqu'à six à la fois) sont programmés pour déclencher simultanément une programmation du suicide. Ce type de programmation nécessite toujours une hospitalisation pour la sécurité du survivant.

La programmation de l'honneur et du déshonneur est courante dans les systèmes militaires. Dans ce cas, on dit aux militaires qu'un soldat « honorable et courageux » se suicidera plutôt que de révéler des secrets ou de quitter son unité.

Le programme « Ne rien dire » est souvent renforcé par un programme suicidaire.

Le programme de refus d'accès, qui empêche l'accès non autorisé à l'extérieur et à l'intérieur, sera souvent renforcé par un programme suicidaire/homicide ou les deux.

Presque tous les programmes suicidaires sont mis en place pour garantir l'obéissance continue au programme de la secte, pour assurer une reprise de contact régulière ou pour empêcher l'individu ou une personne extérieure d'accéder au système de la personne sans autorisation (c'est-à-dire les codes d'accès corrects, que les formateurs prennent soin d'utiliser au début de chaque session). Il bloque souvent la thérapie, car le survivant est terrifié, à juste titre, à l'idée de mourir s'il révèle son monde intérieur ou son histoire.

Suggestions

Tout d'abord, le survivant et le thérapeute doivent déterminer quelle est la programmation suicidaire présente (il y a fort à parier qu'elle est présente, il n'est pas nécessaire de demander SI elle est présente). La communication interne et la découverte des alters ou des fragments qui contiennent la programmation suicidaire seront importantes. La sécurité physique, que ce soit avec une personne extérieure sûre ou en hospitalisation, pendant que l'on travaille sur le programme de suicide est extrêmement importante, car ce programme peut conduire le survivant à un comportement autodestructeur ou à retourner dans la secte. Le traitement de la programmation du suicide suppose que le survivant et le thérapeute aient mis en place un bon système de communication interne. C'est extrêmement important, car le survivant aura besoin d'une coopération interne pour démanteler la suicidalité.

Faire savoir aux alters intérieurs qu'ils ne sont plus obligés de faire leur travail, qu'ils peuvent changer, peut être utile. L'orientation vers la réalité, en leur faisant savoir que s'ils tuent le corps, ils mourront, peut également aider (souvent, ces parties ont été trompées en croyant qu'elles ne mourront pas, si elles font leur travail. Elles ont donc besoin d'entendre la vérité). Le fait que des alters contrôleurs, des alters de haut niveau qui exercent une influence sur le système, acceptent d'aider le thérapeute à démanteler la programmation peut être utile. Mais il faut savoir que certaines séquences de suicide interne seront mises en place et que même les contrôleurs ne pourront pas les démanteler. La création d'un comité de sécurité interne dont la tâche principale est de veiller à la sécurité du corps et de demander de l'aide si la programmation suicidaire commence à se mettre en place, AVANT QUE LE PASSAGE À L'ACTE NE SE PRODUISE, sera également d'une grande aide.

Au fur et à mesure que le survivant développe la confiance avec son thérapeute et réalise la valeur de la vie, et que la vie peut être bien meilleure qu'elle ne l'a jamais été, il deviendra plus disposé à tendre la main et à demander de l'aide s'il devient suicidaire. Le survivant peut également constater qu'il est confronté à un désespoir profond. Ce désespoir peut avoir été utilisé par la secte pour mettre en place un programme suicidaire, mais il ne s'agit pas d'un programme à proprement parler. Un très jeune noyau divisé peut avoir pris beaucoup des sentiments de désespoir, d'impuissance, d'échec et de désir de mourir que l'enfant a ressentis en grandissant dans une atmosphère horriblement abusive. Il ne s'agit pas d'une programmation, mais de véritables sentiments, et il sera important de les différencier de la programmation. Si le désespoir fondamental apparaît, l'alter qui le contient peut également déclarer avoir été entraîné à ne pas se suicider ou à abandonner. Les formateurs le feront si le désespoir commence à submerger le sujet à un âge précoce, afin d'empêcher le suicide de l'enfant.

Les cognitifs du survivant, les personnes qui l'aident, celles qui le nourrissent, devront tous être rassemblés pour aider cette partie du noyau à guérir. Il y aura un deuil et une angoisse intenses, et légitimes, pour l'immense douleur que le jeune enfant a subie. Le désespoir s'exprimera. Il peut être utile que les alters ayant des souvenirs plus heureux essaient de partager leurs souvenirs avec cette partie très jeune. Un soutien et une attention extérieurs peuvent également faire une grande différence. La guérison de l'immense douleur causée par cette scission centrale prendra beaucoup de temps et ne doit pas être précipitée. Les antidépresseurs peuvent aider, car la dépression peut être partagée par tous les systèmes. Les messages d'espoir, les expériences nouvelles et positives peuvent aider le survivant à surmonter ce type de programme, de même que la tenue d'un journal, la poésie, les œuvres d'art et le collage des sentiments. Le temps, la patience, le soutien, la possibilité d'exprimer ses sentiments en toute sécurité et la sécurité physique si nécessaire sont autant d'éléments qui aideront énormément le survivant à surmonter ces problèmes.

CHAPITRE DOUZE

Empêcher l'accès au survivant

Ce chapitre est de loin l'un des plus importants que j'ai écrits dans ce livre. Pourquoi ? La déprogrammation ne peut pas être couronnée de succès si la personne est toujours en contact avec ses agresseurs.

Les survivants font un pas en avant, puis se retrouvent intérieurement abattus. Tous les efforts déployés dans le cadre de la thérapie seront réduits à néant ou remis en question. Les survivants et leur thérapeute s'apercevront qu'ils ont du mal à trouver des alters internes. Des systèmes entiers peuvent s'arrêter. Un système de présentation de l'enfant peut se manifester.

Les confus et les brouilleurs prendront le contrôle des séances de thérapie et les bloqueurs bloqueront la thérapie.

Aucun chapitre ne pourra jamais être totalement exhaustif sur la manière d'empêcher la reprise de contact. Ce que je vais partager, ce sont quelques-uns des moyens les plus courants par lesquels la secte et les formateurs tentent de réaccéder aux individus, et je vais donner quelques techniques pour éviter cela.

La secte a tout intérêt à garder ses membres. Après tout, elle a passé des générations à dire à ses membres que s'ils partaient, ils mourraient, seraient tués ou deviendraient psychotiques. Cela les rend très malheureux de voir partir quelqu'un qui est tout à fait vivant et qui n'est manifestement pas psychotique. Les membres les plus rétifs remettent également en question la véracité de ce qu'on leur a dit s'ils voient quelqu'un sortir. Le départ d'un membre peut briser l'emprise de certains programmes sur d'autres membres. Les formateurs détestent particulièrement voir quelqu'un partir et grincent des dents sur ce problème la nuit. Le départ d'un membre de la secte est considéré comme un échec de la formation et les formateurs peuvent être sévèrement punis.

La secte a donc trouvé certains moyens de garder ses membres avec elle, de gré ou de force. Ces moyens incluent, mais ne sont pas limités à :

E.T. phone home (programmation téléphonique) : l'individu aura des personnalités dont la seule tâche est d'appeler et de faire un rapport au formateur ou au chef de la secte. Il s'agit souvent de jeunes enfants qui ne demandent qu'à être satisfaits, qui ont besoin d'attention et de soins et qui sont fortement récompensés lorsqu'ils rappellent le chef de la secte. Tout survivant qui tente de quitter la secte doit faire face à l'envie de téléphoner à la maison. De téléphoner à leurs agresseurs. De téléphoner à leurs amis qui font partie du groupe. D'appeler ses parents, ses frères et sœurs, ses cousins ou ses tantes. Cette envie peut parfois devenir irrésistible et, pire encore, le survivant peut être totalement inconscient du fait que les personnes qu'il appelle sont des membres de la secte qui l'exhortent, en code, à revenir. Les phrases les plus courantes sont les suivantes : votre « famille » vous aime, vous manque, a besoin de vous. Untel est malade et a besoin de te voir. Tu es si spécial pour nous. Tu as une grande valeur. Tu dois venir nous voir. Pourquoi es-tu si distant ? Pourquoi n'avons-nous pas eu de vos nouvelles récemment ?

La liste est longue. Des phrases douces et gentilles à double sens, placées dans la personne pendant les sessions de formation. Les formateurs ne sont pas stupides et savent que si les membres d'une secte disaient « venez à la réunion rituelle à minuit la semaine prochaine », le survivant s'enfuirait dans l'autre sens et se verrait confirmer qu'il n'invente rien. Ils insèrent donc des messages codés derrière des phrases inoffensives telles que celles décrites ci-dessus.

Ces messages, ainsi que d'autres, sont destinés à déclencher une programmation de recontact.

Dans la programmation de recontact (TOUS LES MEMBRES D'ILLUMINATI ONT UNE PROGRAMMATION DE RECONTACT, ELLE N'EST JAMAIS LAISSÉE AU CHANCEAU), la personne a des parties dont le seul travail est d'avoir un contact avec son formateur ou le chef de la secte, ou la personne responsable (la personne un échelon au-dessus d'elle dans la secte). Ces parties sont fortement programmées, sous l'effet de drogues, de l'hypnose, de chocs, de tortures, pour reprendre contact. L'individu se sentira agité, tremblant, pleurnichard, effrayé s'il tente de rompre cette programmation. Cette programmation est souvent liée ou associée à une programmation suicidaire (voir le chapitre précédent pour plus d'informations sur la programmation suicidaire). Elle peut présenter des symptômes de stress post-traumatique, voire des programmes d'inondation et des séquences d'autopunition interne, alors qu'elle lutte intérieurement contre cette programmation.

Les frères et sœurs sont souvent formés de manière croisée pour pouvoir accéder les uns aux autres à l'aide de codes spéciaux. N'oubliez pas que... Peut être à l'origine de cette démarche. Les expressions « Je t'aime » ou « Ta famille t'aime » peuvent également être utilisées. Les phrases sont personnalisées, en fonction des membres de la famille et des antécédents de la personne.

Certains vêtements ou bijoux portés peuvent être utilisés pour mettre en avant un système de loyauté cultuelle, tel qu'un système de codes de couleur ou un système de bijoux. La personne doit ressembler physiquement à la personne qui lui a été attribuée lors de la séquence de programmation, afin d'éviter qu'une personne portant une épingle en rubis, par exemple, ne fasse surgir par inadvertance des alters. Ce type de repère sera basé sur la reconnaissance visuelle d'une personne, ainsi que sur la couleur des vêtements ou des bijoux portés d'une certaine manière.

Les appels téléphoniques de membres de la famille, d'amis et de membres de la secte inquiets inonderont les lignes téléphoniques et le répondeur du survivant, surtout pendant la phase initiale de sortie.

Les appels de raccrochage, trois ou six d'affilée, ou les appels pour lesquels une série de tonalités est entendue peuvent servir d'indices pour rappeler la personne et déclencher la programmation interne.

Les cartes ou lettres d'anniversaire, de vacances ou de « tu nous manques » peuvent être envoyées avec des codes de déclenchement.

Des fleurs avec un certain nombre de fleurs ou une certaine couleur peuvent être envoyées. Les marguerites peuvent déclencher une programmation interne.

Les possibilités sont presque infinies, en fonction des formateurs, du groupe auquel appartenait la personne et des personnes avec lesquelles elle est le plus liée dans la secte. Des séances d'entraînement spéciales seront organisées, avec des mots de code et des indices intégrés dans la programmation du système.

Si tout le reste échoue, l'hostilité s'installe. On entendra « Vous ne nous aimez pas », même si le survivant a déclaré à plusieurs reprises qu'il se souciait de lui. Les limites fixées avec les membres de la secte seront interprétées comme un manque d'intérêt ou un repli sur soi. Les accusations, la culpabilité et la colère ainsi que la manipulation seront utilisées comme des hameçons pour faire en sorte que le survivant se sente coupable de s'être retiré de la secte.

Le programme d'isolement peut s'activer lorsque le système de soutien de la secte est retiré de la vie du survivant et que celui-ci s'efforce de développer des relations saines et appropriées à l'extérieur de la secte. Souvent, le thérapeute sera la bouée de sauvetage du survivant et son seul soutien au début. La personne peut rapidement tomber dans des relations de codépendance ou dans des relations avec d'autres survivants pour combler le vide dans sa vie. Dans le pire des cas, désespéré par le manque de soins et se sentant isolé, il se liera d'amitié avec la première personne bienveillante qu'il rencontrera. Cette personne peut être un membre d'une secte, envoyé pour nouer rapidement une amitié. Les survivants doivent se méfier des « amitiés instantanées » ou des liens instantanés avec les autres. La plupart des bonnes relations demandent du temps et des efforts.

Suggestions

L'une des tâches les plus difficiles, mais les plus importantes sur le plan de la sécurité, consistera pour un système de présentation totalement amnésique à se rendre compte de l'identité de ses agresseurs. Cela semblera incroyable lorsque des parties du dos se présenteront en thérapie et révéleront que des membres de la famille bien-aimés, ou même à peine tolérés font partie de la secte. Croire ces parties et les écouter sera crucial pour la sécurité. Les protecteurs seront importants pour la sécurité du survivant, surtout s'ils sont prêts à renoncer à leur allégeance à la secte et à aider la personne à rester en sécurité. Il est extrêmement important de rendre des comptes à l'extérieur, à des personnes sûres. Le problème est que les survivants générationnels des Illuminati ont souvent été entourés toute leur vie par un réseau d'autres membres de la secte. À leur insu, leurs amis les plus proches et les membres de leur famille font partie du groupe. L'amnésie représente le plus grand danger pour le survivant dans les premiers temps, car il fera confiance à des personnes avant de se rappeler qu'elles ne sont pas sûres.

Un survivant peut se souvenir que son père l'a emmené à des rituels et croire que sa mère ou sa grand-mère est en sécurité. Ce n'est que plus tard, au cours de la thérapie, qu'il se souviendra que sa mère ou sa grand-mère était en fait son entraîneuse, car les souvenirs les plus douloureux ont tendance à venir plus tard. Le survivant peut ne se souvenir des abus rituels que dans sa petite enfance et penser qu'il a été libéré à un certain âge. C'est extrêmement rare, car le groupe a consacré des années d'efforts à leur formation. Dans les familles générationnelles, il n'est presque jamais question de « laisser partir quelqu'un ». Mais il arrive qu'on leur donne de faux souvenirs ou des souvenirs-écrans, surtout s'ils suivent une thérapie, afin de semer la confusion entre le survivant et le thérapeute.

Le client devra écouter et croire les parties internes qui disposent de plus d'informations que lui, et prendre les mesures appropriées pour se mettre en sécurité. À ce stade, il devra probablement cesser tout contact avec les auteurs des violences. Là encore, la responsabilité extérieure est primordiale. Les maisons d'accueil, les refuges pour femmes ou les familles d'églises peuvent être des alternatives. L'une des pires choses que la victime puisse faire est de s'isoler, de se promener seule tard le soir ou d'aller camper seule dans les bois. L'enlèvement se produit souvent dans ces scénarios, lorsque le survivant est seul et vulnérable. Des colocataires sûrs peuvent contribuer à la sécurité du survivant.

Enfermer le téléphone dans le coffre de la voiture peut être utile si la programmation téléphonique est intense. Cela permet au survivant de se réveiller ou d'arrêter les appels téléphoniques, si un alter doit se lever, trouver les clés de la voiture, allumer la lumière, sortir, ouvrir le coffre de la voiture, ramener le téléphone à l'intérieur et le rebrancher avant de passer un appel téléphonique.

La mise en place d'un système de soutien par le biais de groupes de soutien sûrs, d'un bon thérapeute, de l'église ou du travail peut également s'avérer utile. Lorsque cela est possible et pratique, il peut être utile de s'éloigner de la ville ou de l'État où le survivant était actif au sein de la secte. Pourquoi ? N'oubliez pas que tout le réseau de soutien du survivant était la secte dans son ancienne ville. Les formateurs et/ou les membres de la famille ont investi du temps et des efforts dans le survivant et ont tout intérêt à ce qu'il revienne. Si le survivant déménage suffisamment loin, le groupe sectaire de sa nouvelle ville ou de son nouvel État ne le connaîtra pas aussi bien et n'aura pas une longue histoire avec lui. Cela peut contribuer à réduire le risque de ré-accession à la secte, en conjonction avec une bonne thérapie et un réseau de soutien sûr.

Le survivant devra de toute façon reconstruire son système de soutien, alors pourquoi ne pas le faire le plus loin possible des personnes qu'il a connues et qui pourraient lui faire du mal ? Pour le survivant, voir son ancien entraîneur marcher dans la rue vers lui peut être un déclencheur intense, et ses doubles intérieurs peuvent être déstabilisés ou se sentir en danger. C'est un cas où la distance est une bonne chose.

Attention cependant : même si le survivant déménage, il devra travailler intensément sur le blocage de la programmation interne de recontact en même temps, sinon il risque d'être rapidement reconnecté. Les formateurs envoient souvent les codes et les grilles du système de la personne par Internet à des groupes sectaires dans la nouvelle ville, et essaient d'envoyer quelqu'un qui ressemble physiquement au formateur ou à un membre de sa famille pour établir le contact avec le survivant.

La communication interne et le fait de faire savoir aux alters internes qu'ils peuvent changer de travail seront utiles. Récompensez les rapporteurs internes qui changent d'allégeance et s'engagent à assurer la sécurité du survivant. La secte avait l'habitude de les récompenser pour avoir fait leur travail ; maintenant, le survivant peut les récompenser pour avoir changé d'emploi. Développer de nouveaux centres d'intérêt, un travail ou des loisirs qui peuvent aider le survivant à rencontrer de nouvelles personnes sûres. Le survivant peut vouloir mettre en pratique ses compétences en matière d'amitié dans des groupes de soutien, à condition qu'ils soient dirigés par des thérapeutes réputés et sûrs.

Sachez que les jours fériés sont souvent des dates importantes pour le ré-accès. Il existe des calendriers indiquant les jours fériés importants pour les groupes de l'ars. Les anniversaires sont également des dates où l'on s'attend à ce que la personne revienne et il peut y avoir des programmes à ce sujet.

Les programmes de rappel (où la personne reçoit une date ou un jour férié spécifique où elle doit retourner dans la secte, ou être punie) peuvent également devoir être interrompus. Permettre aux alters qui ont été soumis à cette programmation de partager leurs souvenirs, reconnaître leurs besoins et essayer de répondre à ces besoins de manière saine sont autant de facteurs de guérison.

Le survivant devra traverser une période de deuil pour la perte de contact avec les membres de sa famille et ses amis de la secte. Quels que soient les abus et l'aversion qu'ils suscitent, il peut être très difficile de rompre avec leurs auteurs, surtout s'ils étaient les seules personnes proches du survivant. Le survivant doit reconnaître la difficulté de créer un nouveau groupe de soutien sain et sans secte. Il doit reconnaître que l'apprentissage de nouvelles compétences et le développement d'amitiés saines prendront du temps.

Une question souvent soulevée par les survivants est la suivante : dans quelle mesure dois-je parler de mon passé aux autres ? Il s'agit d'une décision individuelle que le survivant et le thérapeute doivent examiner ensemble. En général, il est préférable de faire preuve de prudence, car si le survivant en dit trop sur son passé, il risque d'attirer les mauvaises personnes vers lui.

Ces personnes peuvent être dysfonctionnelles ou membres d'une secte. Il est généralement préférable de fonder les nouvelles amitiés non sectaires sur les aspects sains de la personne au début et de partager très progressivement de petites informations au fur et à mesure que l'amitié progresse et que le partage semble approprié. Avec le temps et les opportunités, le survivant apprendra l'importance des limites appropriées et souhaitera avoir des relations plus saines dans sa vie.

CHAPITRE TREIZE

Programmation en coquille, conseils internes, expérimentation humaine, codes de fonction

Certaines parties de ce chapitre peuvent être extrêmement choquantes, veuillez les lire avec prudence et uniquement avec un thérapeute si vous êtes un survivant.

La programmation Shell est une forme de programmation utilisée pour créer une « coquille » à l'extérieur, à travers laquelle s'expriment d'autres alters à l'intérieur. Elle est conçue pour cacher la multiplicité de la personne au monde extérieur et fonctionne très bien avec des systèmes très fragmentés. Il faut également une personne capable de se dissocier à un haut degré.

Comment cela se passe : dans le cas de la programmation par coquille, le formateur prend souvent un masque en plastique transparent ou en verre et le place devant le sujet. Le sujet sera extrêmement traumatisé, choqué, drogué et on lui dira qu'il (l'alter ou les alters devant) est le « masque » qu'il voit. Leur travail consistera à être une coquille, ou une voix, pour couvrir les autres qui se trouvent derrière. Ces parties seront tellement traumatisées qu'elles se verront littéralement comme une coquille, sans substance ou corps réel.

Les autres personnes à l'intérieur seront alors invitées à s'approcher des alters de la « coquille » et à utiliser leur voix pour couvrir la leur. Cela permet une plus grande fragmentation de la personne, tout en étant capable de la cacher aux yeux de l'extérieur, puisque les alters internes apprendront à se présenter à travers la coquille. Les alters de la coquille se voient toujours comme « clairs » et n'ont pas de couleur si un code de couleur est présent dans d'autres systèmes.

Suggestions

Il est important de comprendre que ce que le système fait en réalité, c'est de la co-présentation, même si elle n'est pas consciente. Pour qu'un programme de coquille fonctionne, on a appris aux alters de la coquille à permettre la co-présentation avec les autres alters du système. Les autres alters à l'arrière ne sont pas toujours conscients de ce qui se passe, et les alters à l'avant, en particulier, ne savent pas qu'ils sont « passés au crible » pour la co-présentation.

Reconnaître le traumatisme qui s'est produit et découvrir d'où viennent les fragments de carapace sera utile. Permettre aux alters de la carapace et aux autres alters de reconnaître que c'est ainsi qu'ils se sont présentés, et pourquoi, est une étape importante. Les alters du dos peuvent alors commencer à se présenter sans passer par la coquille, et la personne peut sembler « plus multiple » qu'elle ne l'a jamais été pendant un certain temps, avec des accents ou des voix jeunes qui se font entendre. Ce qui se passe en réalité, c'est que le dos se présente sans masquer ce qu'il est à travers la coquille. Pendant ce temps, les alters de la carapace peuvent décider de se regrouper, pour plus de force, et peuvent décider de changer de travail. Chaque système décidera de ce qui lui convient le mieux.

Conseils internes

Les survivants des programmes des Illuminati auront toujours une certaine forme de hiérarchie à l'intérieur d'eux. C'est parce que la secte elle-même est très hiérarchisée et qu'elle place cette hiérarchie à l'intérieur de la personne. Quel meilleur moyen d'inspirer la loyauté à l'égard d'un leader que de placer ce dernier dans la tête de la personne ? Les formateurs sont eux-mêmes très soucieux de la hiérarchie. Ils savent qu'un système sans hiérarchie et sans chef à l'intérieur pour diriger les choses est un système en proie au chaos. Ils ne laisseront pas le système de la personne sans leader à l'intérieur.

De nombreux formateurs s'attribuent le rôle de la personne, au détriment des programmeurs ou formateurs internes. C'est parce qu'ils sont égoïstes, mais aussi parce qu'ils utilisent un phénomène bien connu de la nature humaine : LES GENS ONT TENDANCE À INTÉRIORISER LEURS AGRESSEURS. Le survivant peut être horrifié de trouver en lui un représentant de l'un de ses pires agresseurs, mais il s'agit d'un mécanisme de survie. L'un des principes du comportement humain est que les gens punissent souvent moins quelqu'un qui les imite. Un nazi brutal sera moins enclin à punir un autre nazi brutal, mais il méprisera et punira une personne faible et en pleurs. Le survivant va donc intérioriser le nazi brutal qui est en lui pour éviter d'être blessé. Le survivant peut imiter les accents, les manières, et même revendiquer l'histoire de la vie de l'agresseur comme s'il s'agissait de la sienne.

La forme ultime d'intériorisation est l'intériorisation de conseils hiérarchiques. Sous l'effet de la douleur, de l'hypnose et des drogues, la personne apprend à incorporer un groupe très dissocié à l'intérieur pour diriger les autres. Ces groupes sont souvent créés à partir de divisions du noyau, parce que les formateurs veulent qu'ils soient des alters extrêmement forts et stables dans le système.

Des triades de trois anciens peuvent être observées. Les platines peuvent avoir un conseil principal composé de trois personnes.

Les bijoux auront une triade, composée d'un rubis, d'une émeraude et d'un diamant dans de nombreux systèmes, pour régner sur les autres.

Et, bien sûr, on peut trouver un « conseil de direction » interne, un « système d'en haut », des « maîtres ascensionnés », un « conseil suprême », un conseil régional, un conseil mondial, etc. Les conseils trouvés varient selon les survivants.

Ces groupes internes correspondent à peu près aux groupes externes. Souvent, à l'âge de douze ans, l'enfant ou le jeune est présenté à ces groupes lors d'une cérémonie officielle de passage à l'âge adulte. Cette cérémonie est considérée comme un honneur et implique que l'enfant soit traumatisé et qu'il accepte la direction du conseil pour le reste de sa vie. Il est promis à l'enfant une loyauté sans faille. Il peut y avoir d'autres occasions où la personne sera forcée de se présenter devant les conseils au cours de sa vie, soit pour être jugée, soit pour passer des tests, soit pour être punie, soit pour être élevée. Ces conseils seront considérés comme détenant un pouvoir de vie ou de mort, et l'enfant ou le jeune fera tout pour gagner leur faveur. L'enfant les intériorisera. Le formateur aidera à l'intériorisation, en utilisant des photographies ou des images holographiques des personnes pour les « brûler ». Chaque membre du groupe se verra confier différentes tâches de leadership.

Il n'est pas rare que le survivant intègre un parent, les deux parents ou les grands-parents dans sa hiérarchie interne de leadership dans le cas d'un survivant générationnel.

Les grands prêtres et les prêtresses peuvent siéger dans les conseils de direction à l'intérieur. Suggestions :

Les conseils de direction internes sont souvent parmi les plus réfractaires et les plus hostiles à la thérapie, en particulier dans les premiers temps. Ils plaisantent verbalement avec le thérapeute ou refusent de lui parler, estimant qu'il est «en dessous de leurs compétences». Ils imitent les attitudes hautaines et hiérarchiques auxquelles ils ont été exposés toute leur vie.

Ils ont également le plus à perdre si le survivant quitte la secte, et peuvent combattre cette décision bec et ongles. Ce sont souvent les alters qui ont une «attitude».

Le survivant et le thérapeute doivent reconnaître que ces parties avaient des besoins importants qui ont été satisfaits dans le cadre de la secte. Ne pas en tenir compte et argumenter avec eux ne fera que renforcer leur conviction que les thérapeutes sont des gens stupides et ignorants. Reconnaissez leur rôle interne tout en leur montrant gentiment la réalité. Essayez d'obtenir leur aide pour aider le survivant à se renforcer. Discutez honnêtement des avantages et des inconvénients de quitter la secte. Il s'agit d'alters très intellectuels, qui ont besoin d'exprimer leurs préoccupations et leurs doutes. Il est important de fixer de bonnes limites et de ne pas permettre la violence verbale à l'égard du thérapeute. Ces alters ont l'habitude de «bousculer les gens» verbalement et ont été récompensés pour cela avant la thérapie. Ils doivent maintenant apprendre de nouvelles techniques d'adaptation et de nouveaux comportements, et ce processus peut prendre du temps. Permettez-leur d'exprimer leur colère, leur mécontentement et leurs craintes concernant la décision de quitter la secte. Proposez-leur de nouveaux emplois au sein de la personne qui dirige les comités de sécurité ou même les comités de prise de décision.

Parfois, un système qui s'est libéré de la secte et qui n'a pas de hiérarchie externe à laquelle il doit rendre des comptes traverse une courte période de chaos lorsque la nouvelle se répand : nous sommes libres et nous ne sommes plus obligés de faire ce que la secte nous dit de faire ! Des centaines de disputes internes peuvent éclater pour savoir ce que nous allons faire pour vivre, où nous allons vivre, ce que nous allons manger, quels sont nos passe-temps. Tout le monde veut sortir, voir le jour et vivre cette nouvelle vie libre. Mais la liberté peut provoquer un déséquilibre avec tous les changements qui se produisent à l'intérieur. L'aide de la hiérarchie interne et la création d'une démocratie limitée, avec des règles de base, peuvent s'avérer utiles pendant cette période. Ne démantelez pas la hiérarchie interne du jour au lendemain, sinon les systèmes seront sans gouvernail. Sollicitez leur aide pour orienter le survivant dans la bonne direction. Les choses se calmeront au bout d'un certain temps, lorsque les systèmes apprendront à s'écouter les uns les autres, à voter sur des idées et à aller ensemble dans la même direction.

L'expérimentation humaine

C'est l'une des choses les plus graves qui se produisent encore aujourd'hui chez les Illuminati. Les Illuminati ont été célèbres pour avoir décidé, il y a des années, de « devenir scientifiques » et d'incorporer l'expérimentation scientifique dans leurs principes de formation. C'est un domaine dans lequel ils ont rompu avec d'autres groupes plus traditionnels, qui suivaient encore des « principes spirituels ». Les Illuminati ont décidé d'utiliser des données scientifiques, en particulier dans le domaine des sciences psychiatriques et comportementales, pour guider leurs pratiques de formation. Cette pratique est devenue ouvertement connue pendant la Seconde Guerre mondiale, lorsque le monde a entendu parler des expériences menées sur les Juifs et d'autres groupes dans les camps de concentration, mais les expériences sur les êtres humains s'étaient déroulées discrètement pendant des années avant d'entrer dans la clandestinité.

Elle ne s'est pas non plus arrêtée à la fin de la guerre. Les formateurs et les scientifiques allemands ont été dispersés dans le monde entier et cachés, où ils ont continué à enseigner à d'autres les principes qu'ils avaient appris et à poursuivre leurs expériences.

Certaines de ces expériences ont été financées par le gouvernement par l'intermédiaire de groupes tels que la CIA et la NSA. Les Illuminati avaient des personnes infiltrées dans ces groupes, qui utilisaient les principes découverts et les partageaient avec leurs propres formateurs.

L'expérimentation se poursuit encore aujourd'hui. Elle se fait en secret. Son but est d'aider à améliorer et à créer des techniques de formation plus sophistiquées. Il s'agit de prévenir les « échecs de programmation », ou « PFS », comme on les appelle dans la secte.

De très nombreux survivants, si ce n'est tous, se sont vu dire qu'ils n'étaient qu'une expérience. Cela peut être vrai ou faux. Les dresseurs aiment dire à leurs sujets qu'ils sont des expériences, même s'ils ne le sont pas, pour plusieurs raisons :

1. Elle crée une peur immense et un sentiment d'impuissance chez le sujet (il se dit que s'il s'agit d'une expérience, il va falloir que je travaille très dur pour y survivre).

2. Cela dévalorise énormément la personne. Elle aura le sentiment de ne pas avoir de valeur réelle en tant qu'être humain, de n'être qu'une expérience. Une personne qui se sent dévalorisée s'en

moque et sera prête à faire des choses qu'elle ne ferait pas si elle ressentait une certaine valeur, une certaine humanisation.

3. Cela donne au formateur un pouvoir supplémentaire, car c'est lui qui peut commencer ou arrêter l'« expérience ». Presque toujours, lorsqu'on dit à la personne qu'elle est une expérience, ce n'est pas vraiment le cas. Lorsque les formateurs et les membres des sectes font réellement des expériences, les sujets n'en sont jamais informés, car cela pourrait fausser les résultats. La peur pourrait interférer avec les effets des drogues et fausser les résultats. Les expériences les plus récentes de la secte ont porté sur les effets des drogues : l'utilisation de différentes drogues, à la fois seules et dans de nouvelles combinaisons et dosages, pour induire des états de transe et ouvrir la personne à la formation. On recherche des drogues qui réduisent l'intervalle de temps nécessaire pour induire l'état de transe, qui sont rapidement métabolisées et qui ne laissent pas de résidus détectables le lendemain.

Science du comportement : observation et enregistrement des données relatives aux différents paramètres environnementaux sur le comportement humain. Modifier l'environnement.

L'éloge et la punition comme facteurs de motivation

Techniques d'isolation : enregistrement de données physiologiques et psychologiques à partir de différentes méthodes d'isolation. Suppression, ajout, combinaison de différentes méthodes d'isolation sensorielle et effet de chacune d'entre elles.

Efficacité de la réalité virtuelle dans la programmation de l'implantation. Efficacité des nouveaux disques créés pour intégrer la programmation. Les experts en graphisme et en informatique de la secte travailleront à la création de disques de RV meilleurs et plus efficaces, dont l'efficacité sera testée sur des sujets de la secte. La secte veut de plus en plus de standardisation et moins de place pour l'erreur humaine et la faiblesse dans ses techniques de formation, c'est pourquoi elle utilise de plus en plus d'équipements et de vidéos de haute technologie. Les tentatives visant à briser la programmation, à provoquer l'échec du programme, à enregistrer ce qui est efficace et ce qui ne l'est pas, et à développer de nouvelles séquences pour prévenir le PF. On ordonne à des sujets sous hypnose d'essayer de briser certaines séquences de programmation interne. Les façons dont ils s'y prennent et ce qui semble efficace sont communiqués aux formateurs, qui créent alors de nouveaux programmes pour empêcher la dégradation de la programmation.

Harmonie/lumière, privation sensorielle et surstimulation et leurs effets neurologiques et physiques. De nouvelles combinaisons d'apports sensoriels sont constamment testées pour déterminer celles qui donnent les résultats les plus durables et qui peuvent être réalisées rapidement.

La secte essaie toujours de trouver de nouvelles méthodes, meilleures et plus rapides, pour décomposer les sujets, y introduire de la programmation et empêcher la programmation d'échouer.

C'est ce qui ressort de la plupart des recherches qu'elle a menées. Les résultats de ces recherches sont partagés dans le monde entier, à la fois par Internet, par des appels téléphoniques et par des conférences internationales de formateurs, où les formateurs du monde entier partagent les résultats de leurs recherches. Les nouvelles techniques sont incorporées par d'autres groupes désireux de découvrir ce qui est découvert.

Suggestions

Si vous avez une programmation expérimentale, sachez que les alters qui ont été utilisés sont très traumatisés. Ils se sentent dévalorisés, moins qu'humains, et cela a été fortement renforcé par les formateurs qui ont travaillé avec eux. Ils n'ont probablement pas été utilisés dans les expériences initiales, telles que décrites ci-dessus, mais peuvent avoir été utilisés dans des expériences de second niveau.

Je vais expliquer ce que ces termes signifient.

Les meilleurs formateurs et dirigeants lanceront une expérience avec un nouveau médicament. Ils apprendront à triturer les dosages et à enregistrer tous les faits observables sur des centaines de sujets. Lorsqu'ils auront recueilli suffisamment de données, ils les autoriseront à être utilisées par les formateurs dans les groupes locaux. L'expérience sera alors toujours considérée comme expérimentale, mais elle sera de deuxième niveau, et non plus de premier niveau. À ce stade, tous les formateurs des groupes locaux seront invités à enregistrer et à signaler toute réaction indésirable au médicament, tout dosage habituel nécessaire, etc. Ces données sont collectées dans des banques de données (oui, la secte est entrée dans l'ère informatique), à l'intérieur de fichiers cryptés, qui seront ensuite envoyés à une base centrale à Langley, en Virginie.

Les alters utilisés dans des expériences, ou à qui l'on a dit qu'ils étaient des expériences, doivent comprendre qu'ils ont de la valeur. Ils doivent se rendre compte qu'ils ont été soumis à une programmation intense et être autorisés à s'exprimer et à discuter de leurs expériences. La peur liée à la conviction d'être une expérience doit être évacuée de manière appropriée. Ils seront en colère contre la déshumanisation, l'intentionnalité et la froideur de ce qu'ils ont vécu, et ce à juste titre. Elles peuvent s'insurger contre les effets dans leur vie actuelle des expériences et des procédures qu'elles ont subies, et doivent faire le deuil de la perte de leur image corporelle, de la perte de confiance dans les gens, du sentiment de trahison et d'impuissance qu'elles ont ressenti au cours des procédures. Ils peuvent vouloir tenir un journal ou faire des dessins de leurs expériences.

Un thérapeute chaleureux et empathique, qui écoute, croit et ne minimise pas ce qu'ils ont vécu, est inestimable à ce stade. Permettre aux cognitifs internes et aux aides d'ancrer les parties qui ont vécu des expériences sensorielles bizarres, et créer des « comités d'ancrage » à l'intérieur aidera également. Un soutien supplémentaire peut être nécessaire pour faire face à des expériences et des sentiments d'une telle intensité.

Codes de fonction

Les formateurs placent dans les systèmes du sujet un moyen spécial d'organiser les fragments liés au travail pour lequel ils ont été formés. Ces codes sont appelés codes de fonction et il en existe trois types principaux :

Codes de commande : il s'agit de commandes irréversibles, introduites au niveau limbique du conditionnement. Le premier code toujours introduit est la commande « halte », qui arrête la personne dans son élan, et c'est le premier code que tout nouveau formateur apprend. Il empêche le sujet d'assassiner son formateur, s'il a suivi une formation MK ULTRA ou une autre formation à l'assassinat.

Les autres codes de commande comprennent : les codes de destruction du système (suicide), les codes d'éclatement, les codes d'effacement et les codes anti-suicide.

Codes d'accès : il s'agit de codes spécialisés, souvent codés sous forme de messages courts ou de codes numériques, qui permettent d'accéder au système de la personne. Un formateur commencera toujours une session en répétant le code d'accès personnel complet de la personne, qui lui permettra d'entrer dans le système sans déclencher les pièges et les protections internes. Ces codes peuvent également dépendre de la reconnaissance visuelle et vocale de la personne qui les donne. En d'autres termes, le système ne répondra aux codes que si une personne qui semble être une personne autorisée, telle que le formateur de la personne, les donne. Il s'agit d'empêcher l'accès non autorisé ou l'utilisation de la personne par d'autres personnes en dehors du groupe local de la secte.

Codes de fonction : il s'agit des « codes d'emploi » ou codes de travail au sein du système. Souvent, plusieurs d'entre eux sont codés pour être reliés entre eux afin d'effectuer une tâche. Il s'agit généralement d'une lettre, comme une lettre de l'alphabet grec, combinée à une séquence numérique qui correspond à leur place sur la grille interne ou le paysage.

Suggestions

Si le survivant possède des codes de fonction ou d'autres codes internes, il sera utile que les différents contrôleurs du système les partagent avec la personne. La personne peut alors apprendre à connaître les fragments, entendre leur histoire et les aider à commencer à se regrouper avec d'autres parties internes. Il peut être utile de trouver le modèle à partir duquel ces codes ont été fragmentés et d'aider le modèle à réaliser comment il a été traumatisé pour créer ces fragments.

À propos des déprogrammeurs : Souvent, les personnes qui se disent déprogrammeurs tentent de trouver ces codes et d'aider la personne. Il s'agit d'une décision individuelle de chaque survivant et de chaque thérapeute. Il peut y avoir d'excellents déprogrammeurs, mais j'ai toujours fait preuve d'une extrême prudence et je n'ai jamais eu recours à l'un d'entre eux pour deux raisons :

1. Je ne céderai plus jamais le locus de contrôle à une personne extérieure. Cela me rappellerait trop les abus que j'ai subis, et je pense que le survivant doit se prendre en charge dans le cadre de la thérapie autant que possible.

2. Il n'y a pas de remèdes rapides, de miracles ou de raccourcis dans le processus d'annulation des nombreux abus qui ont été commis dans le cadre de la programmation des Illuminati. Même

les meilleurs déprogrammeurs admettent qu'une fois qu'ils ont terminé, la personne a généralement une idée de ce qui a été mis en elle, mais qu'elle doit terminer par des années de thérapie pour savoir comment elle se sent par rapport à la programmation qui a été faite. Un thérapeute réaliste se rendra compte qu'il faudra des années de patience, de soutien et de travail acharné de la part du thérapeute et du survivant pour défaire toute une vie de conditionnement et de douleur. Cela ne veut pas dire que les déprogrammeurs n'aident pas les gens ; de bons déprogrammeurs, réputés et sûrs, ont été signalés comme étant d'une grande aide. Mais la personne peut aussi entreprendre elle-même le processus de défaire sa propre programmation, et souvent le survivant est le meilleur « déprogrammeur interne » de tous. Il connaît mieux que quiconque les personnes qui l'habitent et ce qui les motive.

CHAPITRE QUATORZE

Programmation spirituelle

Note : ce chapitre traite à la fois de la spiritualité des sectes et de la spiritualité chrétienne ; ne le lisez pas si ces thèmes vous dérangent.

* * *

Toute discussion sur la programmation des Illuminati serait incomplète si elle n'abordait pas la programmation spirituelle. La plupart des chapitres précédents ont traité de la programmation scientifique, organisée et structurée.

Mais les Illuminati ne sont avant tout pas des scientifiques, mais des spirituels. Le fondement même du groupe repose sur l'occultisme. Et ils se donnent beaucoup de mal pour intégrer ces croyances occultes dans les systèmes de leur peuple.

L'importance de la programmation spirituelle dans les systèmes d'une personne varie d'une personne à l'autre et dépend du groupe individuel, de son héritage religieux, des croyances du chef et des formateurs du groupe.

Tous les enfants participent à des rituels, où ils sont consacrés dès avant leur naissance et à intervalles réguliers tout au long de leur vie. Lors de ces rituels, des entités démoniaques sont invoquées pour contraindre la personne à la servitude, à la loyauté et au secret, ainsi que pour renforcer la programmation en cours.

Les formateurs invoqueront la superposition démoniaque pendant les sessions de programmation. Cela se fait après un traumatisme aigu. On demande à la personne si elle veut souffrir davantage, et elle répondra toujours « non ». Le formateur lui propose alors une solution : si elle accepte un ou plusieurs « protecteurs », elle ne souffrira plus. Les dresseurs le souhaitent, car ils savent qu'avec ces « protecteurs », ils peuvent raccourcir les séances d'entraînement. Les protecteurs, ou gardiens renforceront la programmation en interne, sans aide extérieure. Ce concept semblera controversé aux personnes qui ne croient pas aux réalités spirituelles, mais je ne fais que décrire ce que les illuministes croient et ce que leurs formateurs pratiquent.

La programmation spirituelle comprendra également l'obligation d'apprendre par cœur des rituels, le LIVRE DE L'ILLUMINATION et d'autres livres contenant des croyances sectaires. La personne sera saturée de croyances sectaires dès l'enfance, dans les classes et les sessions de formation. Elle assistera à des rituels au cours desquels les adultes participeront à des cultes spirituels, porteront des robes et se prosterneront devant la divinité tutélaire du groupe. Moloch, Ashtaroth, Baal, Enokkim sont des démons couramment vénérés. L'enfant peut assister à un sacrifice, réel ou simulé, à ces divinités ; les sacrifices d'animaux sont fréquents. L'enfant sera forcé de participer aux sacrifices et devra passer par le baptême de sang.

Ils seront forcés de prélever le cœur ou d'autres organes internes d'un animal sacrifié et de les manger. Les adultes et les chefs du groupe placent leurs mains sur la tête de l'enfant, qui est drogué, et invoquent des entités démoniaques.

L'un des rituels réellement programmés est le « rituel de réanimation ». Au cours de ce rituel, l'enfant peut être lourdement drogué et choqué ou torturé au point que son cœur s'arrête. Le prêtre en chef le « ressuscite » alors, à l'aide de médicaments, d'une réanimation cardio-pulmonaire et d'incantations. Lorsque l'enfant revient à lui et qu'il est réveillé, on lui dit qu'il a été « ramené à la vie » par l'entité démoniaque que le groupe vénère, et que l'enfant lui doit désormais la vie. On lui dit que s'il le dit ou tente de faire partir le démon, il retournera à l'état inanimé dans lequel il se trouvait avant la réanimation.

Les « guérisons » spirituelles dues au démon sont également fréquentes. Les blessures causées par la torture, les séances de programmation ou même les exercices militaires seront guéries presque instantanément pendant les invocations.

La programmation des bijoux comporte souvent des démons fidèles aux esprits de la famille générationnelle. C'est ce qu'on appelle les « bijoux de famille ». Les démons les « gardent » et aident à protéger la programmation qui les entoure.

En un sens, chaque rituel auquel participe un jeune enfant est une expérience de programmation intense, car l'enfant observe les adultes qui l'entourent et imite leur comportement. L'enfant sera sévèrement puni s'il s'endort et on lui dira que les démons le tueront s'il s'endort à nouveau pendant un rituel.

On leur apprend à rester complètement silencieux, quoi qu'ils voient pendant les rituels. L'enfant sera témoin de choses qui semblent tout à fait incroyables, y compris des visages transformés par les démons, la canalisation, d'autres voix sortant de la bouche d'un chef, la lecture des membres, la prédiction de l'avenir. Les membres capables de canaliser des esprits puissants et de survivre sont respectés et leurs conseils sont recherchés.

Certains groupes utiliseront les écritures de manière négative ou programmeront l'enfant pour qu'il déteste les symboles et la théologie chrétiens. D'autres groupes encouragent le front amnésique à adopter un mode de vie chrétien, tout en forçant les anciens autels à renier et à blasphémer les choix faits par le front, afin de séparer encore davantage les deux groupes d'autels. On dira aux alters de la secte que, puisqu'ils ont renoncé au christianisme, ils ont commis le « péché impardonnable » et ne pourront jamais être pardonnés. On leur montrera des textes bibliques censés étayer cette affirmation.

Dans les moments de désespoir, pendant les tortures intenses ou l'isolement, une personne appelle souvent Dieu à l'aide. Les formateurs ou les autres membres de la secte se moquent souvent de la personne en lui disant que Dieu l'a oubliée ou en lui demandant : « Où est Dieu maintenant ? Il doit te détester... »

Toute expérience négative vécue par la personne sera utilisée pour renforcer l'idée qu'elle a été abandonnée par Dieu. La secte soulignera avec joie les contradictions entre ce que la personne vit et ce que le christianisme enseigne qu'il devrait lui arriver.

Ils peuvent déformer les écritures ou utiliser de fausses écritures. Ils peuvent déformer des hymnes chrétiens ou les utiliser dans la programmation. L'un des hymnes préférés est « Que le cercle soit ininterrompu », car il peut avoir deux significations.

Suggestions

La programmation spirituelle peut être l'une des plus dommageables dans le système d'une personne, car elle tente de la couper de la source de la véritable guérison. Il s'agit d'une distorsion intentionnelle de la vérité, avec des événements calculés pour enseigner et renforcer des concepts erronés de Dieu. De nombreux survivants sont incapables d'entendre des termes chrétiens ou sont intensément choqués par toute discussion religieuse.

Le survivant et le thérapeute doivent comprendre que ces réactions négatives sont le résultat d'années d'enseignement erroné, de douleur, de punition, de distorsion et de pièges. Il est important de ne pas juger les parties de la personne qui sont négatives à l'égard de la spiritualité, ou qui s'expriment en proclamant le pouvoir et les avantages de la spiritualité sectaire.

Le front du survivant peut être horrifié d'entendre ou d'apprendre que certaines parties éprouvent ces sentiments, en particulier s'il s'agit d'un chrétien convaincu. Ces parties intérieures partagent la seule réalité qu'elles aient jamais connue et ont besoin de temps et de patience pour s'enraciner et faire l'expérience de la réalité en dehors du cadre de la secte.

Il peut être nécessaire de traiter l'oppression démoniaque, voire de procéder à une délivrance, pour soulager un système terrorisé par le démon.

Chaque thérapeute et chaque survivant devront accepter leurs propres croyances spirituelles. Personnellement, je pense qu'un thérapeute doit envisager la possibilité du démoniaque, puisque c'est ce à quoi le survivant a été exposé toute sa vie. La secte croit certainement qu'elle est réelle, et quiconque a été impliqué dans un contexte sectaire a vécu des expériences qui ne peuvent être expliquées par les principes scientifiques rationnels normaux.

Le survivant a besoin d'espoir et de guérison. Une spiritualité positive fondée sur l'amour, la douceur et le pardon, à l'opposé de la spiritualité coercitive, punitive et négative que le survivant a connue, l'aidera énormément dans son processus de guérison. Un système de croyances spirituelles qui offre l'espoir, la guérison, la grâce, la miséricorde et l'affirmation apportera souvent au survivant le soutien dont il a besoin pour poursuivre le processus de guérison, souvent difficile.

CHAPITRE QUINZE

Les fractionnements du tronc, la programmation de la négation, les cinq dernières étapes de la discipline

Programmation de la réalité virtuelle

La programmation en réalité virtuelle (RV) est une forme de programmation dont l'usage s'est répandu au cours des dernières décennies. Elle implique que la personne soit placée dans un casque et une combinaison de réalité virtuelle tandis qu'un disque de réalité virtuelle créé par un artiste est utilisé pour exécuter le programme. Il peut être utilisé pour créer des images 3D et holographiques, et est particulièrement utile pour la programmation de scripts et les séquences d'entraînement à la cible pour la formation des assassins. Sous hypnose, la personne se croira réellement dans la scène.

Pratiquement tous les scénarios peuvent être recréés. Les images à « graver » seront affichées sur le disque de RV et renforcées de manière répétitive au cours de la séquence de programmation. Certains formateurs pensent que cela élimine l'élément « erreur humaine » dans la formation et l'utilisent de manière assez extensive. La programmation de la RV, comme toute autre programmation, implique d'aller à l'intérieur et de découvrir les distorsions qui ont été placées dans les parties qui ont été programmées, de leur permettre de voir comment elles ont été trompées et de traiter le traumatisme associé à la programmation.

La programmation du déni

La programmation du déni commence dès les premières expériences vécues par le nourrisson. L'enfant a été horriblement blessé et traumatisé, mais le lendemain matin, les adultes qui l'entourent agissent normalement, comme si rien ne s'était passé. Ils donnent au nourrisson et au jeune enfant l'exemple d'un mode de vie fondé sur le déni. Cette attitude est renforcée plus tard par le fait que l'on dit à l'enfant :

« Ce n'était qu'un mauvais rêve » (oh, comme l'enfant veut croire à ce mensonge. Cela atténue la douleur de penser que ce n'est pas vraiment arrivé) « c'est juste ton imagination, ce n'est pas vraiment arrivé » (ce qui est à nouveau accepté comme une échappatoire à l'horreur). Le déni est également alimenté par les adultes qui entourent l'enfant et lui disent qu'il ne sera jamais cru s'il le révèle. Des dispositifs seront mis en place pour enseigner à l'enfant ce qu'il voit et entend, et pour lui apprendre à faire confiance à des adultes extérieurs pour lui raconter sa réalité.

Une installation typique se déroule comme suit :

L'adulte tient dans sa main un objet, par exemple une orange, et demande au jeune enfant, âgé de deux ou trois ans, « Qu'est-ce que c'est ? ». L'enfant répondra rapidement : « Oh, une orange ! ». L'enfant sera choqué et on lui dira : « Non, c'est une pomme ». L'enfant sera confus, car ce qu'il regarde est manifestement une orange. C'est la couleur orange, ça sent l'orange, ça ressemble à une orange. La question sera répétée. L'enfant répondra peut-être à nouveau « une orange » et sera à nouveau choqué. Finalement, l'enfant, incertain et ne voulant pas être puni, dira « une pomme » et sera félicité.

Le but de cet exercice est d'apprendre à l'enfant à ne pas faire confiance à sa propre réalité et à se tourner vers des adultes ou des leaders extérieurs pour lui dire ce qu'est réellement la réalité.

C'est la base du déni : la personne apprend à ne pas faire confiance à sa propre réalité, en raison de la punition et de la peur qu'elle éprouve lorsqu'elle a dit la vérité.

Des doubles seront créés au fur et à mesure que l'enfant grandit, dont le but est de nier les abus de la secte. En cas de fuite ou de percée, le travail de l'alters du déni est de créer une explication plausible : c'était un cauchemar, un livre que la personne a lu, un film qu'elle a vu, etc. Ces alters liront et citeront des ouvrages qui réfutent l'ASR. CES ALTERS CROIENT SOUVENT QU'ILS SAUVENT LA VIE DU SURVIVANT.

On leur a dit que si le survivant se souvenait et croyait à l'abus, il serait tué, ou que l'altération du déni serait sévèrement punie ou brisée pour n'avoir pas fait son travail. Ces parties ont un intérêt direct dans leur travail : elles croient que leur existence même et la survie de leur corps dépendent d'elles.

Suggestions

Argumenter avec une personne en déni ne fonctionnera pas, car elle n'est pas motivée par la logique, mais par la peur. Une meilleure approche consiste à lui demander ce qu'il craint s'il se souvient. Cela ouvrira la porte à la tromperie et aux mensonges qui ont été ancrés. Ils protègent peut-être le survivant des alters suicidaires qui sont derrière eux et qui sont programmés pour intervenir si le déni est brisé. Il est utile de leur permettre d'exprimer leurs préoccupations et de faire appel à des aides ou à des cognitifs qui n'ont pas de programme suicidaire ou de déni. Leur montrer la réalité d'une manière douce, leur permettre d'« écouter » d'autres personnes qui partagent la même chose est un grand pas en avant.

Certains dénis sont la conséquence naturelle d'une autoprotection contre les horreurs de l'abus ; tous les dénis ne sont pas des programmes. Mais si le déni bloque constamment la thérapie et la paralyse complètement, si la personne devient très suicidaire chaque fois que le déni est brièvement mis de côté, il faut envisager cette possibilité. La sécurité, la coopération intérieure et la patience contribueront grandement à réduire le déni. Lorsque le déni recule, il faut s'attendre à un immense travail de deuil à mesure que la vérité se fait jour. Le déni a protégé le survivant de l'horrible douleur de la vérité et doit être abandonné très lentement et prudemment, avec beaucoup de soutien pendant la phase de deuil.

Fractionnement du noyau

Les scissions de base sont des scissions traumatiques intentionnelles créées à partir de la personnalité de base.

Le noyau peut être littéralement « scindé » par un traumatisme psychologique et physique/spirituel écrasant. Le traumatisme nécessaire pour créer une scission du noyau doit être très précoce et psychologiquement dévastateur. Des scissions fœtales peuvent se produire, mais il s'agit rarement d'une scission du noyau ; au lieu de cela, le noyau crée une altération, mais reste.

La séparation du noyau se fait entre l'âge de 18 mois et de 3 ans. En général, au moins l'un des parents ou la personne qui s'occupe principalement de l'enfant est impliqué dans le traumatisme, car cela crée la dévastation psychologique nécessaire à la séparation du noyau. Les traumatismes physiques seuls provoquent rarement des fissures du noyau. La torture est intense et prolongée, jusqu'à ce que l'enfant s'effondre. Il peut s'agir de chocs, d'étirements, de pendaison en hauteur ou d'une combinaison de plusieurs techniques. Le placement dans des « boîtes à chocs » ou la quasi-noyade sont également utilisés.

Les techniques qui créent des dédoublements de noyau sont également dangereuses, car elles peuvent aussi provoquer l'autisme si l'enfant ne peut pas supporter la programmation. Lorsque j'étais dans la secte, je me suis battue pour mettre fin à la scission du noyau, car il arrivait que des enfants soient perdus ou que la personnalité fondatrice soit trop affaiblie.

Le noyau peut se diviser en deux, trois ou jusqu'à huit parties internes. Chaque division sera un morceau du « noyau enfant ». Le noyau d'origine ne refera pas surface après la scission. Ces scissions sont utilisées par les formateurs de sectes comme modèles pour créer des systèmes au sein de l'enfant. Une scission du noyau, ou une scission à partir d'un noyau, sera un alter fort, et peut être scindée à plusieurs reprises dans le processus de programmation, pour créer un système à multiples facettes et diversifié à l'intérieur de l'enfant.

Suggestions

Les scissions du noyau représentent un traumatisme fondateur intense. Elles constituent la base des systèmes ultérieurs, qui peuvent être complètement dissociés de la scission au fil du temps. Le travail sur les scissions centrales doit se faire très lentement, et seulement à la fin du processus de thérapie, lorsqu'il y a une immense coopération au sein du système. Le survivant aura besoin de toutes ses ressources internes pour faire face à ces traumatismes, ainsi que d'un soutien thérapeutique extérieur important.

Cela peut signifier une hospitalisation, à moins que le survivant ne parvienne à empêcher le traumatisme d'émerger trop rapidement, et que le thérapeute et le survivant n'aillent extrêmement lentement.

D'autres systèmes et fragments moins dissociés devraient être intégrés.

La reconnaissance cognitive de l'abus sera la première étape dans le traitement du traumatisme central. Laisser les parties les plus dissociées faire leur deuil en « entendant parler » de ce qui s'est passé peut venir ensuite. Permettre aux sentiments proches du noyau de se rapprocher, petit à petit, avec l'aide d'assistants et de nounous internes qui offrent leur soutien peut être utile.

Ces sentiments doivent être dosés et examinés petit à petit. Les enfants peuvent être d'âges différents et avoir besoin de s'exprimer de différentes manières.

Il peut y avoir une « programmation des rêves », un « monde imaginaire » ou une autre forme de fuite de la réalité entourant le noyau divisé, qui les protège du contact avec le monde extérieur, perçu comme brutal et froid.

Certaines parties peuvent être complètement déconnectées de la réalité extérieure afin d'atténuer la douleur.

Des soins lents et patients et une orientation vers la réalité aideront ces parties terriblement traumatisées à commencer à rejoindre la réalité extérieure. Certaines parties auront toujours été conscientes de ce qui s'est passé, mais ne se soucieront pas de rejoindre le monde extérieur.

La patience, le fait de leur permettre de s'exprimer, sont les plus utiles.

Les étapes de la discipline : septième étape : ne pas s'en préoccuper

Cette étape l'amènera encore plus loin dans un rôle d'agresseur. Il sera contraint de faire du mal aux autres et de prouver sa capacité à se désintéresser des autres au cours du processus.

Huitième étape : voyage dans le temps

L'enfant se verra enseigner les principes spirituels du « voyage » intérieur et extérieur, avec des mises en scène, des jeux de rôle et des exercices guidés renforcés par le traumatisme. L'objectif est d'atteindre l'« Illumination », un état extatique de dissociation atteint après un traumatisme grave.

Étapes neuf, dix, onze

Il s'agira d'un programme qui variera en fonction du rôle futur de l'enfant dans la secte. Le traumatisme sexuel, l'apprentissage de la dissociation et l'augmentation de la cognition, la diminution des sentiments seront mis en exergue dans ces étapes.

Étape douze : « le passage à l'âge adulte »

Une cérémonie de passage à l'âge adulte à l'âge de douze ou treize ans, où l'enfant est officiellement introduit dans la secte et dans son rôle d'adulte au cours d'une cérémonie de passage à l'âge adulte. Il prouvera sa capacité à jouer le rôle/le métier pour lequel il a été formé, à la satisfaction du formateur et des dirigeants, en se soumettant à une cérémonie d'intronisation spéciale. Le rituel et la cérémonie se déroulent avec d'autres enfants du même âge, qui sont vêtus de blanc et reçoivent un prix en reconnaissance du fait qu'ils ont suivi avec succès les bases de leur formation.

Ils continueront à être maltraités, même à l'âge adulte, mais les principaux traumatismes et la création de modèles de système auront eu lieu à cet âge. La formation future permettra d'affiner ce qui a déjà été mis en place chez l'enfant à cet âge, ou de construire sur les fondations.

Suggestions

Il est important de faire le deuil de l'abus et de reconnaître les sentiments associés au traumatisme. Il sera nécessaire de traiter la question de la culpabilité de l'auteur de l'abus, car à ce moment-là, l'enfant sera un auteur de l'abus et se sera identifié aux modèles adultes qui l'entourent. Cela peut s'avérer difficile, car la perpétration de l'acte horrifie le survivant lorsqu'il s'en souvient. Il est important de soutenir le survivant, de ne pas porter de jugement et d'encourager l'acceptation de ces parties. Faire remarquer qu'à l'époque, il n'y avait pas d'autres options possibles peut être utile. Le fait de réaliser que les alters de l'auteur ont sauvé la vie de l'enfant et qu'ils n'avaient pas d'autre moyen d'agir, surtout à l'origine, la première fois, devra être souligné. Le survivant peut se sentir hostile ou vilipendé par les doubles de l'auteur, mais ils sont l'expression des abus et des choix limités qui lui ont été laissés. Faire le deuil d'un agresseur prendra du temps et nécessitera le soutien bienveillant d'autres personnes.

TÉMOIGNAGE DE SVALI, ANCIENNE ILLUMINATI

Série d'articles de centrexnews.com. Publiés avec l'accord de l'Éditeur américain. Source :
www.educate-yourself.org/mcsvaliinterviewpt1.html

Cet article fait partie d'une série d'articles qui sont la transcription d'une série d'interviews exclusives réalisées par l'Éditeur principal de centrexnews, HJ Springer. Il a posé par e-mail à Svali un certain nombre de questions précises concernant les Illuminati en Amérique et dans le monde. Svali est une femme qui a exercé des responsabilités importantes de formation au sein du groupe des Illuminati. Après sa conversion à Jésus-Christ, elle a décidé de témoigner, tout en désirant conserver son anonymat.

Note de l'Éditeur du site educate-yourself.org, qui a diffusé cette série d'interviews :

C'est Brice Taylor qui a attiré mon attention sur cette série d'interviews. Ils confirment d'une excellente manière le comportement et la nature des « familles » d'Illuminati, dont parle Brice Taylor dans son livre « Thanks for the Memories ». Mais il offre aussi un complément intéressant, concernant le travail d'un programmeur dans le domaine du contrôle mental. Le travail de ce dernier est davantage « clinique » (quoiqu'abominable). Ce travail est tout aussi destructeur pour les victimes d'un tel contrôle mental que pour les programmeurs eux-mêmes, qui sont la plupart du temps sous l'emprise de ce même contrôle mental. Ni les uns ni les autres ne sont conscients d'être impliqués dans une activité aussi destructrice. Tous participent pourtant directement à ce programme diabolique d'asservissement, dont la genèse remonte aux camps de concentration nazis, sous la direction du Docteur Joseph Mengele, le tristement célèbre « ange de la mort » d'Auschwitz. C'est ce même Docteur Joseph Mengele qui a fini de mettre au point ce programme, ici même aux États-Unis, grâce à l'OSS/CIA et à l'Opération « Paper Clip ».

H. J. Springer, Éditeur de centrexnews.com, a écrit quelques remarques introductives à sa série d'interviews de Svali. Nous sommes reconnaissants à « Svali » d'avoir révélé ces informations, et à H. J. Springer d'avoir écrit ces articles. Vous pourrez lire d'autres articles de Svali (en anglais), et prendre connaissance de son livre de témoignage, sur son site www.suite101.com. Tous ceux qui réfléchissent sur notre planète devraient être informés du programme de prise de pouvoir des Illuminati. Sinon, leur vie, et la vie de leurs enfants devront supporter les terribles conséquences de leur négligence, de leur ignorance, et de leur inaction.

Introduction de H. J. Springer, éditeur principal de centrexnews.com :

Quand nous avons diffusé notre série d'articles sur le thème : « Comment les Illuminati programment les gens », nous avons reçu un certain nombre d'e-mails assez sceptiques, qui nous demandaient davantage d'informations. Inutile de dire que je me posais moi-même un certain nombre de questions concernant les Illuminati et leur programme. J'ai donc contacté Svali (c'est un pseudonyme), ancienne programmatrice et formatrice au sein des Illuminati, pour lui demander des précisions sur son témoignage. J'ai fait de mon mieux pour que les articles suivants vous éclairent (pardonnez-moi le jeu de mots), et vous donnent les informations supplémentaires que j'ai pu recevoir de Svali.

Notre correspondance a pris la forme d'une interview par e-mails interposés. Je ne les ai pratiquement pas retouchés. Je n'ai revu que l'orthographe et la ponctuation, en me contentant d'enlever certaines informations personnelles me concernant. Je passe à présent à la première partie de nos interviews.

PREMIÈRE PARTIE

Svali se présente

Cher Monsieur Springler,

Merci de m'avoir contactée. Je dois vous dire que je viens juste de recevoir aujourd'hui un e-mail assez sceptique, envoyé par quelqu'un qui a consulté votre site. Je serais vraiment très heureuse de répondre à vos questions, mais à la réserve suivante. J'écris sous un pseudonyme, afin de protéger mes deux enfants et mon mari. Je ne veux pas qu'ils reçoivent des appels hostiles ou des menaces par téléphone, ni d'autres choses de ce genre. Mes deux enfants sont encore en train de guérir des expériences qu'ils ont vécues en étant élevés au sein de ce groupe. Je ne veux pas qu'ils connaissent d'autres expériences traumatisantes.

Le thème que je vais aborder est pour le moins délicat. Les gens manifestent souvent de fortes réactions, positives ou négatives, quand ils veulent savoir si les Illuminati existent réellement. Cela dit, je vais vous parler un peu de moi. Libre à vous ensuite de voir si vous pouvez diffuser ces informations auprès de vos lecteurs. J'écris aussi régulièrement des articles sur le thème des sévices rituels, sur le site http ://www.suite101.com. Vous pouvez aussi faire une recherche sur « Svali ». J'ai écrit un certain nombre d'articles sur ce thème, dans le cas où vous voudriez en savoir plus.

Je suis née en 1957 à Alexandrie, une ville de Virginie, aux USA. J'ai vécu peu de temps dans une petite ville à environ une heure de voiture de Washington, D.C. Puis nous avons déménagé dans une ferme de 200 hectares dans le nord de la Virginie, où ma mère a épousé mon beau-père. Mon beau-père et ma mère faisaient partie des Illuminati. C'est un groupe où l'on est Illuminati de génération en génération. Ma mère siégeait au Conseil Régional de la région de Washington, D.C. Elle occupait la chaire « spirituelle ». Les Illuminati ont en effet six chaires dans leurs conseils. Ces chaires correspondent aux domaines d'intervention dont s'occupent leurs « Maîtres parvenus à la perfection ». Ces six chaires concernent les domaines suivants : Sciences, Gouvernement, Dirigeants de haut niveau, Éducation,

Domaine spirituel, et Domaine militaire.

Ces domaines sont aussi ceux dans lesquels les enfants des membres de la secte sont formés. Ils croient qu'ils doivent avoir des enfants « bien formés ». L'enseignement « spirituel » n'était qu'une petite partie des enseignements prodigués au sein de ce groupe, car la formation était également approfondie dans les cinq autres domaines. J'ai passé plus de temps à apprendre l'histoire, les langues vivantes et les sciences qu'à subir des rituels occultes, bien que ces derniers soient très importants pour le groupe.

J'ai fait mes études à Charlottesville, en Virginie, de 1975 à 1981. Je suis infirmière diplômée, et j'ai aussi un diplôme de premier cycle en Espagnol. C'est un établissement où sont pratiqués beaucoup de sévices et de crimes occultes. Il est situé sur un domaine à environ 18 kilomètres au sud-ouest de Charlottesville, en allant vers Crowley, en Virginie.

Après avoir obtenu mes deux diplômes, je suis allée à San Diego, en Californie, en 1981. J'y ai été appelée par les dirigeants locaux du groupe. Ils étaient très forts pour tout ce qui touchait aux enseignements militaires, mais faibles en sciences, alors que ce domaine était mon point fort. Je fus admise à siéger au conseil des dirigeants. J'étais la sixième formatrice par ordre de prééminence, c'est-à-dire au dernier rang des formateurs principaux. J'avais sous mes ordres 30 formateurs, répartis dans les groupes locaux. Le conseil des dirigeants se réunissait à Ramona, dans une propriété qui appartenait à un certain Jonathan Meiers… L'un de ses noms de code occultes était « Main Noire », parce qu'il avait l'habitude de porter des gants noirs quand il travaillait avec les gens. Il était le chef formateur de ce groupe, et l'un des hommes les plus brutaux et les plus sadiques que j'ai jamais connus. Il a complètement usé presque tous les formateurs qui ont travaillé avec lui, sauf moi, parce j'avais une amie dans le conseil des dirigeants, qui le haïssait et qui m'aidait à saper son autorité. Les Illuminati sont très politisés, et aiment beaucoup se donner des coups de poignard dans le dos. Ils se disputent comme des chiens, car chacun veut monter plus haut. Le nom secret de mon amie était Athéna.

Après avoir travaillé pendant douze ans avec Jonathan, je fus promue au poste de seconde formatrice principale du comté. Jonathan se préparait à passer au niveau régional, et il voulait que je le remplace. Mais nous nous méprisions mutuellement, et il me tendit un piège pour me faire chuter. C'est une tout autre histoire, mais ce fut l'un des facteurs qui me firent quitter ce groupe. Je quittai le groupe en 1995, écœurée par tous les mensonges, les tromperies, et les basses manœuvres. En outre, je craignais pour ma vie. Je m'enfuis au Texas, et subis une thérapie conduite par le Docteur Jerry Mundgaze et son groupe. Malheureusement, ils ne savaient pas comment me « déprogrammer ». Comme me l'a dit le Docteur Mundgaze : « Vous avez atteint un niveau bien plus élevé que presque tous les gens que nous avons connus, et vous êtes bien plus profondément programmée ».

Je me rappelais beaucoup de choses, des choses qu'il n'avait jamais entendues, et il ne savait pas comment m'aider. La plupart de mes souvenirs me revenaient spontanément, chez moi, à la maison. Je n'ai jamais été hypnotisée pour me permettre de fouiller dans mes souvenirs. Ceux-ci me revenaient dans le courant de mes activités normales de la journée.

J'ai passé toute une année à me déprogrammer intensivement. Comme j'étais programmatrice en chef, j'ai pu utiliser ce que je savais pour défaire toute la programmation par laquelle j'étais passée. J'enrageais, en réalisant que tous les sévices que j'avais dû subir, et que j'avais fait subir aux autres, n'étaient pas quelque chose de normal, mais avaient été employés pour me manipuler.

Le livre que j'ai écrit pour donner mon témoignage est basé sur mes souvenirs d'adulte au sein du groupe des Illuminati. J'ai fait des choses criminelles, et, à présent, je le regrette profondément. Ma manière de faire restitution, devant Dieu, est de dévoiler les doctrines et les pratiques de ce groupe. J'ai aussi écrit ce livre pour aider les thérapeutes, afin de leur permettre de comprendre les méthodes de ce groupe. Car il était assez fréquent d'entendre des centres spécialisés dans le traitement des sévices rituels affirmer : « Nous ne savons que faire... » Je me suis servie de ce que j'ai pu mettre moi-même en pratique pour obtenir ma guérison.

Il y a deux ans, mes enfants, qui étaient en visite chez moi, m'ont dévoilé les sévices qu'ils avaient subis auprès de leur père. Je suis allé trouver les services sociaux, mais mon cas fut classé sans suite, car la fonctionnaire en place m'a affirmé qu'elle ne croyait pas à la réalité des sévices rituels ! Quand mon ex-mari vint réclamer les enfants, il aurait pu me faire mettre en prison, parce que je ne lui avais pas rendu les enfants. En effet, le tribunal de San Diego avait froidement déclaré qu'il ne croyait pas en la réalité des sévices rituels. Dans tous les cas d'accusation de sévices rituels, les enfants sont confiés à celui des parents qui était accusé d'avoir pratiqué ces sévices !

Mes enfants n'ont pas hésité à affronter directement leur père. Il est devenu blanc comme un linge, et leur a dit : « Alors, vous ne voulez vraiment pas retourner dans la "famille" ? » Ils ont répondu : « Non ! » Il a repris l'avion pour la Californie, a démissionné de son travail, et est venu s'installer ici. Il a accepté de subir une thérapie, pour divers désordres de la personnalité. Mes enfants suivent aussi une thérapie, et sont en train de guérir rapidement. Mon fils, qui est âgé de 12 ans à présent, est presque complètement rétabli, et plus heureux que jamais. Ma fille, qui a seize ans, doit affronter certains problèmes difficiles, car elle a subi des sévices sexuels. Mais Dieu a été fidèle, et nous voyons qu'il est en train de nous guérir tous.

J'aurais espéré que tout ce que nous avons vécu ne se soit pas réellement passé. Mais nous l'avons réellement vécu. Nous sommes en train de recevoir énormément de témoignages confirmés, sur tout ce qui se passe dans ce domaine, notamment concernant les sévices rituels. Je pourrais vous adresser ces témoignages. Mon plus grand regret est d'avoir été utilisée par ce groupe, après toute une carrière de formatrice, pour perpétrer les actes les plus criminels. J'ai souvent torturé et infligé des sévices à des personnes que je croyais « aider » par ces moyens !

Je réalise à présent que j'étais dans l'erreur. J'ai demandé à Dieu de me pardonner. Et je suis décidée à dévoiler ce que font les Illuminati par les écrits. Sur le plan professionnel, j'écris également des articles dans le domaine médical, car j'ai exercé les fonctions d'infirmière diplômée pendant plus de 18 ans. Je travaille aussi à présent comme formatrice dans le domaine de la santé.

J'espère que cela vous suffit, en matière de témoignage personnel. Devant Dieu et les hommes, je dis la vérité. Si vous voulez en savoir davantage, sans mettre en danger mon anonymat ni la protection de mes enfants, veuillez me le faire savoir.

Sincèrement,

P.S. Ma plus jeune sœur se rappelle avoir été bâillonnée et attachée à un autel de pierre, à l'âge de trois ans, pour être violée. Elle se rappelle aussi que notre grand-mère paternelle la conduisait à des amis pour y subir des sévices sexuels, entre 3 et 5 ans. Elle est devenue alcoolique à 13 ans, et avait commis 7 tentatives de suicide avant l'âge de 12 ans. L'un de mes frères, plus âgé que moi, ne se souvient absolument de rien de ce qu'il a vécu avant l'âge de 20 ans. Tout son passé est comme un trou noir. Il croit cependant que notre père était un homme pervers et étrange. Ce frère avait essayé de se pendre dans notre garage à l'âge de

8 ans.

Mon frère aîné est toujours en train de déménager. Il a peur de rester plus de quelques mois dans un endroit donné, parce qu'il croit « qu'ils veulent l'avoir ». Lui aussi a souvent tenté de se suicider pendant son enfance.

Ce ne sont que quelques preuves supplémentaires de ce qui se passe dans ce groupe. Je pourrais aussi citer le fait que mes deux enfants rêvent en Allemand. C'est la langue qu'ils utilisent entre Illuminati. Pourtant, ils n'ont jamais entendu prononcer cette langue !

DEUXIÈME PARTIE

Qui sont les Illuminati ?

Question : *Êtes-vous gênée de témoigner sur ce sujet ?*

Réponse de Svali : Cela ne me gêne pas de parler des Illuminati. J'ai simplement expliqué pour quelle raison j'utilisais un pseudonyme. J'ai reçu récemment une lettre où l'on me disait que j'utilisais un pseudonyme parce que j'étais un imposteur, ce qui n'est pas vrai du tout. Parce que j'écris des articles dans des magazines médicaux sur des sujets concernant la santé, je sais qu'il est important de citer des faits que l'on peut vérifier. C'est pourquoi je ne me suis pas du tout formalisée de ce que vous vouliez connaître mon témoignage. En fait, cela me prouve que vous êtes un éditeur responsable, ce que j'admire. Je n'ai rien à cacher. Mon histoire est vraie à cent pour cent.

Je n'ai rien gagné, financièrement, en donnant mon témoignage. Je refuse de me produire à la télévision. Je suis inconnue, et je préfère le rester. Je ne reçois pas de droits d'auteur en faisant ce que je fais. Je veux simplement payer les factures médicales de mes enfants. Cela veut dire que j'ai trois emplois à temps partiel ! C'est pour répondre aux sceptiques qui disent que les gens témoignent pour gagner la sympathie des autres. Je ne cherche pas la sympathie et je n'en ai pas besoin. J'ai fait des choix dans ma vie, et j'ai commis des erreurs, mais je m'efforce à présent de faire restitution. Puisque je parle d'argent, je dirai que je gagne 20 dollars par mois pour mon travail sur mon site Suite 101. Je gagne de 150 à 250 dollars pour chaque article que j'écris sur la santé féminine. Devinez sur quels sujets j'écris le plus souvent. Sur la santé féminine ! Et pas du tout sur le thème des sévices rituels ! Les éditeurs des magazines de santé qui publient mes articles ne se doutent absolument pas des thèmes que j'aborde par ailleurs. C'est aussi pour cette raison que j'écris sous un pseudonyme. Je n'écris pas pour devenir célèbre. Au contraire, si mes collègues connaissaient mon passé, je risquerais de perdre mon emploi ! J'ai tout à perdre en dénonçant les Illuminati, et tout à gagner en gardant le silence.

Mais je sais aussi qu'il faut absolument mettre fin aux sévices rituels que subissent les enfants. En tant que chrétienne, et en tant que militant contre les sévices rituels subis par les enfants, j'ai décidé de témoigner de ces sévices que font subir les Illuminati, en écrivant des articles pour les dénoncer. Je sais aussi que beaucoup de gens très qualifiés ont déjà publié leur témoignage sur ce sujet. Ils pourraient être une ressource supplémentaire intéressante pour vous. Mais je n'en connais aucun personnellement, car je n'ai aucun contact avec des survivants de la secte, en dehors de ma propre famille. Il s'agit toutefois d'une possibilité.

Passons à vos questions.

Question : *Svali, je pense que nos lecteurs se demandent si les Illuminati sont membres d'une religion ou d'une société secrète, s'ils font du satanisme, ou s'ils combinent toutes ces activités. Est-ce encore quelque chose de différent, ou de plus sinistre ?*

Réponse : Les Illuminati sont adeptes d'une doctrine appelée « l'Illumination ». Il s'agit d'un groupe lucifériens, qui enseigne à leurs adeptes que leurs racines remontent aux antiques mystères de Babylone, de l'Égypte, et des druides celtes. Ils prétendent avoir conservé le « meilleur » de ces traditions ésotériques, en les intégrant à l'aide d'une forte discipline occulte. Au plan local, beaucoup de groupes d'Illuminati rendent un culte à des dieux antiques, comme El, Baal, Astarté, Isis, Osiris, et Set.

Cela dit, les membres du conseil des dirigeants se moquent parfois des pratiques plus « primitives » qui se font à des niveaux hiérarchiques inférieurs. Quand je siégeais au conseil de San Diego, je me rappelle qu'ils appelaient les grands prêtres et les grandes prêtresses des « amuseurs publics » qui passaient leur temps à « distraire la base ». Je ne veux offenser personne, mais simplement montrer que les dirigeants sont persuadés qu'ils sont conduits par des critères plus scientifiques et intellectuels. Mais ils pratiquent tous les principes de « l'Illumination ».

L'Illumination comprend douze étapes, appelées encore « les douze étapes de la discipline ». Elle comprend aussi l'apprentissage des voyages astraux, des voyages dans le temps, et d'autres pouvoirs occultes. S'agit-il de capacités réelles, ou d'hallucinations provoquées par des drogues ? Je ne peux en juger. J'ai assisté à des choses qui ne peuvent être expliquées rationnellement, des choses qui m'ont effrayée. Mais, tout ce que je peux dire, c'est qu'il pouvait s'agir d'une combinaison de contrôle mental, de l'influence de drogues, et d'activité démoniaque véritable. Dans quelle proportion respective ? Je l'ignore. Mais je sais que ces personnes enseignent et pratiquent le mal.

Aux niveaux les plus élevés des Illuminati, il n'est plus question de gens en robes noires faisant des incantations autour d'un grand feu. Les conseils de direction comprennent des administrateurs qui s'occupent des finances. Croyez-moi, ils font beaucoup d'argent. N'y aurait-il que cette raison, cela suffirait pour faire fonctionner ces groupes, sans même parler de toutes les saletés religieuses qui s'y pratiquent. Les dirigeants des Illuminati comprennent des banquiers, des hommes d'affaires, et des responsables municipaux et politiques. Ce sont des gens intelligents, bien éduqués, et actifs au niveau de leurs églises. Au-dessus des conseils dirigeants locaux, on trouve les conseils régionaux, qui contrôlent les groupes locaux. Ils contribuent à définir les politiques et les programmes au niveau de la région, et gèrent l'activité des conseils locaux.

Au plan national, on trouve des gens extrêmement riches, qui financent les activités de la secte, et qui sont en relation avec les dirigeants des autres pays. Les Illuminati sont un groupe international. Toutes leurs activités sont couvertes par un secret absolu. La première chose qu'un enfant doive apprendre de la « famille », ou de « l'Ordre », comme ils l'appellent encore, est la nécessité du secret. C'est la raison pour laquelle vous n'entendez pas beaucoup parler les survivants qui ont réussi à s'en sortir. Les membres de ce groupe ont le bras très long et savent ce qu'il faut faire pour terrifier ceux qui voudraient être un peu trop bavards. On apprend aux enfants à ne pas parler, en les terrorisant par des mises en scène macabres. On dit ensuite aux enfants que ceux qui ont subi ces sorts horribles (parfois montés de toutes pièces dans un but « pédagogique ») sont des traîtres qu'il a fallu châtier. La vision de ces scènes terribles reste imprimée à vie dans la mémoire de ces jeunes enfants de 3 ou 4 ans. Devenus adultes, même quand ils arrivent à quitter le groupe, beaucoup d'entre eux ne sont pas incités à parler, par crainte d'être retrouvés et punis.

J'ai moi-même participé à beaucoup de ces mises en scène macabres, en tant que formatrice. Je suis donc devenue quelque peu cynique, ce qui explique pourquoi j'ai choisi de parler. Cependant, il m'arrive encore d'éprouver des frayeurs très intenses. Imaginez les réactions d'un jeune enfant de quatre ans enfermé dans un coffre en bois pendant quelque temps, puis enterré dans un trou ! Même s'il n'y reste que quelques minutes, ce sont des minutes qui valent une éternité pour cet enfant ! Ensuite, quand on le libère, on lui dit : « Si jamais tu parles, on t'y remettra, et cette fois, on t'y laissera ! » Cet enfant se mettra à crier d'une manière hystérique qu'il ne racontera jamais rien ! C'est ce que j'ai vécu personnellement. À présent, j'ai décidé de briser cette loi du silence, que l'on m'avait imposée par ces tortures psychologiques. Parce que je ne veux plus que d'autres enfants connaissent ce que j'ai vécu ni ce que j'ai vu pratiquer.

Oui, les Illuminati sont bien organisés, très secrets, et extrêmement riches au plus haut niveau. Ils ne sont pas stupides. Ce ne sont pas des pauvres gens qui s'amusent à faire de la sorcellerie. On se trompe lourdement si on les voit de cette manière.

Question : *Quelle est l'étendue de l'infiltration de la société par les Illuminati ? Sont-ils nombreux ? Sont-ils présents dans chaque ville des États-Unis ? Recrutent-ils des gens qui ne sont pas membres de leur groupe ? Jusqu'où vont les membres de ce groupe pour garder secrète cette connaissance ?*

Réponse : Je pense avoir déjà répondu à votre question sur le secret. Les Illuminati sont présents dans toutes les villes importantes des États-Unis. Ils ont divisé les États-Unis en 7 grandes régions, chacune étant sous l'autorité d'un conseil régional qui contrôle tous les conseils locaux de leur circonscription. Ils se réunissent tous les deux mois, et à certaines occasions spéciales.

Une région peut regrouper de 10 à 30 groupes locaux. Dans les zones rurales, les membres se réunissent avec les groupes locaux les plus proches, sous la direction de leur conseil régional. Ils ne recrutent presque jamais des personnes qui ne font pas partie de leur secte. Toutefois, il leur arrive d'acheter des enfants à des familles asiatiques, par exemple, et à les garder sous leur surveillance constante. En échange, ils les protègent des agissements des maffias locales. On les menace de les livrer à ces maffias s'ils parlent.

Les Illuminati disposent aussi d'excellents avocats, grassement payés pour qu'ils couvrent tous leurs agissements. Ils payent aussi des gens qui travaillent dans les médias, pour que certaines histoires ne soient jamais publiées. Je connais trois personnes de San Diego qui travaillaient pour l'Union Tribune (un journal local), et qui étaient de fidèles Illuminati. Ils écrivaient souvent des articles pour attaquer des médecins locaux qui tentaient de soigner des survivants de sévices rituels. Je me rappelle avoir entendu certains membres de notre conseil dirigeant se vanter d'avoir fait fuir Un Tel de la ville, en raison d'une campagne médiatique, et d'en être très fiers.

Les Illuminati croient qu'ils peuvent contrôler une région, s'ils arrivent à contrôler :

> Les banques et les institutions financières. Vous seriez surpris de connaître le nombre d'Illuminati qui siège aux conseils d'administration de ces organismes !

> Les autorités locales. Vous seriez aussi surpris de connaître le nombre d'Illuminati qui se fait élire aux conseils municipaux !

> Les institutions juridiques, ainsi que les facultés de droit et de médecine. Les enfants de la secte sont encouragés à faire des études de droit et de médecine.

> Les médias. On encourage aussi les enfants à faire des études de journalisme. Certains Illuminati financent aussi la création de journaux locaux.

Question : *Les Illuminati sont-ils les mêmes que ceux qui ont été créés par Adam Weishaupt en Allemagne ?*

Réponse : Ce n'est pas Weishaupt qui a créé les Illuminati. Ils l'ont simplement choisi comme figure emblématique, et lui ont dicté ce qu'il devait écrire. Ce sont des financiers qui ont créé les Illuminati, du temps de l'Ordre des Templiers. Ces hommes finançaient les rois de toute l'Europe. Weishaupt n'a été que leur homme de paille, qui obéissait aux ordres qu'il recevait.

Question : *Avez-vous d'autres informations concernant les objectifs politiques des Illuminati, s'ils en ont ?*

Réponse : j'ai écrit un article sur ce sujet sur mon site Suite101.com. (Article publié par *Parole de Vie* sous le numéro A136). Vous pouvez le reproduire, pourvu que vous indiquiez les références ou que vous mettiez un lien vers mon site.

Question : *Comment les Illuminati se reconnaissent-ils entre eux ?*

Réponse : c'est très facile pour eux, car ils sont Illuminati depuis des générations. Il n'est pas difficile de reconnaître les membres de sa famille ou des amis proches. Les Illuminati utilisent aussi des réseaux de numéros de téléphone en arborescence pour se contacter, lorsqu'une réunion est prévue. Un ou deux mois auparavant, le conseil de direction prévoit une date et un endroit pour les réunions des différents groupes qui dépendent de lui. Ils contactent ensuite les dirigeants locaux (grands prêtres et grandes prêtresses) suffisamment à l'avance, en général une semaine auparavant. Deux jours avant la réunion, ces dirigeants locaux préviennent tous les responsables qui dépendent d'eux. Ceux-ci préviennent à leur tour les membres ordinaires. Plus une personne est importante dans la hiérarchie du groupe, et plus elle est prévenue longtemps à l'avance. C'est ainsi que les membres reconnaissent leur statut. On ne donne que très peu d'informations aux gens qui sont au bas de l'échelle, car on leur fait moins confiance. Ils sont donc prévenus très peu de temps avant les réunions.

Certains Illuminati doivent parfois porter certains bijoux particuliers, comme une bague en rubis ou une émeraude ovale, lorsqu'ils doivent se réunir dans un endroit public et qu'ils ont une tâche précise qui leur est assignée. Mais la plupart des contacts sont faits par l'intermédiaire de membres de la famille ou d'amis proches.

Quand j'habitais San Diego, toute ma famille et mes quatre plus proches amis étaient membres des Illuminati. Ce n'était donc pas difficile de me contacter. Mon mari était aussi membre du groupe. Les Illuminati ont l'habitude de faire des mariages arrangés. Ils ne permettent pas à l'un de leurs membres d'épouser quelqu'un qui n'est pas du groupe. Si quelqu'un vous dit que son conjoint n'est pas membre du groupe, il ne peut pas être lui-même membre des Illuminati. Ou alors ils ont quitté la secte. Il s'agit d'un principe immuable. Mon mariage avait été arrangé par le conseil dirigeant local, avec un autre membre du même rang. Je ne voulais pas épouser cet homme, parce que je ne l'aimais pas. Mais je n'oublierai jamais ce que me dit alors Athéna, ma responsable hiérarchique à l'époque (elle occupait alors le second rang dans le conseil) : « c'est le meilleur choix pour toi, parce qu'il ne pourra jamais te contrôler ni te nuire ». Quand j'avais douze ans, ma mère n'arrêtait pas de me dire : « Ne couche jamais avec quelqu'un qui est moins élevé que toi. Sinon, c'est lui qui t'entraînerait vers le bas. Choisis toujours quelqu'un qui a une position plus élevée que la tienne ».

Ma mère était une femme ambitieuse, pour le moins. Elle était décidée à me faire réussir dans ce groupe très politisé. J'ai suivi ses avis. Athéna était ma petite amie, et me protégeait de certains s... Ds parmi les dirigeants de San Diego, surtout de Jonathan, notre chef. Elle me dévoilait ses faiblesses, et m'apprenait comment le contourner. Elle défendait auprès de lui. Sinon, je n'aurais pas pu survivre.

Ces gens ne sont décidément pas « gentils », et ils savent manipuler les autres d'une manière vicieuse. Ils ne s'intéressent qu'à leur position, à la puissance et à l'argent. J'ai volontairement abandonné tout cela quand je suis partie. Parfois, cela me manque de ne plus être respectée comme lorsque j'étais à une position de responsabilité dans le groupe ! Mais je suis en train d'apprendre à vivre d'une manière entièrement différente, sans avoir constamment cette « famille » sur le dos, qui me contrôlait et me disait tout ce que je devais faire.

Savez-vous ce qui m'a été le plus difficile à vivre quand je suis partie ? Ma liberté ! Le fait de ne plus avoir personne pour me dire ce que je devais faire. Il a fallu que je passe par une période difficile, où j'ai dû apprendre à m'adapter. Je me sentais toujours chancelante, et je me demandais toujours ce que je devais faire. C'était dur, car c'était pour moi un réflexe de toujours parler de mes décisions avec ma direction, avec Jonathan et avec mon mari. Croyez-moi si vous le voulez, la liberté est parfois difficile à vivre. Il m'a fallu pas mal de temps pour trouver un équilibre. Je crois que c'est leur incapacité à gérer leur liberté qui pousse parfois certains membres du groupe à y revenir, lorsqu'ils en sont sortis.

J'espère que ces informations vous ont été utiles.

TROISIÈME PARTIE

Comment les Illuminati dirigent Hollywood

Question : j'aurais tendance à penser que la Californie est l'un des meilleurs terrains d'action pour les Illuminati. Je pense tout spécialement à Hollywood. Que savez-vous à ce sujet, concernant la production de films, l'utilisation des symboles, les messages subliminaux, et tout le monde du « show biz » en général ?

Réponse : Il me faudrait quelques heures pour vous répondre ! Je vais essayer d'être brève. Les Illuminati croient que l'on contrôle un pays quand on contrôle ses médias. C'est l'une de leurs priorités bien définies. Rappelez-vous que les domaines qu'ils ont décidés d'investir pour mieux dominer la société sont les suivants : la banque et les finances, les médias, le système judiciaire et législatif, le gouvernement, et le système éducatif.

Comment y parviennent-ils ? Pas en allant voir un producteur de films, pour lui dire : « À propos, nous sommes des Illuminati, et nous voudrions que vous fassiez un film pour faire avancer notre programme ». Rappelez-vous que ce sont des gens intelligents. Ils vont plutôt créer une petite société financière pour financer des films qui feront avancer leurs idées. Ils choisiront tranquillement les acteurs, producteurs, metteurs en scène et scénarios qui les intéressent, mais sans jamais dire publiquement qui ils sont en réalité ni quels sont leurs objectifs réels.

L'argent ouvre toutes les portes, surtout à Hollywood. Si vous avez de l'argent, vous pouvez obtenir presque n'importe quoi. Ils le savent. Ils financent aussi les campagnes de publicité faites pour leurs films. Combien de films chrétiens ont pu s'offrir de grandes campagnes publicitaires depuis vingt ans ? Très peu ! Comparez avec les campagnes publicitaires faites pour les films occultes ! Sans commentaire !

Tout cela a fait l'objet d'un processus long et subtil, car les Illuminati sont patients. Cela fait des centaines d'années qu'ils travaillent dans le secret. Ils savent que le public est lent à accepter des idées nouvelles, et qu'il faut le faire graduellement. Ils appellent cela « conduire des moutons ». C'est l'un des termes qu'ils emploient pour désigner ceux qui ne sont pas « illuminés ». Si vous considérez le nombre de films occultes qui sont sortis depuis dix ans seulement, cela devrait vous suffire à vous faire réfléchir !

Pourquoi tant de films occultes ? Pourquoi tellement sensibiliser la jeunesse américaine à l'occultisme et à la magie ? Observez seulement les dessins animés du samedi matin à la télévision ! Je ne permets pas à mes enfants de les regarder, sauf parfois pour quelques Bugs Bunny ! Nous préférons louer les vidéos de vieux films classiques avec Audrey Hepburn ou John Wayne. Je pourrais vous envoyer quelques excellents articles qui ont enquêté en profondeur sur Walt Disney. Il était membre des Illuminati, et son film Fantasia a été conçu spécialement pour programmer les enfants.

Certains films sont carrément conçus pour promouvoir le programme des Illuminati, comme « The Matrix ». Quand j'ai vu ce film, il m'a fait bondir au plafond ! Il fait directement référence au processus de conditionnement des Illuminati, et ce n'était pas drôle à voir ! Ou encore « Fight Club ». J'aime bien Brad Pitt et Ed Norton, mais ce film présente clairement le projet de mainmise des militaires sur la société. La plupart des gens ne réalisent pas ce qui est en train de se passer. Notez que le personnage qui incarne le culte du symbole militaire est le plus fort dans le scénario.

Quant au film « The Labyrinth », je ne l'ai pas vu, mais mon mari l'a vu. Tout ce qu'il m'a raconté correspond exactement aux techniques de programmation des enfants employées par les Illuminati. Tous les films qui abordent un thème occulte, ou qui présentent des phénomènes surnaturels paranormaux ou des contacts avec le monde spirituel sont tous conçus pour faire avancer le programme des Illuminati. Je ne vais pas voir ces films. J'ai assez eu de contacts avec la réalité occulte dans ma vie passé !

Un autre exemple concerne la présentation sensationnelle des rites secrets et autres rituels occultes à la télévision. Ou des histoires de fantômes et de sorcières. Les livres pour enfants qui parlent des sorciers et de la formation des sorciers sont très populaires !

Les Illuminati croient fermement en l'idéologie aryenne. Un film comme « Starship Trooper » comporte de nombreuses allusions à cette idéologie et de nombreux symboles occultes. J'en ai compté au moins 100, et j'en ai presque ri ! Quelqu'un s'est fait vraiment plaisir en poussant le programme des Illuminati, quand il a fait ce film !

Beaucoup d'acteurs et d'actrices célèbres sont utilisés dans des films financés par les Illuminati. Certains le savent. La plupart ne savent probablement rien, tant qu'ils reçoivent leur chèque. Certains d'entre eux sont aussi des Illuminati, bien que je n'en connaisse pas beaucoup personnellement. Je ne nommerai pas ceux que je connais. Je ne veux pas risquer un procès pour diffamation !

De toute façon, j'étais trop occupée par mon travail de formatrice, ainsi qu'à apprendre les effets des drogues et d'autres substances sur les gens, pour avoir le temps de suivre ce qui se passait dans le domaine du showbiz. Je suis désolée, mais je ne me souviens pas de beaucoup de noms fameux. Ma vie de formatrice et de programmatrice principale était assez ennuyeuse. Nous parlions rarement des médias, si ce n'est que nous savions qu'ils représentaient l'un des moyens utilisés par les Illuminati pour installer leur Nouvel Ordre Mondial. C'était cela qui était leur véritable motivation.

Je voudrais aussi balayer une autre idée reçue, selon laquelle les Illuminati sauraient qu'ils font le mal. Quand j'en faisais partie, nous étions complètement persuadés que notre programme était très bénéfique. En tant que formatrice, je croyais sincèrement aider les autres à développer tout leur potentiel.

Je crois qu'après des années de dur labeur, mon intelligence m'avait permis d'être une excellente dirigeante. Je pouvais m'opposer à Jonathan et à d'autres dirigeants de notre groupe, quand je pensais que leurs décisions n'étaient pas justes, et je défendais ceux qui étaient sous mes ordres. D'autres que moi faisaient de même. Ils pensent honnêtement qu'ils font le bien. Si vous leur disiez qu'ils font le mal, ils seraient très étonnés.

Il a fallu que je suive une longue thérapie, et que je me déprogramme moi-même. J'ai retrouvé contact avec la réalité en fréquentant des gens qui n'étaient pas dans cette secte, et en finissant par comprendre que tout cela n'était que mensonge. Cela m'a donné un coup terrible ! J'avais consacré toute ma vie à aider les autres à entrer dans ce glorieux Nouvel Ordre Mondial, et je finissais par découvrir que tout cela était mauvais, une horrible exploitation des êtres humains. Je suis restée longtemps à pleurer et à me lamenter à ce sujet !

La plupart des Illuminati que j'ai connus n'étaient pas foncièrement adonnés au mal. Ils étaient séduits et trompés. Seuls les principaux dirigeants, au plus haut niveau, étaient sans doute conscients qu'ils faisaient réellement le mal.

QUATRIÈME PARTIE

Les rapports entre Illuminati et Francs-Maçons

Question : Svali, je suis sûr que la plupart des lecteurs aimeraient savoir quels sont les rapports entre les Illuminati et les Francs-Maçons. Qu'en savez-vous ? Les Illuminati ont-ils infiltré les ordres maçonniques ?

Réponse : Les Illuminati et les Francs-Maçons travaillent la main dans la main. Peu importe si ce que je dis dérange, c'est un fait. Le temple maçonnique d'Alexandrie, en Virginie, est un centre d'enseignement et de formation pour les Illuminati de la région de Washington, D.C. Le nom de cette ville d'Alexandrie avait d'ailleurs été choisi en souvenir de la ville d'Alexandrie en Égypte. Elle est un centre très important pour les activités des Illuminati. J'ai dû moi-même me rendre parfois au temple maçonnique, pour des examens, une promotion, une formation, ou des cérémonies importantes. Les dirigeants de cette loge maçonnique étaient aussi des Illuminati.

Il en était de même dans toutes les grandes villes où j'ai vécu. Les principaux Francs-Maçons étaient aussi des Illuminati de haut niveau. Mes grands-parents maternels étaient des Francs-Maçons importants dans la ville de Pittsburgh, en Pennsylvanie (ils étaient du 33e degré). Ils étaient aussi des dirigeants des Illuminati de cette région.

Pour autant, je ne crois pas que tous les Francs-Maçons soient des Illuminati, surtout aux grades inférieurs. À ce niveau, je crois qu'ils ne savent rien de ce qui se passe vers minuit dans leurs temples principaux. Beaucoup de francs-maçons sont aussi des hommes d'affaires compétents et des « bons » chrétiens. Mais je n'ai jamais connu un franc-maçon qui n'était pas aussi un Illuminatus, à partir du 32e degré. Ce sont les Illuminati qui ont créé la Franc-Maçonnerie pour « couvrir » leurs activités.

Question : Que signifie exactement la pyramide qui figure au dos du billet d'un dollar des États-Unis ? *Je parle de cette pyramide dont le sommet détaché contient un œil. Est-ce un symbole maçonnique ou des Illuminati ?*

Réponse : La pyramide et « l'œil d'Horus » qui figurent sur le billet d'un dollar sont des symboles Illuminati. La pyramide est une figure géométrique basée sur le chiffre 3, chiffre sacré dans les mystères religieux antiques. C'est ce chiffre 3, et non le chiffre 6, qui est considéré dans l'occultisme comme le chiffre le plus sacré. La pyramide est aussi une structure employée tout particulièrement pour invoquer des démons. C'est un point d'activité occulte.

L'œil représente l'œil d'Horus, « l'œil qui voit tout ». Les Illuminati mettent beaucoup l'accent sur les pratiques magiques égyptiennes (*le Livre des Morts*, etc.) L'œil représente aussi le fait que personne ne peut échapper à la surveillance de la magie. Les Illuminati considèrent cet œil comme un œil démoniaque, ou l'œil de la divinité. Dans la mythologie des Illuminati, cet œil peut être ouvert ou fermé, selon l'époque spirituelle de l'année, ou l'état spirituel de la personne. On fait subir une chirurgie occulte aux jeunes enfants, pour ouvrir leur œil « intérieur ». On leur dit aussi qu'Horus emportera leur âme ou que cet œil explosera, s'ils quittent le groupe ou s'ils parlent. Le symbole inscrit sur le dollar sert de message de renforcement pour tous les enfants des Illuminati qui voient ces billets. Cela leur rappelle que quelqu'un les surveille.

Sur ce même billet, il est aussi écrit en latin : « Novus Ordo Seclorum », ce qui signifie « Nouvel Ordre Mondial ». Cela correspond au programme des Illuminati. Pensez donc que dès le début des années 1800, nos ancêtres pensaient déjà à ce Nouvel Ordre Mondial ! Ne vous ai-je pas dit que les Illuminati sont des intellectuels patients qui voient à long terme ? Thomas Jefferson, Benjamin Franklin, Franklin Roosevelt, et d'autres, étaient des Illuminati de haut niveau. Notre pays a été fondé sur des principes de liberté, mais aussi sur les principes du Nouvel Ordre Mondial.

Question : *À quand remonte ce concept des Illuminati ? Il semble que cela fait longtemps qu'ils sont actifs. Agissaient-ils déjà auparavant sous d'autres noms ? Que savez-vous là-dessus ?*

Réponse : On m'a enseigné que les Illuminati remontent aux antiques pratiques qui étaient connues dès le début des temps historiques, dès l'époque des Babyloniens, qui avaient érigé des ziggourats pour leurs divinités, celles à qui les Illuminati rendent encore un culte. Ils sont fiers du fait qu'ils ont hérité d'une tradition soi-disant ininterrompue depuis cette époque. Les noms ont changé, mais le groupe de base est resté le même.

Les Illuminati remontent aussi aux pratiques mystérieuses des religions antiques de l'Égypte, avec toute leur magie noire, et le culte rendu à Set, Osiris, Horus et Râ. Les Illuminati croient aussi qu'ils descendent directement des pharaons de l'Égypte antique.

Il m'est difficile de savoir quelle est la part de propagande dans tout cela, et dans quelle mesure ce qu'ils prétendent est vrai.

Au cours du Moyen Âge, les Templiers étaient aussi des prédécesseurs des Illuminati, de même que les Rose-Croix, ainsi que les Celtes et leurs druides. Vous savez, ceux qui ont construit Stonehenge en Angleterre.

CINQUIÈME PARTIE

Les rapports entre les Illuminati et la CIA, ainsi qu'avec la Russie et la Chine.

Svali : Je voudrais juste que vos lecteurs sachent que je ne suis pas une experte des Illuminati, et que je ne veux pas l'être. Je ne suis qu'une survivante, qui faisait partie de leur groupe, dans une position de direction, mais à un niveau local pas très élevé. Je n'ai pas fréquenté les gens riches et célèbres. Mais j'entendais parler de ce qui se passait aux plus hauts niveaux. Les gens bavardent aussi beaucoup dans les sectes. Ce sont toujours des êtres humains !

D'autres personnes sont aussi sorties, et ont fait des révélations. Je ne les connais pas personnellement, mais j'en ai entendu parler. Il y a Brice Taylor, qui vit en Californie et en Caroline du Nord. Il y a aussi Neil Brick de smartnews. Je pense qu'on peut lui faire confiance, c'est quelqu'un de bien. Il y a aussi Caryn stardancer, de Survivorship.org, et Annie mckenna. Je crois que celle-ci a écrit un livre sur ses expériences, un très bon livre, édité par Paperclip Dolls. Il y en a d'autres, et si vous voulez bien consulter le site Suite101.com, vous trouverez des liens avec toutes ces ressources, et avec d'autres survivants. Vous trouverez aussi des liens sur le site Survivorship.org.

Certains de ces survivants ont publié eux-mêmes leurs témoignages sur Internet, pour aider le public à savoir ce qui se passe. Je ne suis donc pas la seule à être sortie et à parler de mes expériences. Mais celles-ci se limitent à la région de Washington et à celle de San Diego, entre les années 1957 et 1995. J'étais au service des Illuminati à l'époque, complètement séduite. À présent, je regrette profondément d'avoir participé à toutes ces choses.

Question : Comment des survivants peuvent-ils rester dans l'anonymat, s'ils cherchent de l'aide ? Les Illuminati ne pourraient-ils pas réduire définitivement au silence des programmateurs ou des membres qui ont quitté le groupe ? Jusqu'où sont-ils prêts à aller pour vous réduire au silence ?

Réponse : Sur mon site Suite101, et dans mon livre, j'ai écrit tout un chapitre sur les moyens de rester en sécurité. Oui, les Illuminati cherchent à contacter ceux qui sont sortis. En tout premier lieu par l'intermédiaire de leur famille.

Rappelez-vous que l'on est dans les Illuminati de génération en génération. Il y a quatre ans, ma mère m'a demandé de choisir entre « le retour ou la mort ». Cela a déclenché un programme mortel d'autodestruction, qu'ils avaient implanté en moi. Je pense que ma mère espérait que je reviendrais, mais elle s'est trompée. Je suis passée tout près de la mort, mais Dieu m'a épargnée. Puis j'ai dû m'atteler au démantèlement de ce programme. Quand j'ai quitté les Illuminati, mon chef m'a traitée avec beaucoup d'arrogance. Il m'a dit que je serais morte dans les six mois, si je me rappelle bien. Il m'a dit que « personne ne pourrait se souvenir de quoi que ce soit, avec ce que je lui ai mis dedans, et continuer à vivre ». C'est une citation directe de Jonathan M., mon chef, et j'espère qu'il lira cet article !

Mais beaucoup d'anciens membres sont repris ou enlevés, parce qu'ils continuent à téléphoner à leurs anciens amis, ou qu'ils sortent seuls la nuit. Vous ne croiriez pas certaines histoires que m'ont racontées des survivants, qui m'ont dit qu'ils sortaient faire des courses à deux ou trois heures du matin, seuls, dans des endroits déserts. Mais qu'ont-ils donc dans la tête ?

Il y a trois ans, j'ai aidé une survivante à quitter le groupe. Elle était littéralement persécutée, et se défendait avec acharnement. Elle avait fini par menacer de son arme celui qui voulait l'enlever. Il avait lui aussi une arme à la main, et il la menaçait, mais elle lui a dit : « Lequel de nous deux est le meilleur tireur, d'après toi ? » Elle était tireuse d'élite ! Il a préféré renoncer. Elle est restée avec moi pendant six mois, et elle est libre à présent.

En général, après un certain temps, ils renoncent à poursuivre ceux qui sont partis, et ils se lassent de vouloir les faire revenir. Mais je ne pourrais jamais habiter Washington ou San Diego. Je risquerais trop de rencontrer l'une de mes anciennes connaissances. Il vaut mieux prendre une certaine distance. Les Illuminati qui sont là où je vis actuellement ne me connaissent pas ou ne s'intéressent pas à moi. Je connais aussi beaucoup de gens. Les Illuminati aiment le secret. Ils ne feront en général rien en public, si vous êtes avec des gens qui ne font pas partie de leur groupe. Mais j'ai entendu parler de gens qui ont été assassinés. C'est l'une des raisons pour lesquelles je refuse de passer à la télévision, ou de parler en public. Je mène une vie très tranquille, dans le plus grand anonymat.

La plupart du temps, quand d'anciens membres sont repris, c'est parce qu'ils ont eux-mêmes repris contact avec la secte. La tentation de revenir est très forte parfois. Il faut la combattre énergiquement, surtout pendant les premières années. Si vous voulez savoir pour quelles raisons ceux qui ont subi de tels sévices veulent retourner chez leurs bourreaux, lisez un article que j'ai écrit, qui s'intitule : « Les liens causés par les traumatismes : l'attirance vers le tortionnaire ». Il est sur mon site (en anglais : « Trauma Bonding : The Pull to the Perpetrator »).

Question : *Je voudrais reparler du programme politique des Illuminati. Quelles sont leurs relations avec la CIA, le FBI, et d'autres services secrets ? Quel est le degré d'infiltration de ces services ? Quels sont les objectifs réels de ces services secrets ?*

Réponse : Ils sont tous infiltrés. Je ne pense pas que tous les membres de ces services soient des Illuminati, mais une bonne partie de leurs dirigeants le sont. Par exemple, ma mère était une amie de Sid Gottlieb, qui faisait partie de la CIA. La ferme dans laquelle j'ai grandi n'était qu'à une demi-heure de la maison de ce dernier, à Culpeper, en Virginie. Elle connaissait aussi la famille Dulles (Foster Dulles a été Secrétaire d'État américain). Beaucoup d'enquêteurs de la CIA font partie des Illuminati… MK-Ultra (programme gouvernemental de contrôle mental)[2] a été en partie financée par l'argent des Illuminati. Tous ces gens emploient les techniques les plus pointues de contrôle mental, croyez-moi, et ils commencent par les employer sur leur propre personnel.

Quand j'habitais San Diego, on faisait toujours des expériences sur l'homme. Avec Jonathan, je faisais des expériences sur les effets de certaines drogues qui provoquaient des états de transe, associés à des méthodes de programmation. Nous prenions toutes les données de nos expériences, et nous les chargions sur une base de données. Oui, les Illuminati savent très bien utiliser les technologies de pointe ! Puis nous expédiions ces données à Langley (ville de Virginie où se trouve le

---

[2] Cf, *MK Ultra, abus rituels et contrôle mental*, Alexandre Lebreton, Omnia Veritas Ltd, www.omnia-veritas.com.

centre informatique principal des Illuminati).

De nombreux administrateurs et directeurs du FBI sont aussi des Illuminati. La CIA a contribué à faire venir en Amérique des scientifiques allemands, après la dernière guerre mondiale. Beaucoup d'entre eux étaient aussi des dirigeants de haut niveau parmi les Illuminati, et ils ont été accueillis à bras ouverts par leurs collègues américains. Ils ont communiqué à ces derniers toutes les informations dont ils disposaient.

Question : *Si, en Amérique, les systèmes politique, bancaire, et militaire sont largement contrôlés par les Illuminati, je suppose qu'il doit aussi en être de même pour l'Europe de l'Est, la Russie et les autres pays de l'ancien bloc communiste. Dès lors, qu'en est-il des relations Est-Ouest ? Est-ce que la Russie, qui était à l'époque l'URSS, a vraiment été l'adversaire qu'elle semblait être ? Y avait-il un plan machiavélique derrière cette apparente inimitié avec la Russie ?*

Réponse : La Russie n'a jamais réellement été une menace pour l'Amérique. Le marxisme a été fondé par les Illuminati, pour contrebalancer le capitalisme. Les Illuminati croient fermement en l'importance des forces opposées, en la nécessité d'avoir des forces contraires. Ils considèrent que l'histoire est un jeu complexe de forces, comme une partie d'échecs. Ils financent donc l'une des parties, puis l'autre, pour profiter du chaos et de la division, et faire ainsi avancer les choses. Ils dépassent largement le jeu des partis politiques, et ils en rient. Pendant toutes ces années (de guerre froide), les grands financiers occidentaux rencontraient secrètement leurs « adversaires » russes ou communistes, et ils se moquaient ensemble de la manière dont tous ces « moutons » pouvaient être trompés. Je partage ici ce que l'on m'a enseigné, et ce que j'ai pu moi-même observer.

Quand les deux principaux groupes de formation des Illuminati se sont rencontrés en Europe (DELPHI pour l'Amérique du Nord et ORACLE pour l'Europe), tous les formateurs ont travaillé ensemble, qu'ils soient Russes, Allemands, Français, Anglais, Canadiens ou Américains. C'est l'une des raisons pourquoi les Illuminati cherchent à développer au maximum l'apprentissage des langues. J'ai dû apprendre six langues dans mon enfance, et apprendre à converser avec des gens du monde entier. Les Illuminati sont un groupe réellement international. Les objectifs nationaux doivent passer après leurs objectifs supranationaux. Les Illuminati ont aussi l'habitude de voyager beaucoup pour échanger leurs compétences. Un formateur russe peut donc venir quelque temps aux États-Unis pour accomplir une tâche précise, et retourner dans son pays, ou vice versa.

Question : *La Chine fait entendre des bruits de bottes, et elle s'est dotée d'armes nucléaires, qui menacent les villes américaines. Tout cela correspond-il aux objectifs des Illuminati ? Y a-t-il des domaines qui échappent au contrôle des Illuminati, des facteurs d'incertitude ?*

Réponse : Cela fait cinq ans que je suis sortie des Illuminati. Mes informations commencent donc à être un peu anciennes. Mais le développement de la puissance militaire chinoise fait partie de leur plan. Il y a des membres de leur groupe qui sont asiatiques, et qui sont très opportunistes. Les maffias orientales sont très liées aux activités des Illuminati. Les seuls facteurs d'incertitude, pour les Illuminati, concernent la manière dont les citoyens ordinaires vont réagir. Ils ne peuvent le prédire. Toutefois, la direction des Illuminati conçoit plusieurs scénarios, et s'efforce de prévoir la réponse appropriée, en cas de comportement inattendu des citoyens.

On m'avait dit que les Illuminati avaient prévu de rendre public tout leur programme d'ici l'année 2020. Je ne sais pas si cette information est fiable, ou s'il s'agit simplement de propagande. Il se peut aussi qu'ils aient modifié cette date depuis l'époque où je faisais partie de ce groupe.

Question : *Svali, vous nous avez déjà parlé des techniques de contrôle mental, et des survivants qui ont publié leur témoignage. L'un de ces témoignages récents est celui de Cathy O'Brian*

(www.vegan.swinternet.co.uk/articles/conspiracies/cathyansmark.html et www.trance-formation.com).

Elle semble être l'une des victimes des programmes de contrôle mental de la CIA. Son histoire ressemble beaucoup à la vôtre, en termes de technologie et de techniques. Pensez-vous qu'il puisse y avoir un rapport avec les Illuminati ?

Réponse : Je l'ai déjà dit, la CIA et les Illuminati travaillent ensemble. C'est clair. Les dirigeants de la CIA sont aussi des Illuminati de haut niveau. Je vous ai parlé de Foster Dulles et de Sid Gottlieb, que j'ai connus personnellement au cours de mon enfance et en tant que jeune adulte. Les scientifiques qui ont mis au point le programme MK-Ultra et les autres programmes gouvernementaux de contrôle mental étaient des Illuminati qui venaient de l'Allemagne nazie. C'est pour cette raison que vous constaterez que les victimes du contrôle mental parlent toujours allemand, ou ont une partie dissociée de leur personnalité qui parle avec un accent allemand. Ils imitent leurs tortionnaires, ce qui est très commun.

Vous pouvez dire que la CIA et les Illuminati travaillent la main dans la main. Je sais que différents groupes d'Illuminati, dans tous les États-Unis, envoient les données qu'ils recueillent, au cours de leurs expériences, au centre informatique central de Langley, en Virginie. Oui, on fait toujours des expériences sur des êtres humains, notamment dans le domaine du contrôle mental ! Elles ne se sont pas arrêtées avec la fin de la Seconde Guerre mondiale !

SIXIÈME PARTIE

Pourquoi les médias parlent-ils si peu des sévices rituels et du contrôle mental ?

Question : Je trouve très étonnant que ces questions de sévices rituels et de contrôle mental ne soient pratiquement pas abordées par la presse, compte tenu du nombre important de preuves disponibles.

Réponse : Ma réponse va vous paraître vraiment très cynique. Mais je ne suis pas surprise de cela. Car les Illuminati se vantent du fait que leur meilleure protection réside dans l'ignorance et l'incrédulité de l'opinion publique. Ils savent aussi faire leurs propres campagnes de presse, qui sont très efficaces. Par exemple, je connaissais un journaliste de l'Union Tribune de San Diego (les initiales de son nom sont M.S.) qui écrivait des articles sur les sévices rituels et le contrôle mental. Il faisait partie des Illuminati. Ses articles étaient un modèle typique de la manière dont les Illuminati agissent.

Il faisait des interviews de médecins prétendument considérés comme des spécialistes respectés dans ce domaine. Ces hommes étaient bardés de diplômes. Ils donnaient l'avis rationnel et réfléchi d'un expert, et parvenaient à la conclusion suivante : aucun être humain raisonnable et logique ne peut croire à l'existence des sévices rituels. En outre, pour eux, les médecins et thérapeutes qui traitent les soi-disant victimes de ces sévices rituels ne sont que des charlatans qui profitent du pauvre peuple, de ces pauvres naïfs qui sont exploités par ces gens particulièrement vicieux et intéressés.

Il dénonçait ensuite ceux qui prétendaient que les sévices rituels existaient vraiment, en les faisant passer pour des malades mentaux à l'esprit borné. Il dénonçait aussi le comportement « frauduleux » et « exploiteur » des médecins et thérapeutes qui s'occupaient d'eux. Il les dépeignait pratiquement comme des gens cupides, avides de gain, et plongés dans toutes sortes de délires mentaux. Il dépeignait enfin toutes ces pauvres familles déchirées par ces affreux thérapeutes, accusés d'injecter ces idées de sévices rituels dans la tête de ces pauvres victimes.

Tout cela était emballé dans les commentaires apparemment rationnels, logiques et compatissants d'un membre des services sociaux fédéraux, qui disait combien tout cela était tragique, en concluant qu'il fallait absolument faire quelque chose.

M.S. ne mentionne jamais que les médecins qui s'occupent des survivants de sévices rituels se font très peu payer, et travaillent même gratuitement, pour aider ces gens à briser les chaînes de toute une vie. M.S. n'interviewe absolument jamais les 85% d'intervenants, dans le domaine psychologique, qui savent que les sévices rituels existent, ou qui croient en leur existence. Il n'interviewe que la petite minorité d'entre eux qui sont d'accord avec ses idées.

Nous savons donc que les médias sont souvent très partiaux !

Question : *Mais, puisqu'il y a tant de preuves, pourquoi n'y a-t-il pas plus de gens qui s'intéressent aux Illuminati ?*

Réponse : Tout simplement parce que les gens ne peuvent pas, et ne veulent pas croire que les Illuminati existent, et que tout ce que je vous raconte se passe vraiment. Je suis une chrétienne engagée. Dans le livre de l'Apocalypse, il est écrit que juste avant le retour de Jésus, les gens vivront comme si rien n'allait se passer, et diront que tout est normal, malgré la preuve évidente du contraire. Même si vous montriez à quelqu'un une vidéo prise au cours de sévices rituels, il vous dirait : « c'est sûrement un faux. Les gens ne font pas des choses semblables ». Vous pourriez montrer à quelqu'un un endroit où se trouvent des os enterrés, des pentagrammes et d'autres symboles sataniques, il vous dirait : « Oh, ce ne sont que des jeunes qui se sont amusés ! » Vous pourriez encore leur montrer des photos des tunnels construits près de Los Alamos, ils vous diraient : « Cela n'a aucun intérêt. Cela doit concerner quelque projet gouvernemental ! » Montrez-leur les cicatrices que les survivants portent sur leur corps, des marques de brûlures de cigarettes reçues quand ils étaient enfants, ou des marques de coups de fouet sur leur dos, ils vous diraient : « Êtes-vous bien sûr qu'ils ne se sont pas fait ça eux-mêmes ? »

Les preuves existent. Mais, selon moi, les gens, en général, ne veulent pas savoir. Même quand on leur met les preuves sous le nez, ils détournent le regard.

L'affaire Franklin en est un exemple. Pourtant, ce ne sont pas les preuves qui manquaient ! Ou encore, tous les documents concernant le projet MK-Ultra qui ont été rendus publics, et dont on a prouvé qu'ils étaient vrais. Les gens les ignorent. Je crois que les médias qui refusent d'admettre les sévices rituels profitent du fait que beaucoup de gens, au plus profond d'eux-mêmes, ne veulent pas connaître la réalité. En fait, comment peuvent-ils admettre que la nature humaine soit aussi foncièrement mauvaise, à moins d'avoir réellement foi en Dieu, ou d'en avoir la preuve irréfutable ? Les hommes veulent toujours croire que leur espèce est toujours capable du meilleur, et non du pire !

Question : Vous avez probablement entendu parler du « Bosquet de Bohème ». Qu'en savez-vous ? Y a-t-il un rapport avec les Illuminati ?

Réponse : Je n'ai jamais entendu parler du « Bosquet de Bohème ». Rappelez-vous que ma position ne me permettait pas de tout savoir ! La plupart de mes contacts étaient en Allemagne. On ne m'a jamais prostituée. C'était plutôt moi qui enseignais aux autres à le faire. Je n'ai jamais été en Bohême, et je ne sais rien sur ce « Bosquet ». Désolé de ne pas pouvoir vous répondre.

Mais si vous m'interrogiez sur le temple maçonnique d'Alexandrie, en Virginie, ou sur « l'Institut » de Charlottesville, ou sur le petit bosquet que je connais au Canada avec une statue en bronze de Baal, je pourrais vous répondre. Désolé de n'avoir rien à vous dire sur ce thème. Mais si le « Bosquet de Bohème » a un rapport avec l'occultisme, il est certain que les Illuminati le connaissent !

SEPTIÈME PARTIE

Symboles et marques des Illuminati Degré d'infiltration de la société

Question : Oui, parlez-nous davantage de tout cela : vos contacts en Allemagne, le temple maçonnique, « l'Institut », et la statue de Baal au Canada ! Dites-nous aussi quels sont les principaux symboles et marques des Illuminati, à part la pyramide et l'œil d'Horus. Est-ce que les Illuminati peuvent parfois agir avec imprudence ?

Réponse : Pour vous répondre complètement, il faudrait que je vous fasse lire ma biographie complète ! J'ai eu parfois l'idée de l'écrire, mais je ne crois pas que beaucoup la liraient. Je suis sérieuse, il ne s'agit pas de fausse modestie. En outre, je crois que les gens ne veulent rien avoir à faire avec les Illuminati, même s'ils en apprennent quelque chose. Pardonnez mon cynisme, mais c'est l'expérience de toute ma vie !

Les Illuminati se moquent des témoignages qui sont écrits et de ceux qui les dénoncent, parce qu'ils comptent sur le fait que la plupart des gens ne croient pas ceux qui les écrivent. Ils savent faire les campagnes de presse ! Avez-vous lu les articles récents dans *Newsweek* et *Time*, qui considèrent l'existence des Illuminati comme une ridicule conspiration imaginaire ? Savez-vous qui possède le capital de ces magazines ?

Il y a cinq ans, au cours d'un conseil de direction, j'ai entendu les Illuminati se moquer de toutes les révélations qui paraissaient au grand jour. Je ne crois pas qu'ils aient changé d'avis aujourd'hui. Si les gens commençaient à croire tout cela, et s'ils se mettaient à agir, je serais très surprise, et très heureuse.

Je vais vous donner un exemple. Il y a deux ans, j'ai essayé de trouver un éditeur pour mon livre, dans lequel je raconte comment les Illuminati programment les gens. Je voulais que ce livre puisse aider les médecins qui soignent les survivants. Mais je n'ai pu trouver personne qui accepte de l'éditer ! On m'a dit que c'était un sujet qui prêtait trop à la controverse, et qu'il n'y avait « pas de marché assez important pour ce genre de livre ». C'est triste, mais c'est ce qui s'est passé !

Pourtant, je crois que Dieu dirige complètement l'histoire du monde. J'ai dénoncé les Illuminati, et j'ai publié moi-même gratuitement mon livre sur Internet. Je veux que ceux qui s'occupent des survivants réalisent ce que ceux-ci ont vécu. Il est difficile d'aider ceux qui sont sortis de là, si l'on ne comprend pas les traumatismes physiques et émotionnels qu'ils ont dû subir.

Je retourne maintenant à vos questions.

Le Conseil National des Illuminati en Allemagne s'appelle le « Bruderheist ». Il se réunit en Forêt-Noire. Cette région est considérée par eux comme le centre du monde, et comme un centre intense d'énergies psychiques et spirituelles. J'y ai fréquenté là certaines des personnes qui sont parmi les plus dépravées et les plus méchantes que j'ai jamais connues ! Ils soutiennent les nazis. Mais, comparés à eux, les nazis ressemblent à des braves gens ! Ils sont toujours là, et continuent à manipuler les gens, à diriger les banques, et à faire passer leur argent sale à Bruxelles, en Suisse, au Caire, en Égypte.

Le Canada possède aussi un groupe très important d'Illuminati et de Templiers. Ce sont deux groupes qui travaillent la main dans la main. Ils rendent un culte aux divinités antiques. La statue de bronze (ou d'or ?) De Baal se trouve au milieu d'un bosquet sacré, dans une grande propriété privée, entre Québec et Montréal. J'avais 12 ans quand j'y suis allée. Je ne me rappelle donc pas bien tous les détails. Mais les cérémonies qui y sont organisées attiraient une grande foule, des gens tout de blanc vêtus. Il y avait beaucoup de fleurs et de fruits, des offrandes votives, des chants, puis le sacrifice final dans les bras de la statue.

Concernant les symboles et les marques des Illuminati, je vous rappelle d'abord qu'ils sont les gens les plus précautionneux de la terre ! Ils s'efforcent de ne jamais laisser de traces ! Mais on peut voir la plupart de leurs symboles à la télévision ou au cinéma. Ils sont aussi très attachés à l'idée d'un gouvernement militaire. Ces gens sont extrêmement militaristes.

L'un de leurs symboles principaux est le phénix (cet oiseau mythique qui meurt par le feu et qui ressuscite de ses cendres). C'est l'un de leurs principaux symboles militaires et spirituels. L'aigle allemand est aussi un signe important. Certaines entreprises utilisent le phénix dans leur logo, rouge sur fond noir, ou l'inverse. C'est un signe très important, car les Illuminati font appel à beaucoup de rituels qui évoquent la résurrection. Au cours de ces rituels, les gens sont conduits dans un état tout proche de la mort. Puis on les « ressuscite », et on leur dit que Baal, ou un autre dieu leur a « donné la vie », et qu'ils lui doivent (ainsi qu'au groupe) d'être encore en vie. Le phénix est donc un signe très important.

Ils utilisent aussi beaucoup les papillons et l'arc-en-ciel. Pourquoi les papillons ? Parce que les Illuminati ont inventé, avec la CIA, une méthode de programmation mentale appelée « Monarque », comme le nom de ces grands papillons. Ils utilisent aussi comme symboles certains bijoux spéciaux. Les jeux vidéo (comme Ultima, par exemple) sont remplis de symboles Illuminati, comme les pierres précieuses magiques. Je ne joue pas avec ces jeux vidéo...

La tiare, ou une couronne portant 13 pierres précieuses, avec un diamant au centre, est le symbole du prochain règne de « l'élu ».

Un autre symbole des Illuminati est l'étoile de David. Croyez-moi, c'est même l'un de leurs symboles religieux les plus puissants. Ils la représentent à l'intérieur d'un cercle. Ils l'appellent « le grand sceau de Salomon ». On l'utilise au cours des cérémonies les plus importantes, pour invoquer les démons.

Il faut aussi citer la terre, l'eau, et le feu. Ces trois éléments sont employés dans de nombreuses cérémonies. Vérifiez, et vous verrez que beaucoup de dessins animés utilisent souvent ces symboles. Vous seriez étonnés de vous en rendre compte ! Le film « Le cinquième élément » a été tourné sur ce concept.

Les Illuminati emploient énormément de signes et de symboles qui font appel aux mythologies grecque et romaine. Leurs méthodes de programmation mentale font aussi beaucoup appel à ces mythologies. La plupart des gens « programmés » ont une structure interne comportant un temple grec ou romain.

Ils utilisent aussi le symbole de l'éclair. Beaucoup de logos modernes représentent un éclair. J'ai vu un exemplaire récent du magazine *Time*, dont les publicités étaient remplies de symboles Illuminati. Un autre symbole important est une tête avec un ordinateur dedans. Elle représente la « programmation delta ».

Question : *Parlez-nous vous-même de sujets dont nous n'aurions pas encore parlé dans ces interviews, peut-être des sujets qui m'ont échappé, à propos du Nouvel Ordre Mondial, par exemple...*

Réponse : Les Illuminati sont pédophiles. Ils torturent des petits enfants et abusent d'eux. Ils leur enseignent dès leur plus jeune âge à devenir eux-mêmes des criminels. Rien que cela devrait être absolument stoppé !

Ils contrôlent l'industrie pornographique, avec la Maffia. Ils font énormément d'argent dans les trafics de drogues et d'armes, et dans les trafics d'êtres humains, c'est-à-dire dans l'esclavage ! Oui, on continue aujourd'hui, au début du xxie siècle, à acheter et à vendre des êtres humains !

Ils dirigent tout ce qui rapporte de l'argent et tout ce qui est mauvais ! S'il y a quelque profit à faire sur le dos de la souffrance humaine, vous pouvez y retrouver la trace des Illuminati !

Comme ils ont beaucoup d'argent, ils peuvent se payer des avocats qui font condamner sans problèmes tous ceux qui tentent de les dévoiler.

Ils ont infiltré notre gouvernement, et tous les gouvernements du monde. Ils ont également infiltré le système judiciaire et le système législatif. Ils ont aussi infiltré les médias. Ils dirigent toutes nos institutions financières.

Ils n'ont aucun scrupule et sont très ambitieux. Ils n'hésiteront pas à supprimer tous ceux qui s'opposent à eux. Ce sont eux qui ont inventé la programmation mentale, avec la CIA.

Voulez-vous en savoir encore davantage ? Permettez-moi seulement de vous dire encore un peu à quoi ils ressemblent !

Ils travaillent à préparer la venue d'un nouveau dirigeant mondial, qui fera entrer le monde dans un règne nouveau de joie, de prospérité, et de récompenses pour leurs fidèles. Presque un type de paradis terrestre ! Bien entendu, ce sera toujours le règne de la brutalité. Ceux qui voudront s'opposer à ce règne seront pourchassés. Ils devront se convertir ou être mis à mort. Mais leurs adeptes seront tellement heureux et contents de ce nouveau régime qu'ils seront persuadés que tous viendront se joindre à eux. Cela semble incroyable, mais c'est vrai !

Dans ce Nouvel Ordre Mondial, les gens recevront de nouveaux emplois, et des postes de responsabilité. Les Illuminati croient que leurs enfants sont les meilleurs, les plus brillants et les mieux formés. Ils formeront l'élite intellectuelle qui dirigera les masses de ceux qui sont moins intelligents et moins « doués ».

Voilà ce que les Illuminati croient réellement. Ils vouent un véritable culte à la République idéale de Platon, qui est le modèle de leur Nouvel Ordre Mondial.

Mais il y a aussi le revers de la médaille !

Ils sont très arrogants, ce qui pourrait causer leur perte. Ils considèrent la plupart des gens comme des « moutons » sans intelligence. Ils sont remplis d'orgueil et se croient invulnérables. Ils considèrent comme une simple piqûre de moustique tout ce que peut dire la presse sur eux. Mais les gens arrogants font des erreurs. Ils hésitent de moins en moins à se dévoiler, ces temps derniers.

Ils croient qu'ils peuvent vaincre Dieu, ce qui est une erreur énorme de leur part ! Dieu peut bouleverser le cours de l'histoire. Il l'a déjà fait, dans l'espoir que certains de ces gens en sortiront. Dieu est miséricordieux.

La plupart des Illuminati sont eux-mêmes des victimes blessées et séduites. Ils ont eux-mêmes subi de nombreux sévices. Ils ne savent pas qu'il est possible de quitter ce groupe. Il y a beaucoup de mécontentement dans les rangs des Illuminati. S'ils savaient qu'il est possible de s'enfuir, sans être mis à mort, nous assisterions à un exode massif. Beaucoup des formateurs que j'ai connus n'étaient pas du tout heureux de ce qu'ils faisaient, tout en étant des vicieux pédophiles. Je pouvais le voir à certains signes, quand ils soupiraient en silence, ou à certains regards, qui montraient qu'ils n'approuvaient pas ce qu'on leur demandait de faire. Ils faisaient leur travail avec résignation, en espérant une promotion. Vous savez quelle est l'une des plus grosses carottes offertes à ceux qui veulent des promotions, au sein de ce groupe. C'est le fait de savoir qu'ils pourront ainsi éviter de torturer des gens, ou d'être torturés eux-mêmes. Et c'est vrai ! Vous ne pouvez être torturé que par quelqu'un dont la position est plus élevée que la vôtre. Tout le monde veut donc monter en grade. Plus vous montez, et moins il y a de monde au-dessus de vous ! Il est vrai qu'il y a des gens qui torturent les autres par choix, et cela les motive à rechercher une promotion. Mais ce n'est pas le cas de tout le monde !

À mesure que de plus en plus de gens quittent les Illuminati, de plus en plus de médecins, de thérapeutes et de responsables d'églises prennent conscience des méthodes sophistiquées de contrôle mental qui étaient utilisées pour contrôler ces gens. Ils apprennent donc à déprogrammer ces survivants.

Mais c'est la prière qui peut permettre de remporter les plus grandes victoires. Mon plus grand espoir, c'est que tous ceux que j'ai connus dans ce groupe, y compris tous les responsables et tous ceux qui m'ont parfois tant blessée, puissent un jour en sortir. S'ils pouvaient savoir que c'est possible, je crois vraiment qu'ils partiraient !

Question : *j'ai parfois vu Clinton, et même le Prince William d'Angleterre, faire un certain signe de la main (l'index et le petit doigt tendus, les autres doigts fermés). Ce geste a-t-il une signification cachée ?*

Réponse : Il s'agit d'un vieux signe de salutation et de reconnaissance entre satanistes. Mais, en général, les Illuminati sont plus subtils que cela, et ne font pas ce geste en public.

HUITIÈME PARTIE

Le Quatrième Reich

Question : *Quand vous décrivez les Illuminati, cela ressemble beaucoup à ce qui se passait en Allemagne pendant le Troisième Reich. Je reconnais clairement en eux le comportement et les objectifs des nazis. Il semble que l'Allemagne soit en train de reprendre un rôle dominant dans l'unification européenne. Nous voyons se constituer une armée européenne, une Force Européenne d'Intervention Rapide, et un Tribunal International. Jusqu'où cela va-t-il finalement aboutir ?*

Réponse : Les Illuminati ont une expression pour désigner le Nouvel Ordre Mondial. Ils l'évoquent en parlant du « Quatrième Reich ». Je parle sérieusement. De nombreux Illuminati sont mentalement programmés pour ce Quatrième Reich. Oui, l'Allemagne et l'Europe vont dominer l'économie mondiale. L'économie américaine va régresser pendant un temps, puis va se redresser avec l'aide de l'Europe.

Question : *L'Apocalypse dresse un tableau plutôt sombre de la manière dont tout cela va finir. Mais est-ce que cela a un effet sur le programme des Illuminati ? Ils connaissent certainement les prophéties de la Bible, qui parlent de leur défaite finale. Est-ce qu'ils tentent d'utiliser ces prophéties à leur avantage, en trompant les êtres humains ?*

Réponse : En fait, ils nient les prophéties. Ils croient que l'on peut changer le cours de l'histoire, et que les révélations de l'apôtre Jean ne sont que l'une des interprétations possibles de l'avenir. Ils connaissent l'Apocalypse, mais ils n'y attachent pas trop d'importance.

Rappelez-vous que certains des principaux Illuminati sont déjà au pouvoir. Ils contrôlent les finances du monde et disposent d'immenses richesses. Certains possèdent plusieurs grands domaines dans le monde entier, ils ont tout ce qu'ils désirent, sans compter le plaisir de contrôler des millions d'êtres humains. Ils croient en leur puissance intellectuelle, et sont persuadés qu'ils formeront l'élite du Nouvel Ordre Mondial. Ce sont eux qui seront « les gens bien » de demain. Mais ce sont des lucifériens. Il est donc normal qu'ils croient que la Bible affirme des choses qui sont fausses.

Si vous leur parliez ouvertement de ces choses, ils vous riraient au nez, et vous diraient : « Mais le Nouvel Ordre est déjà en place ! Il n'est simplement pas pleinement manifesté ! »

Cela fait plusieurs centaines d'années que les Illuminati sont au pouvoir dans le monde. Ils vous diront qu'aucun Dieu ne les a encore foudroyés. Ils peuvent même croire qu'ils sont en train d'accomplir la volonté de Dieu sur la terre. N'oubliez pas qu'ils croient servir « Dieu », comme des chrétiens pourraient le croire !

Ils vous diraient : « Pourquoi Dieu aurait-Il donné à l'homme de telles capacités latentes, s'Il n'avait pas voulu qu'il les découvre et qu'il les utilise pleinement ? N'est-il pas criminel de négliger, et de ne pas développer toutes ces capacités ? N'est-il pas criminel de ne pas aider l'espèce humaine à progresser et à devenir meilleure ? » c'est ce qu'ils vous diraient, en essayant de vous persuader.

Ils pensent qu'ils sont fondamentalement bons, et qu'ils font du bon travail, même si les moyens employés sont parfois très durs à supporter. Ils « arrachent les mauvaises herbes » en se débarrassant des faibles et des inaptes. Ils veulent produire une race humaine supérieure. Je sais que ce que je dis ressemble à de la bouillie pour chats, mais les Illuminati sont sincèrement persuadés être dans la vérité. Pour qu'ils se voient tomber sous le coup des jugements de l'Apocalypse, il faudrait qu'ils commencent à comprendre qu'ils font le mal et qu'ils sont mauvais, ce qui n'est pas le cas.

J'espère que ce que je vous dis vous aide à mieux comprendre. Je crois que les Illuminati se voient plutôt en train de monter des chevaux blancs et pas des chevaux noirs. Comprenez-vous la puissance de la séduction ? Mais je suis à présent chrétienne, et j'ai complètement rejeté tout ce que je croyais auparavant dans cette secte.

NEUVIÈME PARTIE

Les sacrifices rituels
Les relations avec les démons
Les changements de forme physique

Questions : Svali, vous nous avez déjà parlé des sacrifices rituels. Vous avez parlé de sacrifices d'animaux. Pouvez-vous nous donner plus de détails sur ces sujets ?

Réponse : j'ai horreur de rentrer dans le sensationnel en donnant des détails affreux, mais je vais en parler un peu.

Tout d'abord, rappelez-vous que les Illuminati s'intéressent à six domaines principaux. Les sacrifices sont pratiqués au sein du « domaine spirituel ». Mais le domaine spirituel n'est que l'un de leurs domaines d'action. Mon domaine était celui des Sciences. Je me moquais de ceux d'entre nous qui se spécialisaient dans le domaine spirituel. Pourtant, nous devions tous passer par certains rituels « spirituels », au moment de certaines fêtes spéciales. Mais je faisais tout pour y aller le moins possible. C'étaient toujours des choses horribles, grossières et brutales. Mais elles étaient considérées comme importantes.

Dans la branche celtique de ce domaine spirituel, on croit que la puissance se transmet au moment où l'on passe de la vie à la mort. Les Illuminati ont donc certains rituels au cours desquels on attache un enfant, ou un adulte, et l'on saigne à mort un animal en le plaçant sur son corps. Ils croient que la personne attachée reçoit de la puissance, lorsque l'esprit de l'animal mort « entre » en elle. C'est déjà très traumatisant d'avoir un animal en train de saigner à mort sur votre corps ! Imaginez l'impression faite sur un jeune enfant, surtout si on le menace que c'est lui qui sera saigné à mort s'il parle !

Je dois aussi vous parler de l'ouverture des « portails » pour entrer dans une « autre dimension ». Je sais que cela ressemble à de la science-fiction, mais les Illuminati croient réellement qu'il existe d'autres dimensions spirituelles et que, pour passer dans l'une d'elles, il faut faire un sacrifice rituel important, juste pour « ouvrir le portail ». En général, il faut sacrifier plusieurs animaux. J'ai aussi assisté à des sacrifices d'animaux faits pour être protégé des démons. On trace alors un cercle avec du sang, pour que les démons ne puissent pas pénétrer dans le cercle.

Les Illuminati croient absolument à l'existence d'un monde spirituel. Depuis des centaines d'années, ils ont codifié leurs rituels, en s'inspirant d'antiques rituels occultes. Ils croient qu'ils peuvent contrôler ces puissances. Je crois qu'ils sont séduits (ce sont eux qui sont contrôlés).

Ils font aussi des sacrifices lors de certaines fêtes annuelles. J'ai assisté à la mise à mort d'un animal, directement par la puissance de la pensée. Je ne peux pas expliquer ce que j'ai vu. J'ai aussi assisté à des sacrifices humains, mais ceux-ci sont très rares. Je crois que j'ai assisté à deux ou trois sacrifices humains en tout. Les autres étaient des mises en scène.

Les Illuminati ne veulent pas sacrifier leurs enfants en général. Ils veulent que leur nouvelle génération grandisse et continue leurs pratiques. J'ai aussi entendu dire qu'ils achetaient des enfants dans d'autres pays pour les sacrifier, ou qu'ils enlevaient des SDF dans ce but, mais je ne l'ai jamais constaté moi-même.

Le plus souvent, ce sont des animaux qui sont sacrifiés au cours de leurs rituels. C'est ce que j'ai pu constater. En raison de mes fonctions de formatrice principale, j'ai dû assister, mais très rarement, à des sacrifices humains. Ils sont rares, mais horribles. En général, les formateurs ne poussent pas les gens jusqu'à la mort, ils surveillent certains signes de stress. Leurs médecins savaient aussi utiliser certaines drogues nouvelles pour créer des états d'hébétude, et pour contrôler ou supprimer les signes de stress les plus évidents (accélération du rythme cardiaque et de la respiration, tremblements, dilatation de la pupille).

Certains formateurs inexpérimentés pouvaient ne pas pouvoir observer ces signes, et laisser quelqu'un sombrer complètement. C'est quelque chose de terrible de « travailler » avec quelqu'un, et de le voir perdre définitivement la tête ! Ces gens deviennent alors des légumes, ou crient sans arrêt pendant des heures.

Il nous fallait parfois « nous débarrasser » de ces « échecs » dans la formation, en leur injectant de l'air ou de l'insuline. On maquillait ensuite la mort en « accident mortel », ou on laissait leur corps brûler dans un incendie provoqué. Que Dieu me pardonne les quelques occasions où j'ai été directement impliquée dans de telles choses, et où j'ai été forcée d'agir. Aujourd'hui, je le regrette profondément. Certaines personnes pouvaient être aimables et sympathiques. En outre, le formateur lui-même savait que cela pouvait lui arriver aussi. Aussi s'efforçait-il de bien faire son travail.

Tous les échecs étaient sévèrement punis. L'une de mes tâches de formatrice était de former les jeunes formateurs à utiliser les diverses drogues pour masquer les effets du stress, et à reconnaître les signes subtils de détresse. (Soupir!) Ces échecs sont-ils considérés aussi comme des « sacrifices »? Je le crois, même s'il ne s'agissait pas alors de rituels proprement dits, car tout était fait dans des laboratoires, en blouse blanche et avec du matériel médical.

Question : *Svali, je voudrais vous poser une autre question. Certaines histoires circulent, disant que les Illuminati sont contrôlés par des extra-terrestres, en particulier par une race reptilienne venant d'une autre dimension. Qu'en pensez-vous ?*

Réponse : Ma réponse va sans doute faire des mécontents, mais je ne veux froisser personne ! Je n'ai jamais vu d'extra-terrestres. Mais j'ai assisté à certaines programmations mentales pour faire croire à des gens qu'ils avaient vus des extra-terrestres. Les Illuminati voulaient ainsi couvrir leurs expériences de programmation mentale, si jamais les victimes se rappelaient quelque chose. Aucun des hauts responsables que j'ai connus ne croyait en l'existence des extraterrestres. Mais je ne leur ai jamais posé la question.

Je crois personnellement que cette histoire de race reptilienne n'est en réalité qu'une manifestation de démons. J'ai aussi assisté à des changements de forme physique, sous l'influence des démons, et à d'autres choses semblables. Certains pourront me reprocher de croire à l'existence des démons, et que c'est aussi absurde que de croire aux extraterrestres.

Aussi voudrais-je rappeler ce que les Illuminati croient réellement. Ils savent qu'il existe des êtres spirituels ou surnaturels. Mais ils croient qu'ils peuvent les contrôler. Je sais que certains lecteurs me diront que les changements de forme physique n'étaient que des hallucinations provoquées par les drogues qui étaient absorbées au cours d'un rituel. Je laisse chacun décider de ce qu'il veut croire, en fonction des limites de son confort personnel. Mais je peux vous assurer qu'aucun extra-terrestre n'est venu visiter Washington ou San Diego quand j'y étais. En tout cas, je n'en ai jamais vu personnellement.

DIXIÈME PARTIE

D'autres précisions sur les changements de forme physique provoqués par les démons

Question : *Parlez-moi encore de ces changements de forme physique. J'en ai déjà entendu parler. Cela ne se produit pas seulement au cours des rituels ? J'ai entendu dire que certains hommes politiques pouvaient se déplacer dans l'espace. Quand vous dites que ces changements sont provoqués par des démons, parlez-vous de certains démons particuliers ? Se peut-il que ces « démons » soient en fait certains extra-terrestres qui influencent les Illuminati ?*

Réponse : Puisque vous parlez de changements de forme physique, je vais vous donner quelques informations supplémentaires. Mais je vous dirai aussi ce que je crois personnellement. Je ne peux m'empêcher ici de parler de certains aspects fondamentaux de ma foi chrétienne, quand on parle des démons.

J'ai été élevée dans un groupe qui glorifie tout ce qui est démoniaque. Puis, il y a quelques années, je suis devenue chrétienne. Je crois honnêtement que sans ma foi en Jésus-Christ, je n'aurais jamais pu sortir des Illuminati. L'une des raisons pour lesquelles je ne crains pas pour ma vie, quand je témoigne, c'est que je crois que Dieu est capable de me protéger.

Son amour est à l'opposé de la cruauté et de la méchanceté que j'ai pu observer dans ce groupe. Sa compassion, Sa tendresse et Sa pureté infinies sont à l'opposé des ténèbres et des sévices sexuels qui accompagnent les cérémonies rituelles des Illuminati. Je crois que Dieu a pardonné mon passé. Je Lui ai sincèrement demandé Son pardon. Sans cela, je n'aurais jamais pu continuer à vivre, avec le souvenir de tout ce que j'ai fait subir aux autres, comme droguer des jeunes filles pour qu'elles se prostituent pour la secte, pour ne citer qu'un exemple.

J'ai abandonné toute ma vie passée. Ce n'est qu'avec Christ que j'ai pu recevoir l'amour, le pardon et la guérison dont j'avais besoin. Mon âme était dégoûtée au plus haut point d'avoir vécu dans ces bas-fonds de la vie, et d'avoir vu de quelle cruauté les êtres humains étaient capables envers leurs semblables.

Je crois certainement que les démons existent dans le monde occulte. Ils existent réellement. Ils sont organisés en hiérarchie spirituelle, hiérarchie que les Illuminati s'efforcent d'imiter sur le plan physique.

Il y a des principautés, et des démons inférieurs. Ils contrôlent les portes d'entrée dans d'autres dimensions spirituelles, qui ne devraient absolument pas intéresser des êtres humains. Ces choses sont extrêmement destructrices.

Les changements de forme physique se passaient en général au cours d'une cérémonie occulte. Ceux qui changeaient ainsi de forme s'étaient complètement livrés à l'activité des démons. Ces hommes se changeaient ainsi en animaux, pendant une certaine période de temps, ou en d'autres créatures hideuses, qui n'étaient absolument pas des extra-terrestres ! C'était l'activité des démons qui permettait à des êtres humains de révéler ainsi le domaine démoniaque, en déformant aussi ce qu'ils voyaient.

J'ai aussi vu des gens devenir temporairement « aveugles » à cause de l'influence des démons. J'ai vu des animaux tués par une puissance spirituelle, quand plusieurs personnes faisaient un cercle et concentraient leur énergie pour tuer l'animal. Ces gens n'étaient pas des extra-terrestres. J'ai été élevée avec certains d'entre eux. Ma propre mère faisait cela. Elle n'était pourtant pas une extra-terrestre. J'ai moi-même parfois participé à de telles choses. Je ne suis pas une extra-terrestre, mais un être humain blessé.

Je crois aussi que les démons peuvent avoir des relations sexuelles avec les humains, parce que le Livre de la Genèse en parle. Dieu interdit totalement cela.

En fait, les alliances divines présentées dans la Bible sont à l'opposé des alliances ténébreuses pratiquées par les Illuminati. J'ai trouvé une source abondante de guérison quand j'ai vu, dans les Écritures, comment Dieu considère notre monde, et de quelle manière Il agit envers le monde spirituel. C'est Lui qui aura le dernier mot. Il est en train de gagner le combat.

Je vais vous raconter un rêve que j'ai eu il y a deux ans. Je me tenais dans une grande salle, circulaire, avec des rangées de sièges. Sur le mur, il y avait une grande représentation du monde, avec une guirlande. La salle était remplie de gens en robe longue. Je savais que j'étais devant le Conseil Mondial Suprême, celui qui gouvernera le monde quand le

Nouvel Ordre Mondial sera installé. Ils me désignaient du doigt, me disant que j'avais trahi leur cause, et que je devais mourir.

Les ténèbres et l'oppression qui régnaient dans cette salle étaient intolérables. J'étouffais dans cette atmosphère. L'un des dirigeants s'avança, et me dit que je devais mourir de la mort des traîtres, à moins de retourner au sein de la « famille ». J'ai combattu la tentation diabolique de céder, pour sauver ma vie. Intérieurement, j'ai crié au Seigneur, et je Lui ai dit : « Jésus, sauve-moi ! » Aussitôt, l'amour et la paix du Seigneur ont envahi mon cœur. Je n'avais plus peur. Je lui ai répondu : « Non, parce que vous êtes vaincus, même si vous ne le savez pas. Vous pouvez tuer mon corps, mais je sers un Dieu qui t'a vaincu, et qui a vaincu tous ceux qui sont dans cette salle ».

Je me suis réveillée à ce moment-là, remplie de joie. Vous comprenez pourquoi je ne crains aucunement de répondre à vos questions sur mon passé. Je crois en un Dieu qui est plus grand que tous les plans de ces hommes mauvais. Ils peuvent comploter autant qu'ils le veulent. Mais tous leurs plans seront finalement détruits.

Demandez-moi donc tout ce que vous voulez, et je vous raconterai tout ce dont je me souviens. Cela ne me gêne pas de dévoiler ce que font ces gens. Je sais pourtant que je ne me fais pas trop d'illusions sur ce que le public en général fera de mes révélations.

Je respecte votre désir d'enquêter, et votre ouverture devant toutes mes réponses. Mais ce que je peux vous dire, et toute mon expérience passée me l'a confirmé, c'est que j'ai vu des démons à l'œuvre, pas des extraterrestres ni une race reptilienne venant de l'espace ! Même si les extraterrestres existaient, je me demande s'ils pourraient être aussi méchants et cruels que les démons que j'ai vu agir, en particulier contre les chrétiens attachés à la Bible.

ONZIÈME PARTIE

Les preuves de l'existence des Illuminati et leurs points faibles

Question : *Svali, avez-vous déjà publiquement raconté votre histoire, ou est-ce la première fois que vous le faites ?*

Réponse : Je n'ai jamais beaucoup parlé de tous les aspects démoniaques, parce que c'est un sujet controversé. J'ai déjà parlé de mes expériences à mon mari, à mon médecin, et à une amie proche. Je ne suis pas vraiment une « personnalité publique ». Je me suis contentée de publier quelques articles sur le site Suite101.com, pour aider ceux qui voulaient sortir de cette secte.

J'ai horreur du sensationnalisme, parce que cela nous écarte des vrais problèmes, en particulier du problème des enfants torturés et maltraités, et de la nécessité de faire cesser tous ces sévices. Que vous parliez de démons ou d'extraterrestres, l'important, c'est qu'il y a des gens remplis de méchanceté qui se servent des petits enfants, et qui tirent profit de leurs souffrances. C'est pour cette raison que j'ai témoigné contre les Illuminati.

Question : *Je suis certain que beaucoup de lecteurs vous diront qu'il ne s'agit que de science-fiction, et qui se demandent si tout cela est vrai. Ils aimeraient que vous leur donniez des preuves précises. Que leur diriez-vous ?*

Réponse : Je leur dirai : « Arrangez-vous pour assister à l'une de leurs cérémonies, et vous aurez plein de preuves ! » Sauf que je ne souhaite réellement à personne d'assister à ces horreurs ! En outre, des êtres qui sont des esprits ne laissent aucune trace physique. Mais je pense qu'il est intéressant de constater que, tout au long de l'histoire, il y a des gens qui ont écrit des témoignages sur ces mêmes phénomènes. Se peut-il que tout ce qu'ils ont écrit soit faux ? Ces gens-là pouvaient-ils tous être des menteurs pathologiques, tout au long des siècles ? Si vous allez en Afrique, vous entendrez parler des sorciers qui changent de forme physique et qui se transforment en animaux. En Afrique, on ne parle pas de « dissociation de la personnalité » ! Vous pouvez interroger les gens, et ils étaient pleinement conscients quand ils ont assisté à ces choses !

Cela se passe aussi en Amérique du Sud et en Asie. Comment ces choses peuvent-elles se passer de la même manière, dans le monde entier, dans des groupes qui n'ont aucun contact les uns avec les autres ?

Les démons laissent-ils une trace, une marque, ou une preuve physique ? Je dis clairement : « Non ! » Mais ils laissent une impression indélébile sur tous ceux qui ont assisté à leur action et à leur manifestation. On a gardé des témoignages écrits de ces choses, dès avant la période du Moyen Âge. Je n'ai jamais pris de photos quand cela s'est passé. Les gens doivent donc se contenter des témoignages oraux. Qu'ils les croient ou non, cela m'importe peu en réalité. Je sais ce que j'ai vu.

Question : *Pour conclure cette première série d'interviews, pourriez-vous nous parler des points faibles des Illuminati ? Quels sont les domaines où ils sont vulnérables ? Y a-t-il un moyen de les arrêter ? L'humanité pourra-t-elle dire un jour : « c'est fini ! »*

Réponse : Leur principal point faible est leur arrogance. Je crois l'avoir déjà mentionné. Ces gens pensent qu'ils sont intouchables. Cela peut leur faire commettre des imprudences.

Le seul moyen de les arrêter, éventuellement, serait de faire en sorte que les chrétiens prennent ce problème réellement au sérieux, et commencent à s'organiser pour empêcher les Illuminati de prendre complètement le pouvoir. Mais il faudrait un miracle pour cela. Il faudrait prier et être guidé par Dieu. Peut-être pourrait-on alors les arrêter. Je l'espère de tout mon cœur.

Il faudrait aussi parvenir à arrêter la pornographie, la prostitution des enfants, et les trafics de drogues et d'armes, car ce sont les domaines où les Illuminati font le plus d'argent. Peut-être que cela les ralentirait, car cela les priverait d'une énorme source de profits. Mais je crois honnêtement que ce serait aussi difficile d'arrêter tout cela que d'arrêter les Illuminati eux-mêmes.

Pour être honnête, je ne sais pas ce qui pourrait réellement les arrêter. J'ai témoigné contre eux pour tenter de les arrêter. J'ai été voir la police à plusieurs occasions, j'ai même donné mon témoignage vidéo au cours d'un procès. (j'avais été interrogée par cinq avocats, et cela avait duré trois heures). Je savais que mon ancien chef allait recevoir une copie de cette vidéo. J'ai même été tentée un moment de lui adresser un sourire et de lui faire un signe de la main, en disant : « Salut, Jonathan ! ». Mais j'ai pensé que je serais allée un peu trop loin.

J'ai encouragé d'autres Illuminati à sortir, et j'ai aidé quelques survivants à s'en sortir, et à trouver un refuge quelque part. Je crois que nous devons tous faire quelque chose pour combattre les Illuminati, en laissant le Seigneur nous conduire. Comme j'écris facilement, c'est l'un des moyens que j'ai choisis pour lutter.

Question : *Avez-vous des commentaires à faire sur des sujets dont je n'aurais pas parlé, ou que vous voudriez vous-même aborder ? Sentez-vous libre de les faire.*

Réponse : Si vous aviez pu entendre les sanglots d'un enfant torturé, brutalisé ou violé par des adultes, ou les hurlements de terreur d'un enfant soumis à des sévices psychologiques, vous feriez n'importe quoi pour arrêter ces violences ! Ils utilisent des enfants qui n'ont parfois pas plus de trois ou quatre ans, pour tourner des films pornographiques. Ces enfants sont battus jusqu'au sang s'ils refusent. On force des petits qui commencent à peine à marcher à assister à des brutalités. On leur donne ensuite un fouet, en leur demandant de frapper eux-mêmes les victimes, sinon ils seront eux-mêmes fouettés. Souvent, les enfants hésitent, refusent de le faire, et les adultes présents frappent ces enfants, jusqu'à ce qu'ils obéissent. De grosses larmes coulent sur leurs joues, et ils font à contrecœur ce que les adultes leur commandent. C'est d'une cruauté insoutenable !

Ils mettent un collier électrique autour du cou de petits enfants, et leur envoient une secousse électrique s'ils tentent de s'échapper. On les traite comme des animaux. Les adultes et les autres enfants qui assistent à cela se moquent d'eux et rient à gorge déployée. Ces pauvres enfants vont vomir dans un coin, de peur et de dégoût pour eux-mêmes.

Ce sont des souvenirs que tous les survivants qui ont quitté les Illuminati gardent au fond de leur cœur. C'est pour cette raison que j'écris et que je témoigne contre ces gens, pour les dénoncer. Je prie de tout mon cœur pour qu'ils puissent être arrêtés. J'aimerais bien me débarrasser de ces souvenirs, mais ils sont là. J'aimerais bien ne plus avoir ces images gravées dans ma mémoire, mais elles ne partent pas.

Question : *Svali, accepteriez-vous de répondre aux questions des lecteurs, ce qui pourrait donner lieu à d'autres articles éventuels ? Je crois qu'ils auraient des questions à vous poser, probablement concernant certains détails de votre témoignage.*

Réponse : Je préférerais qu'ils vous envoient leurs questions, et que vous me les fassiez suivre. Je n'ai pas envie de recevoir des lettres d'injure ou de menaces ! Parce que les sujets que j'aborde prêtent à la controverse. Ce sont des choses considérées comme « politiquement incorrectes », dont on ne doit pas parler en général.

Je suis certaine que certains me reprocheront de chercher à capter l'attention. C'est sûr que quand je parle à des étudiants, ou quand je donne des cours, les auditeurs sont captivés, et, en plus, c'est plus agréable pour moi ! J'attire déjà l'attention sur moi par les divers articles que je publie (sur d'autres thèmes que ceux que nous avons abordés !) En plus, je gagne de l'argent avec ces articles, ce qui n'est pas le cas quand je témoigne contre les Illuminati...

Donc, soyez certains que je ne cherche pas à attirer l'attention sur moi. Ce que je veux, c'est dénoncer ces gens. Certains lecteurs me croiront, d'autres pas. Je l'accepte sans problème. Si certains ont envie de donner libre cours à leur incrédulité, cela les regarde. Mais je ne tiens pas personnellement à recevoir des injures et des malédictions. Car je reçois parfois des courriers comme cela, écrits par des gens bien mal élevés !

J'ai deux diplômes universitaires. Il fallait bien que je les obtienne, parce que je faisais partie de cette secte. Ils ne laissent pas des ignares les diriger. Je ne rétracterai donc rien de tout ce que je vous ai dit ! Vous pouvez m'envoyer autant d'e-mails que vous le voulez avec les questions des lecteurs, et je me ferai grand plaisir de vous dire de quoi tous ces s....ds sont capables, et ce qu'ils sont. Je sais que j'emploie ici un terme qui n'est pas très chrétien, mais Dieu apprécie l'honnêteté, n'est-ce pas ? Je ne fais que les décrire tels qu'ils sont en réalité. Je sais que j'ai encore à progresser en matière de pardon, comme vous pouvez le constater !

Question : *Svali, merci d'avoir pris le temps de partager vos expériences avec nous. Je suis certain que ce n'a pas été facile ni agréable pour vous. Je vous souhaite le meilleur, pour vous et pour votre famille. Peut-être que beaucoup de gens liront ces articles, et les passeront à d'autres. Peut-être parviendrons-nous à faire cesser toutes ces atrocités, et ces mauvais traitements qu'on fait subir à des enfants.*

Peut-être parviendrons-nous à mettre fin un jour aux activités des Illuminati. Il n'est jamais trop tard. Merci beaucoup pour ces interviews, Svali.

DOUZIÈME PARTIE

Le sommet de la pyramide

Question : Svali, je suis sûr que tous nos lecteurs se posent une question très importante : Qui dirige les Illuminati ? Quels sont ceux qui sont au sommet de la pyramide ?

Réponse : Je ne sais pas par où commencer pour vous répondre ! Cela dépend du niveau auquel on se place. J'aimerais puiser dans mes souvenirs pour dresser une petite carte des Illuminati. Mais ce ne sont pas des souvenirs très agréables ! Je vais essayer aussi de vous donner quelques noms, mais je veux rester très prudente. Si je donne trop de noms, je pourrais déclencher des attaques sévères de la part des membres de ce groupe !

Pour vous décrire la structure des Illuminati et la manière dont ils sont hiérarchisés, je vais commencer par la base de la pyramide.

Le premier niveau est celui de la ville. Il y a des Illuminati dans toutes les villes. Dans la plupart des zones métropolitaines, ils forment de dix à treize groupes « frères ». Cela dépend de la taille de la ville. Plus la ville est grande, et plus il y a de groupes frères. Il y a des groupes d'Illuminati dans toutes les grandes villes américaines, comme dans toutes les grandes villes d'Europe. Ce premier niveau est appelé « le bas niveau », ou le « niveau anarchique » (au sens étymologique, le niveau le plus bas). Chaque groupe est sous l'autorité d'un grand prêtre ou d'une grande prêtresse. Il comprend aussi deux ou trois formateurs. Les autres sont chargés de diverses fonctions. Les différents groupes frères se réunissent à de rares occasions. Ils se connaissent, mais chaque groupe est relativement indépendant. Tous les groupes dépendent d'un conseil de direction métropolitain.

Le second niveau est celui des conseils de direction métropolitains. Il a autorité sur tous les groupes locaux de sa circonscription, ainsi que sur les petits groupes éparpillés dans les zones rurales.

Un conseil de direction métropolitain comprend 13 membres : un « Baal » (chef), deux assistants du chef, quatre administrateurs qui s'occupent des finances et des affaires courantes, et six formateurs principaux, qui dirigent et forment tous les formateurs de la zone métropolitaine. Les « Baalim » et leurs assistants dépendent d'un conseil de direction régional.

Au troisième niveau, on trouve les conseils de direction régionaux. Les États-Unis ont été divisés en sept régions distinctes. Chaque région est dirigée par un conseil de treize membres, qui supervise tous les conseils métropolitains de son ressort. L'organisation des Illuminati ressemble beaucoup à celle d'Amway, ou à celle des entreprises bien organisées. Chaque membre reçoit le détail des tâches précises qui lui sont assignées. En général, ces conseils régionaux comprennent treize sièges, ou chaires, selon les divers domaines d'intérêt des Illuminati : domaine militaire (2 chaires), domaine spirituel (2 chaires), domaine du savoir et de la connaissance (2 chaires), finances (2 chaires), formation et éducation (2 chaires), sciences (2 chaires). Avec le président du conseil, cela fait 13 membres.

Ces conseils régionaux représentent les différents domaines d'intérêt dont s'occupent les Illuminati. Les titulaires des chaires changent en fonction des promotions ou des rétrogradations.

Les présidents de tous les conseils régionaux dépendent d'un Conseil National. Toutes les nations européennes ont aussi un Conseil National, comme le Mexique, le Canada, la Russie ou la Chine Populaire.

Le Conseil National s'occupe des mêmes domaines d'intérêt, mais avec une différence importante : ils sont en général composés de membres de vieilles dynasties financières, comme les familles Rockefeller, Mellon, Carnegie, Rothschild, etc. Je sais que je ne devrais pas les nommer, mais je le fais. En France et en Angleterre, la famille Rothschild possède un siège permanent aux Conseils Nationaux de ces pays, de même que les descendants des familles royales, ou les membres des familles royales régnantes. Un descendant de la dynastie des Habsbourg possède aussi un siège permanent dans son pays. Aux États-Unis, la famille Rockefeller possède un siège permanent au Conseil National.

Tous les Conseils Nationaux dépendent du Conseil Mondial Suprême. Ce Conseil est le prototype de celui qui dominera le monde quand le Nouvel Ordre Mondial sera pleinement installé. Il se réunit régulièrement pour parler des problèmes financiers, des politiques à mettre en œuvre, et pour régler les difficultés éventuelles. Là encore, vous retrouvez les membres des vieilles dynasties financières.

Vous comprenez à présent pourquoi les Illuminati sont pratiquement intouchables depuis des siècles ! Les membres dirigeants, au plus haut niveau, sont extrêmement riches et puissants. J'espère que ce que je vous révèle vous permettra de mieux comprendre ce système.

D'où me viennent ces informations ? J'étais membre d'un conseil de direction métropolitain, en tant que formatrice principale. Je rencontrais donc des membres du conseil régional dont je dépendais. En outre, on apprend à tous les enfants des Illuminati qui sont leurs dirigeants principaux. On leur demande aussi de leur jurer fidélité, ainsi qu'au Nouvel Ordre Mondial.

Question : *Quel est le degré d'implication des familles royales européennes dans les Illuminati ? Quelle est leur puissance réelle, et quelles sont leurs relations avec les États-Unis, notamment dans les domaines politique et financier ? Est-ce que ce sont encore les rois qui nous gouvernent ?*

Réponse : Ce n'est pas facile de vous répondre, mais je vais essayer. Les dirigeants des Illuminati prétendent descendre eux-mêmes des familles royales, ainsi que des familles impliquées de manière continue dans l'occultisme depuis des générations.

Il y a donc deux définitions de ce que l'on entend par « familles royales ». Il y a d'abord les familles royales que tout le monde connaît. Mais il y a aussi les familles royales secrètes, celles qui ont du sang bleu, et qui possèdent une grande puissance occulte. Parfois, les deux lignées se confondent, comme dans le cas du Prince-de-Galles.

Je ne sais pas laquelle de ces deux lignées détient réellement le pouvoir. Je n'étais qu'une petite esclave qui faisait sérieusement son travail. Mais voici ce que j'avais compris : en Allemagne, ce sont les membres des familles de Hanovre et de Habsbourg qui règnent sur le « Bruderheist » (Conseil National allemand). Ils sont aussi considérés comme possédant la plus forte puissance occulte depuis des générations. La famille royale britannique est juste au-dessous dans la hiérarchie. Sur le plan occulte, en Grande-Bretagne, les Rothschild sont supérieurs à la famille royale. Ce sont eux qui règnent sur la Grande-Bretagne, avec la famille royale, même si officiellement c'est le Parlement qui dirige !

En France, ce sont les descendants de la famille royale qui détiennent le pouvoir sur le plan occulte. Mais, là encore, la famille Rothschild est plus puissante qu'eux tous. Les Illuminati américains sont considérés comme plus «jeunes» et moins puissants que leurs collègues européens. C'est pour cette raison que les enfants des Illuminati américains sont toujours envoyés en Europe pour y effectuer une partie de leur formation. La formation européenne est considérée comme meilleure. En outre, les familles d'Illuminati américains veulent renouveler leur affiliation avec leurs aînés européens.

Tous les Illuminati de l'Europe sont dirigés par les Illuminati de l'Allemagne, de la France et de la Grande-Bretagne. Ces trois pays forment un triumvirat qui dirige l'Europe. La Russie est considérée comme importante, parce qu'elle dispose de la plus grande puissance militaire et qu'elle héberge les groupes militaires Illuminati les plus importants. Les Illuminati ont promis à la Russie la quatrième place dans le Nouvel Ordre Mondial, avant même les États-Unis. Parce que la Russie, et l'ancienne URSS se sont montrées plus coopératives que les États-Unis dans l'exécution du programme des Illuminati, au cours des décennies passées.

Dans la direction mondiale des Illuminati, vous trouvez donc les membres d'antiques familles dominantes, ainsi que les membres de familles plus récentes. Le marxisme n'existe pas pour les Illuminati. Dans l'ordre de prééminence mondiale, on trouvera la Russie, puis la Chine, puis les États-Unis. Mais un grand nombre de dirigeants Illuminati américains émigreront en Europe quand le Nouvel Ordre Mondial sera instauré. Beaucoup y disposent déjà de propriétés. Ils changeront de nationalité du jour au lendemain.

Je vous ai dit le peu que je me rappelle. J'aurais aimé étudier davantage tout cela quand j'étais dans la secte, mais, à l'époque, j'étais trop occupée à me garder en vie !

TREIZIÈME PARTIE

Les Nations Unies, ou le Conseil Mondial Suprême

Question : *Svali, quel rôle joueront les Nations Unies à l'avenir, et comment voyez-vous ce rôle ? Quel est le calendrier des Illuminati ?*

Réponse : Les Nations Unies ont été créées pour permettre de surmonter l'un des plus gros obstacles à la mise en place du Nouvel Ordre Mondial. Pour cela, il faut qu'il règne un ordre militaire, et que les Illuminati imposent leur dictature. Cet obstacle est celui du nationalisme et du patriotisme. C'est la raison pour laquelle ce concept de Nouvel Ordre Mondial n'a pas été populaire, quand il a été introduit au commencement. Il a fallu des années pour que les médias lavent les cerveaux, et que l'on détruise le sentiment d'orgueil national, par de subtiles campagnes dans les médias.

Le programme des Illuminati est de mettre en place une organisation qui préfigure ce qui se passera quand le Conseil Mondial Suprême prendra officiellement le pouvoir. Tous les ambassadeurs en poste aux Nations Unies ont fait quelque chose pour s'attirer la faveur des Illuminati et recevoir d'eux une récompense. Ou alors ce sont des personnalités en vue qui ont été nommées pour donner bonne figure à l'organisation. Les Illuminati et les dirigeants mondiaux ont décidé de créer une Organisation des Nations unies et ont travaillé dur pour l'imposer au monde. Franklin Roosevelt a été leur homme aux États-Unis, car il a beaucoup fait pour faire accepter les Nations Unies aux Américains. Lui, et sa femme Eleanor étaient des Illuminati très engagés. Tout comme Shirley Temple Black. En fait, la plupart de nos Présidents, depuis le début du siècle passé, ont été des Illuminati, ou se sont engagés par serment à soutenir leur programme, en échange des fonds nécessaires pour leur campagne. Je crois qu'il est impossible aujourd'hui de gagner une élection présidentielle sans le soutien des Illuminati. La famille Kennedy a été « punie », parce qu'elle a essayé de leur désobéir. Les Kennedy avaient l'esprit indépendant, et ils étaient trop difficiles à « contrôler ».

Officiellement, les Nations Unies ont pour mission de travailler pour la paix dans le monde. Elles veulent exercer des fonctions à la fois de maintien de la paix et de domination militaire. Le fait de donner ce rôle aux Nations Unies doit réduire la puissance militaire des nations, et les encourager à dépendre de plus en plus d'organisations extérieures ou internationales. Elles offriront ainsi moins de résistance quand la prise de pouvoir des Illuminati s'effectuera.

On m'avait dit que le Nouvel Ordre Mondial serait officiellement révélé avant l'année 2020. Mais il se peut que ce ne soit que de la propagande des Illuminati, car ils changent tout le temps de dates. Je crois personnellement que les Illuminati se révéleront ouvertement avant le milieu de ce siècle. Mais ce n'est qu'une opinion personnelle.

Question : *Quel est le plan des Illuminati pour le Moyen-Orient et quelles vont en être les conséquences pour le reste du monde ? Allons-nous assister à une troisième guerre mondiale ?*

Réponse : Le conflit du Moyen-Orient est tout bénéfice pour les Illuminati. Ils haïssent Israël. Ils espèrent qu'un jour Israël sera détruit, et attendent leur heure. Ils se serviront des Nations Unies pour proposer un plan de paix au Moyen-Orient, plan qui sera accueilli avec joie par beaucoup.

Mais, en même temps, ce sont les Illuminati qui arment secrètement les belligérants, pour entretenir le conflit. Ce sont des gens remplis de duplicité. Par exemple, ils se sont servis dans le passé de l'URSS pour faire passer des armes en Palestine, au nom de « l'amitié » entre l'URSS et les nations arabes. Pendant ce temps, les Illuminati américains ont fait passer des armes en Israël, pour des raisons similaires.

Les Illuminati aiment jouer aux échecs. Ils entretiennent les guerres entre nations pour faire sortir du chaos un ordre nouveau. La Russie va redevenir puissante. Elle est trop forte sur le plan militaire pour accepter d'être réduite à un rôle secondaire. Tous les Illuminati qui étaient des formateurs dans le domaine militaire sont allés en Russie pour y être eux-mêmes formés. Dans le Nouvel Ordre Mondial, les Russes seront plus forts et mieux placés que les Américains.

Vous voulez savoir quelle sera la fin du scénario, comme les Illuminati me l'ont enseigné. C'était de la propagande, mais voici de quelle manière ils croient que le Nouvel Ordre Mondial va être instauré : Il va y avoir un conflit permanent au Moyen-Orient. Ces hostilités vont culminer par une sérieuse menace de guerre nucléaire.

Il va se produire un effondrement économique aux USA et en Europe, comme au moment de la grande dépression. L'une des raisons pour lesquelles notre économie continue à boiter est constituée par les manipulations monétaires de la Réserve Fédérale américaine, qui joue artificiellement sur les taux d'intérêt. Mais, un jour, cela ne marchera plus. Ou alors on fera en sorte que cela ne marche plus, et la crise économique éclatera. Tous les créanciers, à commencer par le gouvernement, voudront se faire payer. Il y aura des faillites retentissantes.

C'est l'Europe qui va se stabiliser la première. L'Allemagne, la France et la Grande-Bretagne auront les économies les plus fortes. Cela peut constituer une surprise pour ce dernier pays ! Ces trois pays vont faire instaurer par les Nations Unies une monnaie mondiale unique. Le Japon s'en sortira aussi, mais son économie sera affaiblie.

Des forces internationales, sous le drapeau de l'ONU, seront envoyées dans divers endroits pour empêcher les émeutes. Les chefs des Illuminati se révéleront. Ils demanderont aux peuples de s'engager à les servir loyalement, en ces temps de chaos et de dévastation.

Ce n'est pas un plan très agréable, n'est-ce pas ? Je ne connais pas le planning exact de tous ces événements, et je ne veux même pas chercher à la connaître. Ce que je peux vous dire, c'est que tous ceux qui n'auront pas de dettes, qui ne devront rien ni au gouvernement ni aux banques, qui n'auront pas de crédits sur le dos, et qui pourront à peu près se suffire à eux-mêmes, ceux-là s'en sortiront sans doute mieux que les autres. Si j'avais de l'argent, je me garderais bien d'investir dans des actions. J'achèterais plutôt de l'or ! C'est l'or qui va redevenir une valeur forte dans le monde. Nos dollars ne vaudront plus grand-chose. Rappelez-vous ce qui s'est passé après notre Guerre Civile. Notre monnaie ne vaudra pas plus que la monnaie des Confédérés après leur défaite !

Cela dit, j'admets que tout cela ne pourrait être que de la propagande des Illuminati, pour nous effrayer. Peut-être que rien de tout cela n'arrivera. Je l'espère sincèrement. Je crois aussi fermement que Dieu est capable de retenir la main du méchant, et de prendre soin de notre nation, comme des autres nations, si nous nous tournons vers Lui.

Question : *Diriez-vous que les Illuminati sont des racistes, dans leur ensemble ? Je vous pose cette question, parce qu'il me semble que leur programme laisse une grande place à la suprématie de la race* blanche !

Réponse : Les Illuminati sont des racistes. Ils aiment le type « aryen ». Ils croient fermement que les « purs » et les « intelligents » (selon leurs propres critères) vont dominer le monde. Occasionnellement, ils sacrifient au cours de leurs cérémonies certains membres de minorités ethniques. Ils s'efforcent de créer génétiquement une « race supérieure », qui gouvernera le monde avec leurs enfants et leurs descendants. Ils admirent aussi la République de Platon, et croient qu'ils parviendront à instaurer cette Utopie, avec leur Nouvel Ordre Mondial. Ils pensent que ce sont leurs élites intellectuelles qui gouverneront, et que les masses suivront leurs dirigeants comme des moutons. C'est ainsi qu'ils voient le monde. Ils pensent que les occultistes qui les dirigent sont « éclairés » et intelligents, et que les gens ordinaires sont des « moutons » qu'il faut conduire par le bout du nez.

Question : *Pourquoi ont-ils donc placé un Noir à la tête des Nations Unies ?*

Réponse : Parce que, pour le moment, cela sert leurs plans. Ce sont des menteurs. Ils sont prêts à accorder un rôle important à une personnalité populaire, pour améliorer l'image de marque des Nations Unies. Ils veulent se faire passer pour un groupe qui travaille pour « l'harmonie entre les races », pour « l'unité » et pour la « paix ».

Les vrais dirigeants ne se permettent jamais de dévoiler en public ce qu'ils pensent réellement. Les Nations Unies ne font que préparer le terrain à ce qui va être mis en place. Ce n'est pas l'ONU qui exerce le véritable pouvoir dans le monde. L'ONU sera un organisme relativement sans importance, quand le Nouvel Ordre Mondial sera instauré. Ceux qui exercent le pouvoir véritable se dévoileront alors. L'ONU n'est actuellement qu'un moyen pour entraîner l'opinion publique mondiale à accepter l'idée d'une « communauté mondiale », et celle d'un « monde uni ». L'ONU n'est qu'une étape dans leur programme.

Question : *Cherchent-ils à limiter la population mondiale ? Je pense en particulier à l'épidémie de SIDA en Afrique. Se peut-il que les Illuminati aient causé cette épidémie ?*

Réponse : j'ai lu des rapports disant que les Illuminati ont pu répandre certains virus mortels. Mais je doute que ce soient eux qui aient répandu le virus du SIDA. Pourquoi ? Parce de nombreux dirigeants des Illuminati sont ouvertement homosexuels et pédophiles, et ils se seraient mis eux-mêmes en danger, car ce virus est assez répandu aux États-Unis. La plupart des responsables que j'ai connus étaient des homosexuels. C'était mon cas également. C'est accepté comme un style de vie dans ces milieux, et même encouragé.

Quand les Illuminati répandent des virus, ce sont des virus qui peuvent être traités, pour que les dirigeants puissent être protégés en cas d'épidémie. Je sais pourtant que certains groupes d'Illuminati développent des armes bactériologiques, pour menacer les peuples qui refuseraient d'accepter le Nouvel Ordre Mondial. On en parlait parfois dans les réunions de responsables. Où en sont actuellement ces projets, je ne puis le dire, car cela fait plusieurs années que j'ai quitté les Illuminati.

QUATORZIÈME PARTIE

Histoire et avenir des Illuminati

Question : Il m'est déjà arrivé de recevoir dans mon courrier électronique des invitations lancées par des groupes néonazis. J'ai parcouru leur littérature. Ils prétendent habilement, en invoquant des « faits » historiques, que les Illuminati ne sont qu'une conspiration juive, et que Hitler a dû les combattre. Nous savons ce qui s'est passé ensuite. Ma question est simple : s'agit-il d'une conspiration juive ?

Réponse : Absolument pas ! En fait, Hitler et les siens, surtout Himmler et Goebbels, étaient des Illuminati de haut niveau. Les Illuminati sont extrêmement racistes. Quand j'étais enfant, on m'a obligée à jouer au « camp de concentration », à la fois dans notre ferme de Virginie, et aussi en Europe, dans des camps isolés en Allemagne.

Historiquement, les Juifs ont combattu l'occultisme. Nous voyons dans le Deutéronome et dans l'Ancien Testament comment Dieu, par le peuple juif, s'est efforcé de purifier la terre d'Israël de tous les groupes occultes qui y agissaient, comme ceux qui adoraient Baal, Astarté, et les autres dieux cananéens et babyloniens.

Comme les Illuminati font remonter leur origine à ces divinités de la fertilité, ils sont par nature profondément opposés aux Juifs. Je ne ferais jamais confiance à la littérature des néonazis ou d'autres groupes extrémistes, car leurs conceptions sont fondées sur le racisme et sur la notion de race supérieure. Ce sont des choses auxquelles les Illuminati sont très attachés. Ce groupe néonazi vous racontait donc des mensonges. Ils pensaient que vous ne saviez pas que le nazisme avait été fondé par les Illuminati allemands !

Question : Manifestement, ce rêve d'un homme qui dominerait le monde n'est pas nouveau, historiquement. L'histoire est remplie de tentatives avortées de conquérir le monde et de dominer les hommes. Pour les Illuminati, de quand date ce rêve d'un Nouvel Ordre Mondial ?

Réponse : Les Illuminati eux-mêmes enseignent qu'ils existent depuis des siècles et des siècles, même depuis l'époque des Romains, et qu'Alexandre le Grand était l'un de leurs « prototypes ». Leur prototype moderne était Hitler. Mais les Illuminati, tels que nous les connaissons aujourd'hui, ont été fondés au XVIIe siècle, sous l'influence du Catholicisme, c'est-à-dire des Templiers et des Rosicruciens. L'idée d'un Nouvel Ordre Mondial a commencé à se répandre au début du XVIIIe siècle, avec les idées de Weishaupt et d'autres. Ils travaillent à atteindre leur objectif actuel depuis le milieu du XVIIIe siècle.

Question : *Les Illuminati manipulent-ils la société en utilisant l'histoire, comme celle de l'Égypte, de Rome ou de l'Empire britannique ? Jusqu'où remonte exactement l'histoire des Illuminati, même si leurs actions avaient d'autres formes qu'aujourd'hui ?*

Réponse : Les Illuminati eux-mêmes disent qu'ils remontent à Babylone, vers l'année 3900 avant Jésus-Christ. Il s'agit probablement de propagande. Ils prétendent être fondés sur les doctrines secrètes de toutes les religions antiques et sur les pratiques occultes et ésotériques. Mais ils semblent descendre plus directement des Templiers, un ordre de Chevaliers du Moyen Âge, ainsi que des Rosicruciens, dont la fondation remonte à peu près à la même époque. Je ne sais pas quelle part de « programmation » était mêlée à ce qu'on nous enseignait sur l'histoire de la secte, quand j'étais enfant. S'agit-il d'une vérité historique, je ne peux l'affirmer. Je ne peux donc constituer une source objective d'information. Comme partout, les Illuminati tendent à vouloir idéaliser leurs racines.

Question : *Puisqu'ils sont si intelligents, les Illuminati doivent savoir que les empires, comme les civilisations, n'ont en général pas duré très longtemps. Peut-être 200 ans en moyenne. La fin de tous ces empires a-t-elle été naturelle, ou était-elle programmée ? Les Illuminati étaient-ils responsables de la chute des empires ? Détruisent-ils intentionnellement des civilisations, afin d'en créer de nouvelles, pour mieux étendre leur domination ?*

Réponse : Quand j'étais enfant, on m'a enseigné que les Illuminati conseillaient et finançaient tous les monarques de l'histoire ancienne, comme ils le font pour ceux de l'histoire moderne. Ils affirment que ce sont eux qui ont manipulé l'histoire depuis 2000 ans. Mais je crois pour ma part que les peuples ont aussi leur libre arbitre. Aucun Illuminati ne peut complètement contrôler la nature humaine. Ils ne savent pas exactement comment les peuples vont se comporter.

Je ne crois pas qu'ils aient accompli tout ce qu'ils prétendent avoir accompli. Pourtant, il est vrai qu'ils ont exercé une profonde influence, surtout depuis 200 ans, sur tous les gouvernements du monde, et sur la vie internationale. Je dis cela en fonction de ce que j'ai pu moi-même observer chez eux.

Question : *Svali, vous avez dit que les Illuminati travaillent dur pour atteindre leur objectif de Nouvel Ordre Mondial. Ils veulent être les dirigeants de cette nouvelle société. Quand les Illuminati considéreront-ils donc qu'ils ont atteint leurs objectifs ? Quelle est leur vision de ce « glorieux » ordre nouveau ? Quel type de politique appliqueront-ils ? Sera-t-elle de type dictatorial, communiste ou démocratique ? Leur désir de contrôler le monde va-t-il aboutir ?*

Réponse : On m'avait enseigné que dans ce Nouvel Ordre Mondial, il y aurait tout d'abord un gouvernement fortement dictatorial et militariste. C'est pour cela qu'ils font subir à tous leurs membres cette intense formation militaire, à tous les niveaux, pour pouvoir imposer leur politique. Pourquoi ? Parce que tous ne vont pas accueillir à bras ouverts leur dictature « éclairée ». Ils auront des opposants.

Ils entraînent leur armée aux techniques de contrôle des foules. Il y aura des camps où ils enverront les opposants. Pensez à l'Allemagne de Hitler, qui était un prototype du Nouvel Ordre Mondial. Le Conseil Mondial Suprême mettra en place un gouvernement extrêmement autoritaire, hiérarchisé et centralisé, comme l'est leur organisation actuelle.

Dans une seconde phase, ils mettront en place un gouvernement semi-marxiste, proche du socialisme militariste de l'URSS. Marx était un Illuminatus. On lui a dicté ce qu'il a écrit. Les décisions financières seront prises aux niveaux national et international. On demandera aux gens de travailler pour un salaire réduit, pour la gloire de servir le Nouvel Ordre Mondial. Selon leur loyauté et leurs performances, ils recevront d'autres compensations, tout comme dans la Russie marxiste et léniniste.

Une fois les opposants réduits au silence et maîtrisés, les Illuminati pensent qu'ils n'auront plus besoin de lutter pour contrôler le monde. Ils le tiendront en leur pouvoir ! Ils mettront alors en œuvre des programmes de « sélection génétique », afin que seuls les plus brillants et les meilleurs soient admis à procréer. Ceux qui seront considérés comme des « rebuts génétiques » seront stérilisés. Ils ont les mêmes idées que Hitler dans ce domaine. C'est triste, mais c'est ce qu'ils enseignent. On détectera les enfants qui ont des dispositions occultes, et on leur fera suivre des formations spéciales pour développer ces capacités. Ils le font déjà maintenant, mais en secret. Une fois au pouvoir, ils le feront ouvertement.

Question : *Les Illuminati ont-ils des ennemis naturels, des prédateurs, ou des concurrents dans leur objectif de contrôle du monde ?*

Réponse : Non. Du moins je ne leur en connais pas. Ils savent qu'il y a d'autres groupes qu'eux, comme les Templiers modernes, ou l'oto (Ordo Templi Orientis, une société secrète catholique qui travaille avec les Templiers), groupes qui sont impliqués comme eux dans une foule d'activités occultes et illégales. Sur certains sujets, ces groupes ne sont pas d'accord avec les Illuminati. Mais ils s'entendent en général très bien, et ils échangent leurs informations.

Selon moi, leurs seuls véritables ennemis sont les chrétiens véritables et l'Église, qui s'opposent à tout ce qu'ils font. Parce qu'ils sont fondés sur une spiritualité occulte, les Illuminati méprisent tout ce qui est juif ou Chrétien (je parle des vrais chrétiens). Ce sont leurs ennemis mortels. Car les vrais chrétiens s'engagent dans un combat spirituel qui gêne considérablement leur action.

Question : *Comment considérez-vous le rôle de la Chine et de la Russie, à la lumière des événements récents, et en fonction de ce que vous saviez quand vous étiez dans la secte ?*

Réponse : la Russie constituera la base militaire des Illuminati, et la source de leur puissance dans ce domaine. Les Illuminati considèrent que les chefs militaires de la Russie sont les meilleurs du monde, et les plus disciplinés. La Chine sera considérée comme une puissance plus importante que les États-Unis, car elle plonge aussi ses racines dans l'occultisme oriental. Mais la puissance réelle des Illuminati viendra de l'Europe. C'est ce que l'on m'avait appris dans ce groupe.

La Chine administrera l'Orient, et la Russie l'hémisphère Nord. Je vous dis ce que j'ai appris. Mais n'oubliez jamais qu'il y avait une part de « programmation » dans tout cela ! L'une de mes tâches les plus difficiles, depuis que j'ai quitté les Illuminati, a été d'évaluer ce qui était vrai dans ce que l'on m'a enseigné, et ce qui n'était que de l'idéalisme ou de la propagande. Je ne suis pas spécialiste des Illuminati. Ne me considérez pas comme une autorité dans ce domaine. La position que j'occupais n'était pas du tout élevée. J'ai fait partie du conseil de direction de la région métropolitaine de San Diego pendant plusieurs années, mais je n'avais que peu de contacts sur le plan international.

QUINZIÈME PARTIE

La télévision, parfait instrument de contrôle mental

Question : *Svali, quel rôle joue la télévision ? Vous étiez formatrice et programmatrice chez les Illuminati. Quel rôle jouait la télévision en tant qu'instrument de contrôle mental ? Comment agit-elle au niveau du cerveau ? Pourquoi la télévision est-elle le parfait instrument de contrôle mental des masses ? Donnez-nous quelques détails.*

Réponse : Il est important de comprendre que quand on regarde la télévision, le cerveau se met à émettre des ondes « alpha », qui sont les ondes de la relaxation et du repos. Dans cet état mental, on est hautement prédisposé à être suggestionné. Avez-vous déjà remarqué le regard vitreux de ceux qui viennent de regarder la télévision pendant un certain temps ? C'est dû au fait qu'on est resté un long moment dans un état d'ondes alpha, dans un état mental qui se rapproche du dédoublement de la personnalité. Et encore, je ne parle que de gens qui n'ont pas été élevés dans le contrôle mental des Illuminati !

Rappelez-vous aussi toutes ces études qui ont montré, il y a quelques années, que « la violence à la télévision n'affecte pas le comportement des enfants ». Devinez qui les a financées ! Ils ne sont qu'une bande de menteurs. Il est certain que ce que les enfants regardent à la télévision influence leur comportement. Les psychologues des Illuminati le savent bien ! Ils utilisent sciemment la télévision pour influencer « les masses ». Ils ne peuvent pas modifier complètement la personnalité de la plupart des citoyens, mais ils peuvent les désensibiliser pour leur faire de plus en plus accepter la violence, la pornographie et l'occultisme, tout en influençant les perceptions des jeunes enfants.

La plupart des dessins animés transmettent un message subtil, ainsi que des messages subliminaux, conçus pour influencer la génération suivante, ainsi que pour détruire les valeurs familiales et la moralité traditionnelle, en les faisant passer pour des notions dépassées et « politiquement incorrectes ». La télévision exerce aujourd'hui une profonde influence sur notre société, surtout sur les jeunes enfants.

Combien de parents ont permis à la télévision d'être le « babysitter » de leurs enfants, tout en n'ayant aucune notion de ce que leurs enfants regardent ?

Je suis parfois horrifiée d'entendre mon fils de 12 ans me parler des films que ses camarades ont regardés à la télévision, des films qui décrivent des massacres, de la violence et des horreurs occultes. Je ne permettrais jamais à des enfants impressionnables de regarder des films comme Matrix, Fight Club, ou le nouvel Exorciste, par exemple, ou comme les films que certains adolescents aiment tant.

Les Illuminati jouent aussi sur les sons et les images. Ils ont recours au bombardement d'images, comme on le voit sur beaucoup de publicités modernes. Certaines émissions de télévision glorifient carrément l'occultisme, ou présentent de jeunes et jolies sorcières, des vampires et des sorciers qui changent de forme.

Question : Citez-nous les principales émissions inspirées par les Illuminati à la télévision, ou celles qui véhiculent les idées des Illuminati. À quelles caractéristiques les reconnaît-on ?

Réponse : Les médias sont tellement infiltrés qu'il faudrait plutôt demander quelles sont les émissions qui ne véhiculent pas leurs idées ! Regardez aussi les dessins animés du samedi matin, remplis d'occultisme et de sorcellerie, qui glorifient le paganisme, ou les films qui utilisent ouvertement des techniques de contrôle mental. Regardez la plupart des jeux vidéo, qui montrent des scènes de « programmation mentale », tortures à l'appui. Cela m'a beaucoup attristée de le constater. Le héros devait « sauver » la victime avant qu'elle soit torturée à mort...

Je dirais que 90% des dessins animés présentent des thèmes occultes, destinés à capter l'attention des enfants. C'est ainsi qu'on les endoctrine subtilement pour qu'ils acceptent les « guides » spirituels ou les « guides » animaux, ou qu'ils s'habituent aux techniques de formation occultes. Même les « mignons » petits Pokémon, ces dociles créatures, peuvent devenir de véritables démons, une fois que leur « formateur » les a « programmés » pour qu'ils changent de personnalité. Tout cela ressemble trop à ce que les Illuminati font à des enfants dociles pour me rassurer !

Personnellement, je ne regarde pas beaucoup la télévision. Je regarde parfois des reportages géographiques, ou un film comique. Mais, en général, j'évite de la regarder. J'ai entendu trop de discussions chez les

Illuminati, au cours des réunions de direction, et avec les psychologues du groupe, sur la manière dont ils utilisaient la télévision pour influencer subtilement les masses, sans même qu'elles s'en doutent ! J'ai donc choisi de ne pas me laisser influencer. Comparez les émissions de télévision des années 50 aux émissions actuelles, et vous aurez un bon aperçu du déclin moral de notre société !

Question : *Que dire de l'influence de la musique pop ? Est-elle aussi utilisée comme un moyen de contrôle mental ? Je crois que Cathy O'Brien, survivante des méthodes de la CIA, a accusé la musique country et un certain nombre de chanteurs d'être impliqués dans ces manipulations mentales, et désigne Nashville, dans le Tennessee, comme le centre de ces manipulations.*

Réponse : La musique country est sans doute influencée, mais c'est surtout la musique rock qui est contrôlée par les Illuminati. J'ai regardé un jour une émission de rock, et je ne pouvais pas croire ce que je voyais ! J'en suis restée bouche bée ! Certains rockers ont des tatouages de papillons sur tout le corps (le papillon est un signe de la méthode de contrôle mental appelée Monarque). J'en ai entendu un chanter : « Viens, mon papillon... Enfuyons-nous vers un monde meilleur... ! »

Cette chanson était remplie de symboles « programmeurs ». Je crois que Britney Spears, Eminem, et d'autres chanteurs sont utilisés par les Illuminati pour chanter des chansons que les gens aiment. Certains ont le look néo-nazi et véhiculent des paroles de haine. Ce n'est pas un hasard. En fait, beaucoup des meilleurs chanteurs pop sont d'anciens boursiers du « Mickey Mouse Club », une autre branche de l'empire du bon vieux Illuminatus Walt Disney ! Je crois qu'on leur a offert un statut de star, en échange de leur soumission, ou de leur acceptation d'être utilisés pour contrôler mentalement la population.

Combien de chansons font l'éloge du suicide, de la violence, du désespoir, ou de la spiritualité du Nouvel Âge, dans la musique pop et rock aujourd'hui ! Prenez la peine de lire les paroles de ces chansons ! (Mais je demande aux survivants du contrôle mental d'être prudents, et de ne pas laisser certaines paroles déclencher en eux des réactions « programmées » !)

Question : *Que peut-on faire pour réparer les dommages déjà causés par la télévision et la musique ?*

Réponse : Cessez de la regarder ou de l'écouter ! Mais c'est plus facile à dire qu'à faire ! Cependant, quand on cesse d'écouter ou de regarder, le renforcement du conditionnement cesse. Mais combien de gens sont complètement dépendants de leur « moment télé » ! Je crois aussi que l'un des meilleurs moyens de réparer les dommages causés est de remplacer les messages négatifs ou mensongers par la vérité. Je fais une étude quotidienne de la Parole de Dieu pour « renouveler mon intelligence », selon l'expression de l'épître aux Romains. Je trouve cette étude infiniment plus vivifiante et régénérante que tout ce que l'on peut vous offrir à la télévision ou à la radio !

Question : *Svali, je suis certain que vous vous rappelez ce que l'on a dit, il y a quelques années, que certains dessins animés japonais, comme les Pokémon, avaient provoqué des crises d'épilepsie chez des centaines d'enfants. Est-ce que les auteurs de ces films ne s'en doutaient pas au départ, ou était-ce un test de contrôle mental de la population ? Est-ce que les programmateurs des Illuminati en sont conscients ? Le font-ils pour contrôler la population ? Qu'en pensez-vous ?*

Réponse : Je ne sais pas si cela était intentionnel ou pas, puisque c'est arrivé après mon départ des Illuminati. Je n'en avais jamais entendu parler. Mais je peux vous dire que je ne laisse jamais mon fils regarder les Pokémon, même quand il me dit que « tous ses copains les regardent ». Je crois que ces dessins animés ont une forte connotation occulte. Il suffit de voir les yeux des Pokémon devenir « rouges » quand ils changent de personnalité. Cela ressemble à ce qui se passe chez des gens qui ont subi un contrôle mental influencé par les démons.

Je ne peux pas supporter ces films, en dépit de leur popularité. Je suis très triste de voir l'effet qu'ils produisent sur les enfants. Je voudrais rappeler l'effet des ondes alpha, pour dire que les enfants sont totalement « immergés » dans ces films.

Avez-vous déjà observé des jeunes enfants regarder des dessins animés de ce type ? Leurs yeux deviennent vitreux, leur mâchoire tombe, ils deviennent complètement passifs, et même leur respiration se ralentit. C'est pour ces raisons que je ne suis pas du tout une fan de la télé, surtout à cause de ses effets sur les jeunes enfants. Combien d'entre eux ont appris à rire devant la violence gratuite, et à la trouver « drôle » ! Je connais même une série d'émissions très populaires à la télévision, qui montre des jeunes gens faisant subir des mauvais traitements à leurs parents, et filmant la scène « juste pour s'amuser » !

Question : je vous lis un article qui va sans doute vous intéresser : Du 20 avril 2001 :

« Le 25e coup découvert dans les dessins animés des Pokémon ! Des psychologues, dans la ville russe de Krasnodar, ont demandé au gouvernement russe d'interdire les dessins animés des Pokémon à la télévision. Ces dessins animés avaient déjà été diffusés sur la chaîne d'État nationale ORT. Ils ont rappelé que ces films avaient déjà été interdits dans de nombreux pays, dont le Japon lui-même. Les psychologues de Krasnodar affirment que le "système du 25e coup" est appliqué dans ces films, et qu'il affecte négativement le subconscient des enfants. Ce système introduit une véritable "programmation neurolinguistique". Les enfants deviennent comme des "zombies". Les psychologues parlent de "génocide intellectuel". Selon eux, ces dessins animés poussent à la cruauté et à l'agressivité, et les vêtements des héros portent de nombreux signes symbolisant la mort ».

Réponse : Je ne sais pas exactement en quoi consiste ce « système du 25e coup », mais il me semble évident que les Russes ont détecté une méthode subliminale de contrôle mental qui produit des effets négatifs sur les enfants. Je n'en suis pas surprise. J'ai déjà dit ce que je pensais des Pokémon. Je connais aussi un autre jeu de cartes qui est encore pire, qui s'appelle Magicke. N'oubliez pas les jeux de rôles qui envoûtent les jeunes, comme Donjons et Dragons Online, Diablo, et tant d'autres. La liste est longue !

SEIZIÈME PARTIE

Les « assassins isolés »

Note de l'Éditeur américain : Attention ! Cette partie comprend certaines descriptions assez crues des méthodes de « programmation » des assassins, et des tortures brutales pratiquées sur les enfants par les Illuminati. Svali m'a demandé de publier son témoignage, et j'ai décidé de ne rien changer à son récit.

Question : *Svali, vous avez entendu parler de ces « assassins isolés », comme Timothy Mcveigh (le tueur d'Oklahoma City), Lee Harvey Oswald (l'assassin du Président Kennedy), Sirhan Sirhan (l'assassin de Robert Kennedy), John Hinkley (qui a fait une tentative d'assassinat sur le Président Reagan), Eric Harris et Dylan Klebold (les tueurs du Lycée Columbine). Je suis sûr que vous pourriez citer d'autres noms. Qu'en pensez-vous ? Beaucoup de ces assassins ont des liens avec l'armée, soit directement, soit par leurs familles. On raconte que ce sont des esclaves du contrôle mental. On a même dit que Mcveigh avait reçu une micropuce implantée dans son corps.*

Est-il possible que ces hommes aient été des esclaves du contrôle mental ? Pouvez-vous nous dire s'il est facile de programmer ces esclaves du contrôle mental ? Comment sont-ils programmés ? Quels sont les signes qui pourraient vous montrer que ces criminels aient pu être « programmés » ?

Réponse : Je suis tout à fait persuadée que certains de ces assassins sont passés par une programmation mentale du type MK ULTRA. Il se peut qu'ils soient des victimes de programmes militaires de contrôle mental, et qu'ils aient « mal tourné ». En fait, je sais que c'est le cas de certains de ces hommes de main. Si vous lisez leur histoire, vous verrez qu'ils sont presque toujours associés à des groupes nazis ou occultes, et que l'on a souvent retrouvé chez eux des symboles nazis.

Pourquoi suis-je persuadée qu'ils ont subi une programmation mentale ? Tout d'abord, parce que ces hommes n'ont pas décidé un jour de prendre une arme pour tuer. Il a fallu qu'ils apprennent à viser et à tirer d'une manière sûre. Où ont-ils subi cet entraînement ? Où ont-ils développé leur compétence meurtrière ?

Quand j'étais formatrice chez les Illuminati, il y avait un ordre que les formateurs devaient apprendre à utiliser en tout premier lieu, avant de travailler avec leurs sujets. Vous devez savoir que chez les Illuminati, TOUS les enfants reçoivent un entraînement pour devenir des assassins. J'ai moi-même subi cet entraînement, et je n'ai jamais connu un seul enfant des Illuminati qui ne l'ait pas subi. Quel est cet ordre ? L'ordre « Halte ! » c'est le premier ordre que l'on inculque aux futurs assassins, enfants ou adultes. Ceux-ci sont programmés pour s'arrêter net, pour se figer sur place, dès qu'ils entendent cet ordre « Halte ! »

Pourquoi les formateurs doivent-ils apprendre à leurs élèves à obéir à cet ordre ? Parce qu'ils courent le risque réel d'être eux-mêmes tués par leurs élèves. La programmation de cet ordre « Halte » permet de maîtriser complètement toute velléité de vengeance. Depuis leur enfance, ces gens subissent toutes sortes de tortures atroces visant à leur apprendre à obéir sans discuter. Dès l'âge de cinq ans, on leur apprend à tirer, tout d'abord avec des armes à air comprimé, puis avec des armes réelles. On les entraîne également avec un matériel informatique simulant la réalité (programmes de réalité virtuelle).

Il s'agit donc de gens que l'on entraîne dès leur petite enfance à tuer froidement, sans manifester la moindre émotion. On leur donne l'ordre, au cours de ces simulations informatisées, de tuer leur propre frère ou leur propre sœur. Comme ils sont en outre sous hypnose à ce moment-là, ils sont persuadés qu'il s'agit de la réalité. C'est ainsi qu'on teste leur obéissance. Ils ont fait subir cet horrible entraînement à mon fils. Il pleurait en me racontant à quel point il était horriblement anxieux le lendemain, croyant avoir tué sa sœur. Il a failli mourir de saisissement quand il l'a revue vivante. S'il ne l'avait pas revue, il aurait été complètement persuadé qu'il l'avait tuée au cours de cette simulation !

Après avoir ainsi été torturées, abusées et violées toute leur vie, ces pauvres victimes éprouvent une rage épouvantable contre leurs tortionnaires, qui développent cette haine en elles pour en faire de meilleurs assassins. Ces gens sont donc formés et programmés pour éliminer au premier commandement les « ennemis » et les « faibles », pour le bien de la « famille » et pour leur propre gloire. Mais, parfois, ces enfants ou ces adultes en « formation » deviennent difficiles à contrôler, à cause de la haine intense qui les anime.

J'ai connu des formateurs qui ont été tués par certains de leurs « élèves » pendant la nuit, parce qu'ils étaient allés trop loin, ou qu'ils ne s'étaient pas suffisamment protégés. On considérait cela comme l'un des « risques du métier ». J'étais toujours très prudente. Tous les formateurs savent que, pendant la nuit, certains élèves peuvent échapper à leur contrôle. Cela arrive toujours. Ces révoltés étaient alors très sévèrement punis, emprisonnés pendant plusieurs jours et torturés, de manière à leur apprendre de quelle manière ils devaient se comporter. Ceux qui devenaient particulièrement perturbés et instables pouvaient finir par être considérés comme « non récupérables » et éliminés. On pouvait aussi les envoyer dans un asile psychiatrique, où personne ne croyait leurs « délires paranoïaques », quand ils disaient qu'on voulait « leur apprendre à assassiner ».

Il arrivait donc que des formateurs trop brutaux aient du mal à contrôler leurs élèves, et que certains finissent par être assassinés. Ces « accidents » étaient soigneusement maquillés. Vous pouvez à présent savoir pourquoi le FBI ne fait pas grand-chose pour ordonner la fermeture des sites web qui glorifient l'occultisme, ou pour enquêter sur ceux qui sont accusés d'appartenir à un groupe occulte organisé !

Les gens ne deviennent pas des assassins comme cela. On leur a soigneusement et progressivement appris à surmonter l'horreur que l'on ressent naturellement quand on tue un autre être humain. Ce processus d'apprentissage commence dès l'enfance chez les Illuminati. Ils obligent les enfants à apprendre à tuer.

Voici comment ils font. C'est ainsi qu'ils ont agi envers moi-même : Ils prennent un enfant de deux ans, et le mettent dans une cage en métal reliée à des électrodes. Ils lui font subir des chocs électriques sévères. Ils le font sortir de la cage, et lui mettent un chaton dans les mains. Puis ils lui ordonnent de tordre le cou du chaton. L'enfant pleure et refuse en général. Ils remettent l'enfant dans la cage, et l'électrocutent jusqu'à ce que l'enfant perde presque connaissance. Ils font à nouveau sortir l'enfant de la cage, et lui ordonnent une nouvelle fois de tuer le chaton. L'enfant va se mettre à trembler de tous ses membres et à pleurer, mais il va tuer le chaton, par crainte de la torture. Puis il va aller vomir dans un coin, pendant que l'adulte le félicite d'avoir « fait du bon travail ».

Ce n'est que la première étape. On donne ensuite à l'enfant des animaux de plus en plus gros à tuer, à mesure qu'il grandit. Puis on lui ordonne de tuer un bébé, soit au cours d'un « exercice de réalité virtuelle », soit réellement. Avant l'âge de neuf ans, ces enfants savent armer un pistolet, viser, et tirer sur une cible, dès qu'ils en reçoivent l'ordre. On les entraîne ensuite avec des mannequins imitant parfaitement des êtres humains. Puis avec des animaux. Puis avec des hommes, en général des « irrécupérables ». On les entraîne aussi sur des programmes de simulation de réalité virtuelle. S'ils font « du bon travail », ils sont fortement récompensés. Mais on les torture s'ils refusent d'obéir.

Plus les enfants grandissent, et plus ils sont entraînés. Avant l'âge de 15 ans, la plupart de ces enfants sont obligés à se combattre entre eux en présence de spectateurs. Des Illuminati de haut niveau viennent assister à ces « jeux », comme du temps des antiques gladiateurs. Ces combats se terminent rarement par des mises à mort. Ils s'arrêtent quand l'un des enfants est vaincu et terrassé. Ils utilisent toutes les armes possibles et imaginables, et doivent apprendre à lutter pour leur vie. Si un enfant perd un combat, il est sévèrement puni par son formateur, parce que ce dernier a « perdu la face ». S'il gagne, il est récompensé pour sa « force » et son « habileté » à manier les armes.

Quand ils atteignent l'âge de 21 ans, ces jeunes sont devenus de vraies machines à tuer. On leur a inculqué tout un ensemble de messages codés, et ils ont été sans cesse testés pour voir s'ils vont obéir au premier ordre. C'est de cette manière que sont élevés les enfants des Illuminati allemands. J'ai dû subir moi-même cette formation.

Question : Svali, vous nous avez déjà dit que l'apprentissage de l'ordre « Halte ! » était le premier que devait subir un enfant. En quoi consiste exactement cet ordre ? Est-ce juste un mot codé, ou est-ce quelque chose de plus compliqué ?

Réponse : Normalement, cet ordre consiste en un code qui paralyse complètement l'enfant ou l'adulte ainsi programmé. Il s'agit en général d'une courte série de nombres, comme « 354 ! » Ce n'est qu'un exemple, il ne s'agit pas de ce code précis ! Ou encore, il s'agit d'un mot allemand suivi d'une combinaison de nombres.

Tous les enfants essayent de se venger de ce que leur font subir leurs formateurs. Cela arrive toujours quand ils sont jeunes. Ils sont alors sévèrement punis, emprisonnés et isolés, voire battus et électrocutés, pour leur apprendre à ne plus faire cela.

On leur inculque ensuite le commandement « Halte ! » sous hypnose, après les avoir drogués, et leur avoir fait subir des traumatismes extrêmes. On leur apprend ainsi à réagir instantanément à ce commandement, et à immobiliser complètement leur corps. On leur dit que s'ils ne le font pas, on les torturera pour les punir. On renforce souvent cet apprentissage.

DIX-SEPTIÈME PARTIE

Le travail des formateurs et des programmateurs

Question : *Svali, pouvez-vous nous parler des incroyables propriétés du cerveau humain ? Quelle est votre expérience sur ce sujet quand vous étiez membre des Illuminati ? Je crois que la mémoire visuelle de type photographique n'est qu'une partie de ces propriétés.*

Réponse : La recherche a prouvé que nous n'utilisions qu'une petite partie des capacités de notre cerveau. Les Illuminati et d'autres groupes semblables le savent bien. C'est pour cela qu'ils ont mis au point leurs programmes de formation et de stimulation, pour encourager les enfants à employer leurs capacités cérébrales normalement inutilisées.

Dans un état de transe hypnotique, on a constaté que le cerveau humain était capable d'une mémoire photographique. Une personne sous hypnose est capable de se rappeler complètement des événements dans leurs plus petits détails. Le cerveau ne perd jamais rien. Dans notre vie consciente, nous employons simplement des « filtres » pour pouvoir gérer les informations qui nous parviennent. Sinon nos sens seraient trop bombardés, et nous serions constamment distraits.

Une induction hypnotique peut enlever tous ces filtres, au moment où une suggestion est implantée dans le cerveau. La personne peut alors « télécharger » toutes les informations contenues dans sa mémoire, et les transmettre au formateur.

Les autres capacités qui sont développées sont, entre autres : l'apprentissage des langues étrangères (on enseigne aux enfants des Illuminati de deux à cinq langues, et même plus, selon leurs aptitudes) ; la force physique (ces enfants ont une force physique plus grande que celle des autres enfants de leur âge) ; les capacités occultes (celles-ci sont très recherchées, et développées au maximum).

C'est ainsi que les enfants apprennent la télékinésie (déplacements d'objets par la « puissance de la pensée »), la divination et la faculté d'obtenir toutes sortes d'informations sur les autres, la faculté de voyager à travers le temps, ou dans d'autres dimensions spirituelles, la capacité de tuer un animal ou un homme par « la puissance de la pensée », sans même les toucher, ou les voyages astraux (sorties du corps en esprit). Les enfants peuvent ainsi sortir de leur corps en esprit, entrer dans une pièce en étant invisibles, décrire ce qu'elle contient, écouter les conversations, etc.

On développe aussi les capacités intellectuelles des enfants. Leur quotient intellectuel moyen peut atteindre au moins 120, jusqu'à 200 et plus. Les quotients intellectuels de 160 et plus sont fréquents chez les Illuminati. Les aptitudes particulières qui sont développées dépendent du rôle futur de l'enfant ou de l'adulte au sein du groupe.

Question : *Svali, vous connaissez sans doute la série télévisée actuelle qui s'appelle « The Pretender » (le prétendant, ou le simulateur). Après ce que vous venez de dire, je comprends mieux les objectifs de cette série ! Peut-être s'inspire-t-elle des techniques de programmation mentale ou de l'histoire des Illuminati ?*

Réponse : Je n'ai jamais regardé cette série, parce que, quand j'ai essayé de le faire, il y a quelques années, les deux premières minutes déclenchaient trop de « réactions programmées » en moi. Il fallait que je me lève et que je quitte la pièce. Plus tard, j'ai dit à mon mari : « Je n'arrive pas à croire qu'ils montrent cela ouvertement à la télé ! » Oui, cette série s'inspire directement des techniques de programmation mentale. Mais, dans notre société, qui a l'habitude de tout nier, on considère cela comme de la « fiction ». Les seuls qui savent que c'est vrai, ce sont ceux qui ont dû subir cette programmation !

Question : *Est-ce que ces techniques de programmation mentale pourraient être employées pour développer nos capacités intellectuelles, mais sans que nous perdions le contrôle de notre cerveau ? On parlait beaucoup il y a quelques années de ce que l'on appelait les « machines mentales », comportant des casques à réalité virtuelle. Que savez-vous à ce sujet ? Est-ce que ces machines produisent des résultats ?*

Réponse : Désolée, mais je ne connais aucune méthode de programmation mentale qui produise de « bons » résultats. Pourquoi ? Parce que la plupart de ces méthodes sont traumatisantes. Mais même si elles ne l'étaient pas, de telles machines et méthodes, si elles tombaient entre des mauvaises mains, seraient toujours employées pour contrôler et dominer les autres. Dans toutes ces méthodes, il y a quelqu'un qui programme le cerveau des autres, et quelqu'un qui est programmé. La plupart de ces « machines mentales » et de ces casques à réalité virtuelle ne produisent pas de très bons résultats. Pour qu'elles marchent bien, il faudrait que les sujets formés soient jeunes, et qu'ils soient aussi fortement traumatisés. C'est triste, mais c'est vrai.

En outre, la plupart des capacités qui sont développées chez les Illuminati sont dangereuses et destructrices. La faculté de voyager dans le temps et dans l'espace coûte très cher au corps humain. Les personnes qui utilisent trop souvent cette faculté détruisent leur santé, ou raccourcissent considérablement leur durée de vie. J'ai connu des Illuminati, dans le domaine « spirituel », qui pratiquaient cela. Mais ils avaient les cheveux complètement blancs dès l'âge de 22 ans ! La plupart de ces gens vieillissent très vite, parce que leur organisme et leur psychisme se détruisent. Les Illuminati eux-mêmes le savent bien, et évitent de trop utiliser ces facultés.

Il faut savoir que ce sont les démons qui permettent de développer ces facultés. Certaines personnes qui ont pratiqué ces choses ont même fini par devenir folles. Je ne recommanderais certainement à personne de chercher à développer ces facultés, à personne, car ce serait jouer avec le feu. C'est une arme très dangereuse ! C'est pour cette raison que je refuse absolument de toucher à ces choses. C'est l'une des raisons pour lesquelles, il y a quelques années, j'ai fermé toutes ces portes spirituelles dans ma vie, et j'ai renoncé à ces capacités occultes. Actuellement, je ne peux plus faire de la divination sur les gens, ni faire des voyages astraux, ni même parler cinq langues ! Je suis tellement heureuse de ne plus pouvoir faire tout cela maintenant ! Car ma vie appartient à Jésus, et c'est cent fois mieux pour moi ! Cela développe ma vie spirituelle bien mieux que toutes ces méthodes !

Question : *Pouvez-vous nous parler un peu plus de ces capacités occultes, comme la télépathie, la télékinésie, ou les voyages dans le temps ? Quel usage font les Illuminati de ces capacités ?*

Réponse : Tout d'abord, il est important de comprendre que ceux qui voyagent dans le temps sont souvent dans un autre état de conscience que leur état normal. Ils quittent leur corps en esprit, et font un voyage dans le temps « à l'envers », sur le plan spirituel. J'ai constaté personnellement que ceux qui faisaient ces voyages dans le temps étaient plongés dans une sorte de coma profond. Leur respiration et leur rythme cardiaque ralentissent, leur peau devient pâle et froide. Il faut aussi commencer par accomplir un sacrifice pour « ouvrir le portail ». Les premières fois, celui qui fait ce genre de voyage doit presque toujours se faire accompagner par un guide, pour les diriger et les aider à revenir. C'était toujours quelque chose de très effrayant, parce qu'on pouvait « se perdre » et ne plus jamais revenir dans le présent !

J'avais horreur de cela. Je crois à présent que ce sont des démons qui permettent de faire cela. Car il s'agit de quelque chose que la Bible interdit. C'est l'une des raisons pour lesquelles je n'aime pas me souvenir de cela. Ces voyages dans le temps se faisaient presque toujours dans le passé. Il y avait une sorte de barrière qui nous empêchait de voyager dans l'avenir. On ne pouvait voyager dans l'avenir que sur une période d'un jour ou deux. Je ne sais pas pour quelle raison il y avait cette barrière.

Mais il n'y avait aucune barrière pour aller visiter le passé. Les Illuminati voyagent dans le passé pour plusieurs raisons. Tout d'abord, pour connaître l'histoire, pour demander leur avis et leur conseil à certaines grandes personnalités qui ont vécu dans le passé, et pour prouver aux autres la « glorieuse » continuité historique des Illuminati. J'ai assisté ainsi à des cérémonies occultes qui se sont déroulées à Stonehenge il y a 1000 ans, et visité les cours des monarchies qui pratiquaient ces rites. À présent, je crois que tout cela n'était qu'une séduction, un mensonge organisé par les démons. Aucune des informations « historiques » obtenues par ce moyen ne peut être digne de confiance.

On ne pouvait faire ces voyages dans le temps que pendant de courtes périodes. Les Illuminati interdisaient de le faire plus longtemps, en raison des problèmes de santé et des problèmes psychologiques causés par ces « voyages ». Ces choses sont extrêmement destructrices.

Question : *Ces méthodes peuvent-elles être utilisées pour influencer les gens, par exemple des hommes politiques, des hommes d'affaires, des chefs militaires, etc., ou pour leur injecter des pensées ?*

Réponse : Pas que je sache. Il y a une limite à l'utilisation de ces méthodes. Il nous était bien plus efficace de faire chanter ces gens, ou de les soudoyer. Je crois que l'on surestime parfois l'efficacité de ces phénomènes occultes, car les gens ont leur libre arbitre, sauf ceux qui sont directement contrôlés par les Illuminati.

Question : À quel point peuvent-ils modifier la conscience collective du monde, notamment en pratiquant ces voyages dans le temps ? Combien de gens devraient pratiquer ces techniques pour atteindre cet objectif ?

Réponse : Ils n'essayent pas de le faire. Rappelez-vous que c'est Dieu qui contrôle l'histoire, et pas les Illuminati ni tout autre groupe.

Question : Les Illuminati ont-ils des sortes de spécialistes de ces méthodes, ou des gens qui sont employés à plein temps dans ce domaine ?

Réponse : Ils ont des gens qui pratiquent cela plus souvent que les autres. Ce sont ceux qui font partie du domaine « spirituel », et qui se spécialisent dans ces techniques « spirituelles », au lieu de se spécialiser dans les sciences, l'éducation ou les affaires militaires. Ces gens vieillissent toujours plus vite que les autres, et ils se font rapidement des cheveux blancs. Ils doivent eux-mêmes limiter l'usage de ces techniques, qui sont tellement destructrices.

Certaines de ces méthodes sont pratiquées également dans le cadre de la « programmation thêta », qui concerne la programmation de tout ce qui est occulte. Rappelez-vous, dans le film The Matrix, ces enfants qui apprennent à tordre des petites cuillères par la « puissance de la pensée » ! C'est de la pure « programmation thêta », et j'ai été horrifiée de voir cela. C'est bien Hollywood qui mène la danse ! Ces facultés sont utilisées pour apprendre à « tuer par la pensée ».

J'ai vu des animaux tués de cette manière, par un groupe de gens réunis en cercle autour de l'animal, et qui se « concentraient » sur lui. Ils sont supposés pouvoir tuer aussi des hommes de cette manière. Ils peuvent aussi écouter ou voir à distance.

Il ne s'agit pas du tout d'une « nouvelle dimension » ou d'une « capacité innée du corps humain » qui devrait être découverte. Ce sont en fait des démons qui influencent des hommes, et qui leur révèlent leurs connaissances. Mais cela finit toujours par détruire ceux qui pratiquent ces choses intensivement. Les démons veulent détruire l'espèce humaine, car ils savent que Dieu aime les hommes. Les démons haïssent Dieu et les hommes, car nous sommes Sa création bien-aimée.

La Bible parle de toutes ces techniques occultes, comme les voyages astraux ou les voyages dans le temps. La Bible appelle tout cela de la sorcellerie et du spiritisme. Dieu nous interdit de pratiquer ces choses, pour une bonne raison : pour nous protéger. J'ai entendu parler de gens qui ne sont jamais revenus de ces « voyages », qui sont morts, ou qui sont devenus fous après avoir pratiqué ces choses. Jamais je ne conseillerais à quiconque de s'intéresser à ce domaine, alors que la vie sur cette terre est pleine de bonnes choses qui ne sont pas destructrices.

Je suis tellement heureuse de ne plus avoir à assister à de telles choses ni à les pratiquer ! J'ai pour toujours renoncé à tout cela dans ma vie. J'ai fermé toutes les portes aux démons et à leur activité. J'ai aussi perdu toutes mes capacités dans ce domaine, et c'est un grand soulagement pour moi !

DIX-HUITIÈME PARTIE

Questions des lecteurs (1)

Question : Est-ce que l'origine des familles des Illuminati remonte à certaines villes d'Europe particulières ?

Réponse : Oui, mais cela dépend des familles. Il y a la branche allemande, la branche française, la branche anglaise, et la branche russe. Chaque branche a ses racines dans certaines villes et régions de l'Europe. Les villes d'Allemagne centrale et d'Autriche sont les berceaux de la branche allemande. Celle-ci remonte aux Templiers, qui ont unifié les nations européennes au temps des Croisades.

Question : Est-ce que les Illuminati croient en Dieu ? Le considèrent-ils comme un menteur ?

Réponse : Les Illuminati croient en la déification de l'homme par la connaissance. Ils savent qu'il y a des êtres surnaturels qui les aident dans ce processus. Mais ils ne répartissent pas nécessairement ces êtres surnaturels en « bons » et « mauvais ». Ils parlent plutôt de ceux qui sont « éclairés » et de ceux qui sont « enténébrés ». Ils croient en l'existence du Dieu des chrétiens. Mais ils pensent que les chrétiens ne sont pas « éclairés » et qu'ils n'ont pas une « vision d'ensemble » comme eux. Ils croient que les chrétiens sont des moutons qui ont « gobé » une belle histoire pour les aider à se sentir mieux, parce qu'ils sont « trop faibles » pour connaître « toute la vérité ». C'est comme cela que vous parleraient les Illuminati. Ils tendent à se montrer cyniques envers le Dieu des chrétiens. Ils pensent qu'il n'est qu'un « placebo » pour les faibles !

Question : Considèrent-ils que leur dieu est aussi un menteur, même s'il ment « pour le bien » ? Comment peuvent-ils faire confiance à leur dieu ?

Réponse : Ils croient en plusieurs dieux. Effectivement, ils croient que leurs « dieux » sont des menteurs. Ces dieux sont capables de leur donner la puissance, la richesse, la gloire, et tout ce qu'ils désirent. Mais ils savent qu'il leur faut payer un prix pour tout cela, un prix horrible. Ils disent que l'on n'a rien sans rien, et que plus ils doivent payer cher, et plus ce qu'ils obtiennent a de la valeur. Il est difficile d'expliquer ce type de raisonnement à ceux qui ne sont pas des Illuminati. La plupart des gens pensent que ce ne sont que d'horribles satanistes, des ennemis du Christianisme. Eux-mêmes ne se considèrent pas comme cela. Certes, ils se moquent des chrétiens et les méprisent, mais uniquement parce qu'ils veulent faire comprendre à leurs adeptes que ce sont les chrétiens qui sont « séduits ». C'est Satan, le « dieu de ce monde », qui les a aveuglés. Les Illuminati ne font donc pas plus confiance à leurs dieux qu'à aucune autre personne.

Rappelez-vous que la confiance n'existe pas chez eux. On leur enseigne depuis leur enfance que « la trahison est l'idéal suprême » ! Si vous leur demandiez s'ils font confiance à leurs dieux, ils vous regarderaient d'un air étonné, et vous diraient : « Il faut être idiot pour faire confiance à ce que l'on ne connaît pas ! »

Question : *Considèrent-ils le Dieu des chrétiens comme un Dieu rempli d'un amour naïf ?*

Réponse : Oui, oui ! Ils croient qu'il est très naïf, et qu'il entraîne Ses disciples à la catastrophe. Comprenez-vous l'étendue de leur arrogance ?

Question : *s'ils torturent et terrorisent ceux qu'ils aiment et qui sont d'un rang inférieur, quelle différence font-ils entre l'amour et la haine ?*

Réponse : Ils ne font aucune différence entre l'amour et la haine. Quand ils torturent leurs propres enfants, ils leur disent : « Je fais cela parce que je t'aime ! » Pour eux, la plus grande preuve d'amour est de rendre leurs enfants forts, capables de diriger et de progresser dans le groupe, par tous les moyens possibles.

Si un responsable repère une fillette et veut faire d'elle une prostituée, les parents de cette fillette seront très heureux de la lui confier, car ils savent qu'elle atteindra une « meilleure » position dans le groupe. Tout en continuant à enseigner à leurs enfants que « la trahison est l'idéal le plus élevé », et qu'il ne faut jamais faire confiance à personne !

Je me rappelle avoir subi des centaines de trahisons. Ils me disaient, au moment où je souffrais : « Voilà ce qu'il y a dans le cœur de l'homme ! » Ils pensaient m'enseigner quelque chose de très important, qui m'aiderait dans la vie. En un sens, ils avaient raison, car tous les membres de ce groupe sont méchants et vicieux. Ceux qui sont naïfs sont impitoyablement piétinés et blessés. J'ai connu quelques parents qui voulaient épargner certaines « formations » trop dures à leurs enfants, parce qu'ils les aimaient. Mais ils étaient souvent écartés sans pitié par les familles dirigeantes, qui considéraient ces parents comme des « faibles », incapables d'enseigner correctement leurs enfants.

Question : *Pourriez-vous nous parler un peu plus de leurs croyances religieuses ? Croient-ils en la réincarnation ? Au Paradis et à l'Enfer ? Au péché et au pardon des péchés ?*

Réponse : Les Illuminati ont de nombreuses croyances religieuses. Il y a ceux qui sont adeptes du druidisme, ceux qui sont rosicruciens, ceux qui pratiquent les mystères babyloniens ou égyptiens, et ceux qui pratiquent l'occultisme. Les enfants doivent apprendre toutes ces choses au cours de leur formation.

Les Illuminati pensent qu'ils ont réussi à choisir ce qu'il y a de mieux dans toutes ces religions, et à en faire la synthèse. Il n'y a donc pas qu'une seule religion chez les Illuminati. À Washington, les principaux formateurs étaient des druides, ainsi que ceux qui suivaient les traditions babyloniennes. À San Diego, ils pratiquaient plutôt les mystères égyptiens, en partie parce que c'était le Colonel Aquinos qui dirigeait ce groupe, et qu'il était un adepte du Temple de Set.

Ce que je vous dis n'est qu'un bref exposé. Ils croient que la réincarnation est possible, à cause des voyages dans le temps qu'ils pratiquent, mais ils ne mettent pas l'accent là-dessus dans leurs enseignements. Ils croient qu'il y aura une « sphère finale » de « lumière blanche ». Cela représente pour eux une « Illumination complète ». C'est cela leur conception du Paradis. Ils croient qu'ils sont protégés de l'Enfer, car ils sont les seuls à être « éclairés ». L'Enfer, pour eux, est réservé à ceux qui ne sont pas « illuminés » comme eux, à ceux qui sont encore « dans les ténèbres ». Leur concept de l'Enfer est donc différent de celui de la Bible. Pour eux, l'Enfer consiste à rester pour toujours dans une situation spirituelle inférieure, sans jamais pouvoir atteindre l'Illumination dans l'au-delà. Ils croient aussi qu'il existe plusieurs niveaux de développement spirituel après la mort, en fonction des progrès qu'ils auront accomplis sur la terre.

Pour eux, le péché, c'est être faible et stupide. C'est ne pas utiliser les capacités cachées dans l'homme. C'est ne pas réussir à progresser. Je n'ai jamais entendu parler de « pardon des péchés ». Si vous échouez, vous devez être puni ou mis à mort. C'est simple. Les membres de la branche druidique croient aussi en l'existence des elfes et des esprits élémentaux. Ils pensent que la vie existe dans tous les domaines de la création.

Question : *Certains chercheurs pensent que les Illuminati font absorber à la population en général des substances ou des choses destinées à affaiblir leurs ennemis. Savez-vous si les Illuminati conseillent à leurs membres d'éviter par exemple : les additifs mélangés à l'eau et aux produits alimentaires, les vaccins, certains médicaments, les produits alimentaires trafiqués, la nourriture cuite aux micro-ondes, les implants, certaines préparations dentaires, et certains rayonnements ou produits chimiques ?*

Réponse : En général, les dirigeants sont protégés contre toutes ces choses que vous venez de nommer. Ils ont l'ordre de ne jamais boire ni prendre des drogues ou des produits nocifs. Ils ne vont pas jusqu'à éviter certains produits alimentaires ou les aliments cuits au micro-ondes. Ils ne s'occupent pas de cela. Mais, au cours de leurs réunions, on sert de la nourriture saine, et ils connaissent l'importance d'une bonne nutrition.

Ils ne font pas passer leurs plus hauts dirigeants par toutes leurs expériences de programmation mentale, à cause des risques encourus. Ces adultes et leurs enfants doivent passer par des programmes particuliers, différents des programmes conçus pour les niveaux moins élevés. Ils se font vacciner. Mais même quand leurs enfants tombent malades, ils ont recours à un guérisseur. Ils prennent aussi des médicaments en cas de besoin, comme des antibiotiques, etc.

Question : *Certains croient que les Mormons, les Témoins de Jéhovah, les païens, les adeptes du Nouvel Âge, les satanistes, et même les charismatiques, appartiennent tous à des religions ou des mouvements créés par les mêmes comploteurs occultes. Est-ce que ces groupes, ou tout au moins leurs dirigeants sont considérés comme des alliés par les Illuminati ?*

Certains de ces groupes se sont secrètement affiliés aux Illuminati, à cause de l'argent qu'ils ont pu recevoir d'eux, ou de certaines « formations » gratuites dont ils ont pu bénéficier. D'autres sont simplement des sympathisants. Les mormons se sont affiliés aux Illuminati au cours des années 50. Il en est de même pour les Témoins de Jéhovah. Je n'ai jamais entendu dire que les charismatiques ou les païens se soient affiliés. Les païens sont considérés comme des « amateurs » par les Illuminati. Les gens du Nouvel Âge et les satanistes sont des sympathisants.

Question : *Respectent-ils la Science ou l'Histoire, en considérant que cela les fortifie dans leurs propres croyances ?*
Réponse : Non. Ils respectent la Science, mais ils tentent de réécrire l'Histoire à leur manière. Ils font des pièces de théâtre pour leurs enfants, pour leur faire comprendre l'Histoire « réelle ». Ils pratiquent aussi les voyages dans le temps, mais je ne fais aucune confiance aux informations « historiques » obtenues par ce moyen, car je crois qu'il s'agit d'une séduction démoniaque.

Les Illuminati enseignent à leurs enfants que des puissants Illuminati conseillent secrètement tous les monarques de l'Europe, et même tous les monarques de la terre, depuis le début de l'Histoire. Est-ce vrai, ou s'agit-il de propagande ? Je l'ignore. Ils disent aussi à leurs enfants qu'il existe, sous le site de Stonehenge, une grande salle remplie des squelettes des gens offerts en sacrifice. Réalité, ou fiction ? Je ne sais, et je ne peux financer une expédition archéologique qui pourrait le vérifier !

Je doute donc de la véracité de leurs enseignements, puisqu'ils excluent le rôle de la foi en Dieu, et qu'ils nient Sa capacité à repousser le mal. Pour ma part, je crois que c'est Dieu, et non le malin, qui a toujours contrôlé l'Histoire de l'humanité.

DIX-NEUVIÈME PARTIE

Questions des lecteurs (2)

Question : *je suis très préoccupé par le plan du Nouvel Ordre Mondial, et je voudrais savoir s'il existe des moyens possibles pour empêcher les Illuminati de réaliser ce plan.*

Réponse : Je sais que je vais vous paraître cynique, mais je vous souhaite bonne chance ! Je vous souhaite sincèrement d'y arriver ! Je crois qu'il faudrait que beaucoup de gens s'unissent pour les arrêter, et qu'ils disposent de beaucoup d'argent et d'excellents avocats !

Personnellement, je ne connais aucun groupe qui travaille réellement à les arrêter. Je vis dans une zone rurale, et je n'ai aucun contact de cette nature. J'aimerais bien que des chrétiens se consacrent à faire cesser les horribles tortures qu'ils font subir aux petits enfants, et je serais prête à prier pour eux. Mais il s'agit aussi d'un combat spirituel. Tous ceux qui s'occupent de ces questions occultes doivent être bien conscients de ce combat spirituel. Les Illuminati combattent aussi sur le plan spirituel. Tous ceux qui voudraient les arrêter sans avoir recours à la prière seraient très vulnérables, à mon avis.

Question : *Avez-vous envisagé d'avoir recours à un plan comparable à celui des Alcooliques Anonymes, pour aider les victimes de sévices rituels à s'en sortir ? Mon expérience personnelle m'a prouvé qu'un tel plan pouvait marcher, pourvu qu'il soit spirituel.*

Réponse : Je crois que des groupes semblables existent déjà. Ils s'occupent déjà des victimes de l'inceste, et beaucoup ont abordé le problème des sévices rituels. Je vous l'ai dit, j'habite dans une zone rurale. Mon village a une population de 100 personnes, en comptant les écureuils et les vaches ! Je ne pourrais pas aider vraiment des groupes qui s'occupent des sévices rituels. Ces groupes sont en général situés dans des grandes métropoles. En fait, je dois moi-même faire deux heures de route chaque mois pour suivre une thérapie. Je n'ai pas pu en suivre une plus près de chez moi !

Question : *Pouviez-vous lire tout ce que vous vouliez, quand vous étiez chez les Illuminati ? Certaines choses vous étaient-elles interdites ? Si rien n'est interdit, certains Illuminati pourraient s'apercevoir qu'on leur raconte des mensonges...*

Réponse : Non, vous vous trompez. Je pouvais lire tout ce que je voulais. Il faut que vous compreniez l'état d'esprit des Illuminati. Quand j'étais petite, mes parents me disaient que tout le monde faisait secrètement partie des Illuminati, et que le comportement apparent des gens n'était qu'une façade.

Quand ils m'amenaient dîner chez des amis, et qu'ils faisaient une cérémonie occulte à la fin du repas, je croyais que tout le monde faisait comme eux. J'avais toujours cru, depuis mon enfance, que tout le monde agissait ainsi. Je voyais bien que certains livres parlaient d'amour, de tendresse et de confiance. Mais je croyais que ce n'était que de la comédie, et que ceux qui écrivaient ces livres ne s'inspiraient pas de la réalité.

Je vivais donc dans deux mondes complètement différents : celui « du jour », et celui « de la nuit » ! Pour remettre quelque chose en question, il faut commencer par prendre une certaine distance. Je n'avais jamais atteint une telle maturité. Je n'avais aucune raison de remettre en cause leurs enseignements. Je n'ai commencé à le faire que lorsque je suis devenue adulte. Réfléchissez à cela. En outre, notre société était remplie de films et d'émissions de télévision qui ne faisaient que renforcer ce que les Illuminati nous enseignaient, à commencer par les films de Walt Disney. J'écoutais des groupes de rock « heavy metal », et leurs valeurs étaient celles que l'on m'enseignait. En fait, en dehors des livres chrétiens, on ne trouve pas grand-chose dans ce monde qui puisse nous apprendre à faire confiance aux autres !

Question : *J'ai été choqué d'apprendre que vous aviez été obligée de supprimer ou de tuer l'une de vos amies. Est-ce que beaucoup d'Illuminati sont forcés de faire cela au cours de leur formation, ou est-ce réservé aux cas de punition ? Est-ce que ce ne sont que des étrangers qui sont tués de cette manière ? Pouvez-vous parler de cela, ou est-ce trop difficile pour vous ?*

Réponse : Cette amie était aussi membre des Illuminati. Mais elle avait été déclarée « irrécupérable ». Chez les Illuminati, les gens ne sont classés qu'en deux groupes : ceux qui sont « utiles », et ceux qui sont

« irrécupérables ». Tout le monde travaille très dur pour être utile ! Il ne s'agit pourtant pas d'une punition fréquente. En fait, ce genre de situation est plutôt rare. Mais ma mère était une personne très ambitieuse.

Elle était formatrice principale, et occupait la chaire « spirituelle » du conseil régional de la région de Washington. Les autres chaires étaient les suivantes : la chaire de l'armée, la chaire du gouvernement, la chaire des postes de direction, la chaire de l'éducation, et la chaire des sciences. La chaire de l'armée était occupée par le supérieur hiérarchique de ma mère au Pentagone, où elle travaillait. Le nom de code de cet homme était Ashtoth.

En général, les Illuminati vont chercher leurs victimes à l'extérieur du groupe, pour les sacrifier au cours de leurs rituels ou pour les tuer. En ce qui me concerne, il s'agissait de m'apprendre une leçon que je ne devais jamais oublier. Ce fut le cas, car je ne me suis plus fait d'amis après cela ! Je n'aimais pas ceux qui étaient plus haut placés que moi, et je n'avais aucune envie de me lier d'amitié avec ceux que ma mère considérait comme « dignes » de la « dirigeante » que j'étais.

Parfois, mais rarement, au cours d'exercices militaires, on supprimait les faibles ou ceux qui étaient trop à la traîne, pour apprendre aux autres une leçon. Je l'ai vu moi-même une fois. Mais on ne supprimait jamais les enfants des principaux responsables. On ne supprimait que les enfants des membres qui étaient au bas de l'échelle.

Question : *Vous avez dit que vous suppliiez Dieu tous les soirs de vous donner un meilleur foyer. Mais vous étiez aigrie contre Dieu, parce qu'il ne vous exauçait pas. Vos prières s'adressaient-elles au vrai Dieu, ou au dieu des Illuminati ? S'il s'agissait du vrai Dieu, où aviez-vous appris qu'il existait un Dieu bon ?*

Réponse : c'est une grande question ! Je ne priais pas les Dieux des Illuminati, parce que je savais qu'ils étaient cruels, sadiques et effrayants. Je priais un Dieu bon dont j'avais appris l'existence par des lectures, par la télévision, et aussi par la connaissance innée qu'ont tous les enfants, de l'existence d'un Dieu bon, quelque part là-haut.

J'avais aussi fait quelques expériences avec des anges. J'ai été protégée, quand j'étais enfant, au cours d'une expérience horriblement traumatisante, et cela m'a fait penser que le bien existait aussi. Les Illuminati n'ont jamais essayé de m'empêcher de prier, car ils croyaient qu'une spiritualité « positive » donnait de l'espoir et pouvait empêcher le suicide.

En fait, on m'interdisait de trop m'intéresser à l'occultisme au cours de mes activités quotidiennes, à cause de l'augmentation du risque de suicide. Ils croient qu'il faut garder un « équilibre », même dans ce domaine.

Question : *Vous avez dit que « Papa Brogan » était le seul adulte « gentil » que vous ayez connu au cours de votre enfance. Voulez-vous dire qu'il vous a témoigné de l'affection ? De quelle manière ?*

Réponse : Le Docteur Timothy Brogan était professeur à l'Université George Washington. Il était spécialiste en neuropsychologie, et l'un des principaux formateurs parmi les Illuminati de la région. Il était aussi un ami proche de Sidney Gottlieb, l'un des « amis » de ma mère.

Il pouvait se montrer très gentil, mais aussi très cruel. Il me prenait sur ses genoux, m'appelant sa « petite », et il me félicitait chaleureusement quand je me « comportais bien ». Il m'a appris à jouer aux échecs, et me lisait des morceaux de littérature. Il me disait que j'étais sa « fille adoptive », et qu'il était fier de moi. Nous avions des discussions intellectuelles jusque tard dans la nuit, et c'est lui qui m'a transmis ses idées en matière de styles de direction et de formation. Les activités des Illuminati ne sont pas toutes cruelles et inhumaines. Cet homme pouvait faire preuve d'affection et d'amour. Je jouais avec ses enfants, qui étaient plus âgés que moi. Il répondait patiemment à mes questions concernant la science, la géographie et d'autres thèmes. J'étais complètement liée à lui, ce qui me rendait particulièrement insupportables les tortures et les sévices sexuels qu'il me faisait aussi subir.

Question : *Vous avez dit que votre personnalité était complètement fragmentée, et qu'elle comportait plus de 7000 fragments, et 16 systèmes internes. Voulez-vous dire que vous aviez de nombreuses personnalités, dont chacune n'était pas consciente des autres ? Est-ce que certaines de vos personnalités appréciaient réellement leur existence ?*

Réponse : Oui, ma personnalité était fragmentée en personnalités multiples. La plupart des Illuminati que j'ai connus avaient de nombreuses personnalités différentes. En fait, je crois que tout le monde possède une personnalité qui est plus ou moins dissociée. Même nos dirigeants locaux et régionaux, comme Jonathan, se faisaient régulièrement « régler leur personnalité » par quelques séances de « mise au point » et de « programmation ». J'avais l'habitude de leur téléphoner pour cela. La plus grande dissociation se produisait entre notre vie « de jour » et notre vie « de nuit ». La plupart de mes personnalités nocturnes pouvaient communiquer avec les autres parties. Les parties les plus « développées » de mes personnalités communiquaient des informations aux parties les moins « développées ». Je peux dire qu'un grand nombre de mes personnalités appréciaient réellement leur existence. Je possédais environ 140 personnalités distinctes, qui s'occupaient de toutes mes activités quotidiennes, de mon travail, de mes amis, et de mes loisirs.

Je ne faisais pas que des mauvaises expériences, comme avec le Docteur Brogan. Certains me félicitaient et me disaient que j'aurais un poste important dans le Nouvel Ordre Mondial. Il est vrai qu'ils le disaient à tout le monde ! Je devais servir d'intermédiaire entre des gouvernements de différentes nations, en raison de mes compétences linguistiques et psychologiques. Beaucoup de mes personnalités internes étaient très fières de leurs aptitudes et de leurs réalisations, et elles ont été très attristées quand je suis partie !

(Ndt : Nous pensons que toutes ces « personnalités » différentes qui agissaient à l'intérieur de Svali étaient en réalité les nombreux démons qui la possédaient, en raison de ses activités occultes et des portes qui leur avaient été ouvertes. Svali a été délivrée de ces démons quand elle a confessé ses péchés au Seigneur, et qu'elle a fermé toutes les portes qui avaient été ouvertes aux démons par l'occultisme et la sorcellerie).

Question : Est-ce que tous les Illuminati qui ne sont pas Allemands sont aussi des nazis racistes et des maniaques du génocide ? Si les dirigeants de tous les pays du monde sont des Illuminati, cela signifie qu'ils appartiennent à toutes les races. Est-ce que les Illuminati de race blanche s'opposent à ceux qui sont noirs ?

Réponse : Les groupes Illuminati ne sont pas tous aussi fanatiquement racistes que les Illuminati allemands, quoique beaucoup le soient. Ces gens sont en général extrêmement racistes. Mais ils ont aussi beaucoup de sens pratique. Ils ont compris qu'ils ne peuvent pas dominer le monde sans l'aide et la coopération des autres races que la race blanche. Ceux qui leur sont loyaux parmi les autres races sont promus à des positions dirigeantes dans leur pays. Mais ils sont toujours supervisés par les grands chefs des Illuminati (qui sont des blancs).

En outre, ils n'ont pas vis-à-vis des Orientaux la même opinion que vis-à-vis des autres races non blanches. Car les Orientaux ont une longue tradition de mysticisme et d'occultisme, comme au Tibet. Ils ont aussi une culture très ancienne, et ils sont très intelligents. C'est pour cette raison que les branches orientales des Illuminati sont très respectées, même en Europe. Mais tous les Illuminati croient que le siège réel du gouvernement mondial sera en Europe.

Même dans les pays où la majorité n'est pas de race blanche, les principaux dirigeants sont très souvent des blancs. Par exemple, en Amérique du Sud, les principaux dirigeants sont d'ascendance blanche, ou à peine métissée. En Afrique, beaucoup de dirigeants sont en réalité des blancs, mais en secret, quoique beaucoup de dirigeants noirs aient démontré une extrême loyauté envers les Illuminati. Ces derniers utilisent des noirs. Mais aucun noir n'est admis à exercer des responsabilités dirigeantes au niveau mondial. Ces positions sont déjà occupées par des blancs.

Cela dit, je crois que les politiques racistes et haineuses des Illuminati sont extrêmement méprisables. Je me querellais souvent avec mes chefs à propos de cette question du racisme, entre autres.

J'espère avoir répondu à certaines de vos questions.

Qui est Svali ?

Svali est une ancienne occultiste, qui était formatrice pour le compte des « Illuminati ». Elle apprenait aux membres de cette société secrète les techniques du contrôle mental. Après s'être convertie à Jésus-Christ, tout en gardant l'anonymat, elle a décidé de dévoiler tout ce qu'elle savait sur ce réseau, et sur les dangers de ce mouvement luciférien.

Elle est sortie du groupe dont elle dépendait à San Diego à l'âge de 38 ans. Svali a disparu de la circulation en juillet 2006. Son site internet (www.suite101.com) a été effacé et sa ligne téléphonique coupée. Une partie des articles de son site sont archivés en PDF à cette adresse : www.fichier-pdf.fr/2012/11/24/ritual-abuse/

En janvier 2006, 6 mois avant sa disparition, elle donnait une interview radio exclusive à Greg Szymanski : www.dailymotion.com/video/xx76t4_svali_news

Comment la secte accomplit les programmations

Cet article, en corrélation avec ceux déjà écrits, est très difficile pour moi. Pourquoi ? Parce qu'il aborde certaines des choses dont j'ai le plus honte dans la vie. J'étais devenue programmeuse de secte, ou « formatrice » comme ils disaient et ici je vais partager certaines choses que j'ai accomplies ou dont j'ai été à l'occasion témoin. Je suis également passée par là étant enfant, cet article est donc aussi autobiographique. Une autobiographie peut être une occasion de fanfaronner, de ressentir de la joie ou bien de la souffrance. Quant à moi, je me retrouve dans la dernière catégorie, c'est le moins qu'on puisse dire. Mais j'espère de tout mon cœur que partager ma souffrance aidera d'autres à l'éviter ou aidera la société à comprendre un peu mieux ce que les survivants ont traversé.

Cet article ne traitera en aucune manière de la totalité du sujet. La programmation d'une secte est un sujet complexe, qui remplirait des volumes et des volumes si on allait au fond des choses. Je n'écrirai donc qu'à partir de ma propre expérience avec des Illuminati, qui est l'un des nombreux groupes qui sévit aujourd'hui, et ne traiterait que les techniques utilisées dans la région de Washington, DC et de San Diego, Californie. Il est possible que d'autres localités se servent de techniques différentes.

Cet article NE remplace PAS les conseils d'un thérapeute qualifié et ne se veut qu'informatif. Si vous êtes un survivant d'abus dans une secte, soyez conscient s'il vous plaît que cet article et le sujet traité peuvent s'avérer extrêmement déclenchants, et donc protégez-vous.

En quoi consistent une formation de secte ou une programmation de gens ? Dans des articles précédents, j'ai mentionné les buts visés :

- ➤ Gagner de l'argent

- ➤ Rester secret

- ➤ Manifester une loyauté inconditionnelle aux membres du groupe

La programmation, ou formation est une méthode que la secte a trouvée pour s'assurer que ces buts sont accomplis. Chez les Illuminati, les programmeurs sont appelés « formateurs » parce qu'on veut leur faire croire qu'ils ne pratiquent aucune maltraitance, mais « forment » juste la prochaine génération. Les formateurs pensent réellement qu'ils font du bon boulot, qu'ils « renforcent » les enfants, les aident à mettre l'accent sur leur « potentiel ».

Certaines de ces méthodes se pratiquent depuis des centaines, peut-être des milliers d'années. Je vais diviser la programmation en 5 grandes catégories et aborderais chacune d'elle séparément :

1. Entraînement au silence

2. Entraînement à la force

3. Entraînement à la loyauté

4. Entraînement pour fonctionner au sein du groupe

5. Entraînement de l'esprit

La première catégorie, entraînement au silence, commence dès le plus jeune âge, souvent avant même de pouvoir parler. Cela s'accomplit de plusieurs manières, selon l'enfant et selon le formateur et peut comporter : Interrogation de l'enfant après une cérémonie pour savoir ce qu'il a vu et entendu. Le tout jeune enfant qui parlerait de ces

« vilaines choses » est puni sévèrement et brutalement, et il lui est dit que non, il n'a pas vu ces choses. C'est répété à de fréquents intervalles, jusqu'à ce que l'enfant apprenne à occulter les cérémonies.

Souvent un alter se créera par maltraitance, ce sera un « protecteur » ou un « gardien », dont le travail sera de s'assurer que l'enfant ne se souviendra pas de ce qu'il a vu. On dit à ce protecteur que si l'enfant se souvient, il sera ensuite puni brutalement.

Une autre méthode est de faire un électrochoc à l'enfant, et de le mettre dans une profonde transe hypnotique, où on lui dit qu'il oubliera ce qu'il a vu ou entendu, que ce n'est qu'un « mauvais rêve ». L'enfant VEUT oublier, et sera très vite d'accord.

On peut utiliser la torture psychologique, enfermement dans une cage, abandon, on le suspend au-dessus d'un pont, puis on le « sauve » plus tard et on lui dit qu'en cas de dénonciation, il sera de nouveau puni.

On peut l'obliger à regarder une parodie de punition ou une punition réelle ou la mort d'un traître qui a « parlé ».

Quand j'avais 4 ans, j'ai été forcée de regarder une femme qu'on écorchait vive. Son crime : elle avait raconté les « affaires de famille » à quelqu'un de l'extérieur. Parler aux gens de l'extérieur est considéré comme l'un des pires crimes ou trahisons qu'une personne puisse commettre. La « mort d'un traître » est l'une des pires choses imaginables dans son horreur et cela ira de la crucifixion la tête en bas à d'autres scénarios aussi épouvantables.

Les jeunes enfants n'oublient pas ce qu'ils ont vu et ils deviennent convaincus que de rester muet est le moyen le plus sûr de rester en vie.

Ces mises en scène sont faites pour s'assurer que le jeune enfant ne dévoilera pas les activités criminelles auxquelles il assiste au cours des activités du groupe, ou même quand il sera adulte, quand ils seront engagés dedans plus activement.

Une autre mise en scène est fréquemment utilisée : celle du « personne ne croira à ton histoire » (c'est pratiqué habituellement avec des enfants scolarisés). On répète maintes et maintes fois à l'enfant que même s'il fait des révélations personne ne le croira. On emmène l'enfant dans un hôpital psychiatrique où on le fait rencontrer brièvement un interné. On dit plus tard à l'enfant que les gens qui parlent sont considérés comme « fous » et envoyés dans des instituts, où ils sont sévèrement punis et d'où ils ne peuvent jamais partir. On raconte ces mensonges pour renforcer encore une fois l'importance du silence.

Un autre scénario peut être que « tout le monde participe ». On dit à l'enfant qu'en réalité tout le monde fait partie en secret du groupe, mais que les gens font juste semblant pendant la journée. On emmènera dîner l'enfant chez un membre du groupe, où tout le monde agit normalement, puis suivra ensuite un rituel ou une cérémonie. L'enfant croira alors qu'il n'y a pas d'échappatoire, puisque tout le monde fait partie du groupe. Comme la plupart des adultes proches de ses parents font partie du groupe, il n'a aucune raison de remettre en question ce qu'on lui a dit.

Les mises en scène et conditionnements psychologiques pour interdire de parler sont infinis, avec pour seules limites la créativité des adultes autour de lui.

Entraînement à la force

Ce type d'entraînement va commencer aussi à un âge très jeune, souvent tout bébé. L'enfant est soumis à une série d'exercices de conditionnement dont les buts sont :

> Augmenter la résistance à la douleur

> Augmenter la forme physique

> Augmenter la capacité de dissociation

> Obliger à une mémorisation rapide d'objets (pour les scolarisés)

> Créer peur et désir de plaire

Ces exercices peuvent inclure : entraînement militaire simulé, avec des marches et jeux de « gendarmes et prisonniers » ; faire subir des chocs ; maltraitance physique et torture, drogues pour enfants et adultes ; mise de l'enfant en cage, où il est brutalisé ; privation de nourriture, d'eau ou de sommeil ; abandon pendant des durées variables ; obligation d'assister à des brutalités et des maltraitances aux autres. On enseigne à l'enfant à rester totalement silencieux durant ces exhibitions, sinon il est rapidement et impitoyablement puni pour s'être exprimé.

Les scènes durent encore et encore, ce qui est dit ci-dessus ne constitue qu'une petite partie des méthodes utilisées.

Entraînement à la loyauté

Le troisième domaine de formation occupe une grande place dans le comportement. La loyauté engage un accord avec le groupe, en épousant ses doctrines et ses croyances. Cet entraînement est parfois plus subtil, mais c'est aussi l'une des plus puissantes influences pour le groupe. Les adultes du groupe donnent l'exemple d'une entière loyauté à leurs enfants. S'échapper, partir ou remettre en question les croyances du groupe ne se voit que très rarement et les représailles d'une remise en cause de ceux qui détiennent l'autorité sont rapides et brutales. Une personne qui remet en question la justesse de certaines choses ou qui rechigne à faire son travail peut retourner se « réentraîner », c'est-à-dire être choquée et torturée jusqu'à ce qu'elle se soumette.

Mais les adultes trouvent souvent que les buts du groupe sont BONS. Ils sont convaincus qu'ils aident les enfants et pendant les cours on enseigne aux enfants pourquoi ces croyances sont bonnes ; on leur parle de l'évolution du groupe, où ils deviendront les nouveaux dirigeants. On discute beaucoup du moment où le groupe « dirigera le monde », pour prouver qu'il annonce en fait un nouvel ordre, quand les choses iront « mieux pour tous ».

Position et leadership sont des carottes au bout du bâton pour que les membres du groupe travaillent plus dur et réussissent. Les récompenses sous forme de leadership et d'avancement sont réelles et chacun essaie de progresser. Avoir une position plus élevée signifie moins de maltraitance, pouvoir diriger les autres et plus de contrôle dans une vie qui a eu si peu de ce précieux contrôle. Une mise en scène où un enfant est autorisé à s'asseoir sur le siège d'un dirigeant et qu'il s'entend dire qu'un jour ce sera lui aussi qui dirigera est souvent pratiquée pour augmenter la loyauté au groupe. Des cérémonies de récompenses, où ceux qui travaillent bien reçoivent devant tout le monde des insignes, des bijoux ou autres récompenses sont aussi faites fréquemment.

Un enfant qui travaille dur, qui est un bon exécutant reçoit des éloges et est autorisé à se joindre aux adultes pour un café ou un repas, sous l'œil envieux des autres enfants.

Les enfants qui progressent dans le système montent en grade, mais un adulte a toujours un grade plus élevé qu'un jeune enfant. Maintenant l'enfant qui grandit peut diriger des enfants plus jeunes, leur dire ce qu'il faut faire et même les maltraiter avec l'approbation des adultes. Être très jeune veut dire être très maltraité et blessé pour ces groupes ; grandir donne en fait la chance d'évacuer la rage d'avoir été maltraité.

L'enfant commence à s'identifier aux adultes maltraitants, car on le blesse moins et il est investi alors dans la secte d'une identité de bourreau. Ceci est fortement encouragé, tant que l'acte perpétré n'est pas dirigé contre des membres plus âgés ou plus élevés que l'enfant ou l'adolescent.

L'enfant se retrouve emprisonné en devenant « l'un des leurs », il est « comme eux », et est associé au groupe par sa propre culpabilité et honte, ainsi que par le besoin d'évacuer sa rage et sa douleur avec la permission du groupe.

L'enfant peut vivre une ambivalence, mais aussi une extrême loyauté.

Le groupe ou le formateur dira aussi à l'enfant qu'ils sont les seuls à vraiment connaître l'enfant, l'ayant vu agir.

Qu'ils sont les seuls à pouvoir le voir et qu'ils l'aiment toujours, que personne ne les aime autant que la « famille ».

L'enfant est bombardé de messages disant que le groupe l'accepte vraiment, les accepte tous, connaissant le pire à son sujet, afin de cimenter la loyauté. Le groupe utilise des techniques sophistiquées basées sur la psychologie du comportement pour s'assurer qu'il ne vienne même pas à l'idée de l'enfant/l'adolescent/l'adulte de quitter le groupe.

Une autre forme de programmation à la loyauté est « le programme spécial ». C'est celui où les adultes ou le formateur disent à l'enfant qu'ils sont « supérieurs », ou venant d'une royauté cachée ou un membre secret ou adopté d'une lignée familiale élevée. On peut dire à l'enfant qu'il sera un leader mondial gardé caché pour l'instant, un agent spécial de la CIA, ou un enfant prodige qui dirigera quand il sera un adulte. On pourra lui dire qu'il n'y en a que très peu comme lui ; que personne d'autre ne pourra remplir son rôle hors du commun ; qu'il vient d'une lignée qui se poursuit depuis des milliers d'années ! C'est fait pour accroître la loyauté de l'enfant au groupe. Si l'enfant croit qu'il n'a qu'à attendre simplement aujourd'hui qu'on lui révèle un jour sa position élevée, réelle, il sera plus susceptible de développer une loyauté au groupe. C'est l'une des farces les plus cruelles que joue le groupe sur les enfants, car ils sont privés de l'amour et des attentions normaux, remplacés par la fausse idée d'être « spécial » ou d'avoir une position. Très peu de survivants qui se sont sortis de ces groupes pensent à une quelconque infériorité ; presque tous se croient pour cette raison supérieurs ou qu'ils ont été adoptés, mais que leur vraie famille est supérieure. Je l'ai vécu aussi et une fois adulte, quand je devais raconter des mensonges de ce genre aux enfants, je déchantais, c'est l'une des nombreuses raisons qui m'ont en fait fait choisir de partir. Je ne pouvais plus supporter d'écouter les autres formateurs et scientifiques rire de la naïveté des gens avec qui ils travaillaient. J'ai été autrefois une enfant, pressée de plaire et naïve moi-même. J'avais cru les mensonges et ce fut un rude réveil de découvrir que je N'ÉTAIS PAS adoptée d'une lignée royale comme on me l'avait dit. Que j'avais été manipulée et trompée sciemment pour augmenter ma loyauté au groupe !

Formation à un travail dans la secte

La quatrième catégorie d'entraînement ou de programmation est orientée vers un travail au sein de la secte.

Chaque personne a un travail spécifique qui lui est attribué depuis la petite enfance chez les Illuminati. On teste régulièrement l'enfant pendant ses premières années de vie pour ses aptitudes et capacités. Le statut des parents ainsi que l'intelligence de l'enfant et sa capacité à se dissocier joueront aussi un rôle dans le travail final. Les travaux possibles dans une secte sont de manière non exhaustive : Ceux qui font le nettoyage (après les cérémonies, les mises en scène) Ceux qui s'occupent du spirituel (direction des conférences, prêtres ou prêtresses ou acolytes) Ceux qui punissent (les membres qui dépassent les bornes ou qui font des erreurs) Ceux qui enseignent (l'histoire de la secte, de langues mortes, exposés et mises en scène historiques)

- Les prostituées
- Les messagers
- Les assassins
- Les formateurs
- Les scientifiques (formés aux sciences du comportement)
- Médecins, infirmières, personnel médical
- Chef militaire (pour les exercices militaires)

La liste peut se poursuivre à l'infini. Les Illuminati constituent un groupe complexe, avec des rôles interchangeables. La longueur de l'entraînement qu'il faudra à l'enfant pour son futur rôle d'adulte dépendra souvent de la complexité de son travail final. Parfois les travaux se chevauchent ou une personne subira un entraînement pour plusieurs jobs. Un enfant élevé autour de la pornographie pourra apprendre plus tard le fonctionnement d'une caméra, par exemple. Une infirmière ou un médecin peut également jouer un rôle de formateur ou enseigner les sciences. Une personne formée comme chef militaire fera souvent aussi la formation d'assassin (MK-ULTRA).

On enseigne ces jobs par des principes de conditionnement dès la petite enfance. On montre à l'enfant comment l'adulte ou un adolescent remplit son rôle, c'est-à-dire qu'on en fait un « modèle » de comportement. L'enfant verra aussi les boulots faits au cours de ses participations dans le groupe. Une fois visualisés les modèles de comportement, on dit à l'enfant qu'on va lui apprendre. On lui donne des directives claires sur ce qu'on attend de lui. Le travail est morcelé en plusieurs étapes et chaque étape se déroule avec une chronologie. On peut brutaliser ou torturer l'enfant pour créer un « état vierge » ou une personnalité tabula rasa (où on a fait table rase, NDT) qui fera tout ce qu'on lui demande. Un comportement est ensuite provoqué. Si l'enfant se comporte bien, il est félicité et chouchouté. Sinon il est sévèrement puni. L'enfant apprend qu'il est beaucoup moins douloureux de faire ce qu'on lui demande. Ensuite, une fois le comportement intégré, le formateur s'attache l'enfant par des récompenses, en lui disant qu'il est doué et quel travail merveilleux ils font tous les deux pour la « famille ». On donne à l'enfant les gratifications et le soin auxquels il aspire désespérément et un lien de trauma est créé. Un des états de la personnalité de l'enfant VOUDRA bien faire, il existe un lien avec le formateur ou l'adulte et il cherche constamment une approbation. Ce lien durera toute sa vie d'adulte et on voit souvent des états de personnalité à la recherche d'approbation qui restent au stade de départ dans un corps d'adulte.

Une fois le « travail » fait, ces états de perpétuel e recherche d'approbation seront de temps en temps à nouveau demandés. Une autre récompense sera perçue chez l'adulte sous la forme d'un avancement de son statut s'il se comporte bien.

Formation spirituelle

Dès le départ, les Illuminati sont un groupe intensément spirituel. Ils vénèrent d'anciennes divinités comme celles de Babylone et d'Assyrie

(Baal et Astarot) et d'Égypte (Ra, Horus, Isis, etc.). Ils croient que le spirituel est la racine nourricière de nombreuses manifestations d'aujourd'hui. C'est pour cette raison que tous les enfants vont suivre une quelconque forme d'entraînement ou de programmation spirituelle. C'est aussi pour s'assurer de leur attachement au groupe ainsi que les contraindre ou les effrayer pour qu'ils aient peur de partir.

La programmation spirituelle commence avec une première cérémonie qui consiste à dédier l'enfant à une divinité, cela même dès le stade prénatal, où on dédie le fœtus in utero à une « mère céleste » ou autre divinité. Le monde du petit enfant comprendra des visions d'adultes autour de lui participant à des cérémonies et on l'obligera à imiter les activités qui ont été vues.

Il peut y avoir des baptêmes avec du sang d'un animal. Il y aura de nombreuses consécrations et rites, comprenant le transfert d'esprits de la famille au jeune enfant, celui de sa mère, ou de son père ou de son grand-père. Il pourra y avoir des expériences fortement terrifiantes. Je ne tiens pas à débattre ici de l'existence du démon, mais je dirais que le groupe le croit vraiment réel et que les manifestations vues pendant ces rites dépassent tout ce qu'on peut expliquer scientifiquement ou rationnellement. Quand j'étais enfant, je croyais fermement à la réalité du démon comme tous les adultes autour de moi.

Se dérouleront des cérémonies pendant lesquelles on invoque le démon et les manifestations de son pouvoir, comme des canalisations, des prédictions ou des meurtres d'animaux sous médiumnité. En faisant appel à des capacités démoniaques, les objets se déplaçaient tout seuls ou des arbres étaient jetés à terre. Les adultes participaient à des luttes psychiques pour le pouvoir, des « lectures » étaient faites pour des gens. Et toute session de formation/programmation invoquait le démon pour guider le formateur ou insuffler de l'énergie à la programmation en cours. Et souvent une cérémonie d'invocation était faite avant une session importante de programmation. On disait à l'enfant que le démon était en lui et que s'il essayait de partir ou de gâcher la programmation, le démon viendrait le tuer. Tout enfant terrifié va le croire. Il pouvait y avoir de la « chirurgie à mains nues », où était injecté un « œil » dans l'abdomen et on disait à l'enfant que l'œil pouvait le voir partout où il va et le dénoncera s'il tente de s'échapper ou de mettre en doute le groupe. On pouvait introduire des implants, fines tiges de métal, servant à appeler les forces démoniaques. Si la personne tente de partir ou arrête la programmation, les implants causeront d'intenses douleurs.

L'enfant sera obligé de participer aux rites, qui incluent la mutilation ou le meurtre d'animaux ou même d'un bébé.

Il peut y avoir des visites de bois ou lieux sacrés où des statues de divinités seront décorées de fleurs et où avant le rituel des participants chanteront habillés de robes.

Dans certains groupes un programme spécifique orientera l'enfant contre le christianisme. Comme le christianisme est l'antithèse des pratiques occultes des Illuminati, ils veulent souvent que leurs membres soient incapables d'entrer en contact avec l'espoir qu'il apporterait. Des sessions spéciales peuvent inclure de torturer l'enfant. L'enfant réclamera souvent de l'aide ou appellera Dieu. À ce moment-là, le programmeur dira à l'enfant, « Dieu t'a abandonné, Il ne pouvait pas t'aimer, c'est pourquoi tu as mal. S'Il était si puissant, Il pourrait arrêter ça. »

Ils demanderont même à l'enfant de prier Dieu d'arrêter ça. L'enfant va le faire et ensuite le formateur va frapper encore plus l'enfant. Cela va créer un profond sentiment de désespoir chez l'enfant. Il croira vraiment qu'il a été abandonné par Dieu, qu'il est resté sourd à son appel. On peut torturer ou frapper l'enfant quand le nom de Jésus est prononcé, pour créer une barrière à l'évocation de Son nom. L'aversion peut aussi être créée par l'utilisation d'hymnes dans les sessions. La programmation spirituelle va recouvrir une grande variété de domaines. Je n'en ai décrit brièvement que quelques-uns.

Cela ne constitue qu'un survol des domaines de programmation de la secte, spécialement ceux des Illuminati. Ce n'est en aucune manière exhaustif, il existe de très nombreuses variantes de techniques spécifiques. Je suis sûre également que les différents groupes utilisent différentes méthodes. Si un survivant a des souvenirs qui diffèrent de ce que je viens de décrire, ils doivent avoir confiance en leurs propres souvenirs. Je ne fais que partager ce dont je me souviens sur les Illuminati, groupe spécifique dont j'ai fait partie à Washington, DC et à San Diego, Californie entre 1957 et 1995.

Mon souhait est que cet article aidera ceux qui travaillent avec des survivants ou qui désirent en apprendre davantage sur la manière dont fonctionnent ces groupes. Cela augmentera la compassion pour la somme énorme de souffrances que subit un membre de ces groupes et pour le combat, une fois parti, qu'il devra surmonter après ces années de conditionnement datant de l'enfance. Il faut un courage remarquable pour quitter un tel groupe, pour dire « non » à la pression des gens connus, pour décider de remettre en question des valeurs qui ont été admises pendant des années. Regarder la souffrance sous-jacente à la programmation et pleurer pour les manipulations et trahisons accomplies depuis l'enfance.

TÉMOIGNAGE D'UNE SURVIVANTE

Kim Campbell

Note préliminaire de Svali : j'ai voulu publier un article à la fois stimulant et courageux, écrit par un ancien Illuminatus qui est toujours en cours de guérison des sévices rituels sataniques qu'il a subis. Cet article est diffusé avec la permission de son auteur, Kim Campbell. Mon espoir est qu'il contribuera à éduquer les chrétiens, et à donner un sujet d'espérance à d'autres victimes du satanisme. L'article lui-même a été écrit en avril 1999.

Témoignage de ma délivrance

Je m'appelle Kim Campbell. J'ai 49 ans, et j'habite Tulsa, dans l'Oklahoma. Je suis marié et heureux de l'être.

J'exerce la profession d'assistant médical, et j'appartiens à l'église Morning Star Testimony à Tulsa. Au cours des années passées, j'ai pu éprouver la réalité de ma conversion à Christ, par le choix personnel que j'avais fait.

En avril 1993, j'ai appris que j'étais atteint d'un trouble grave de la personnalité dû au fait que j'étais né dans une famille de satanistes et que j'avais subi des sévices rituels sataniques. Je souffrais d'un fractionnement de ma personnalité, qui était dissociée en personnalités multiples.

(**Note du Traducteur** : Ce trouble de la personnalité est très fréquent chez ceux qui ont subi des sévices rituels.

Ces traumatismes visent à fractionner leur personnalité en un certain nombre de personnalités distinctes, ayant chacune une identité et un comportement propres. Ces personnalités, toutes différentes, avec leurs systèmes de valeurs, croyances, émotions et expériences propres, peuvent prendre à tour de rôle le contrôle du corps, au service du plan de Satan. Ces diverses personnalités ne sont pas des démons, bien que des démons puissent les contrôler. Ce fractionnement de la personnalité permet aux victimes de ces sévices rituels de mieux supporter les traumatismes très violents qu'ils ont subis, et d'accomplir des actes que leur personnalité « normale » apparente ne leur permettrait pas d'accomplir. Seul le Seigneur peut pleinement guérir et restaurer ces victimes. Voir la page : http://www.pedopolis.com/pages/themes/mk-mind-kontrol-sous-pages/dossier-trouble-dissociatif-de-l-identite-anciennement-nomme-trouble-de-la-personnalite-multiple.html)

Je dois dire que ma délivrance de cette culture satanique fut la principale épreuve de ma vie. Les années que je viens de vivre ont été difficiles, mais je crois que mes problèmes ont été en grande partie résolus il y a environ trois ans. Cette crise profonde dans ma vie a marqué le commencement d'une foi authentique en Jésus-Christ, le Sauveur et le Seigneur de ma vie. J'avais toujours souhaité vivre une telle foi, mais je n'y étais jamais parvenu auparavant.

Cet article est donc mon témoignage. Je l'ai écrit une première fois en 1995. Je souhaite qu'il puisse instruire ceux qui exercent un ministère en faveur des rescapés des Illuminati, en particulier le Ministère Shield of Faith (Bouclier de la Foi) à Minneapolis, qui m'a invité à partager mon témoignage. Avant tout, je souhaite donner témoignage de l'amour de Dieu pour moi, et pour tous les membres du Corps de Son Fils. Je suis absolument émerveillé par ce Dieu Père, Fils et Saint-Esprit, qui veut faire éclater Sa gloire divine, une gloire qu'il Se réjouit de partager avec moi, Son fils. Avec moi, et avec tous Ses enfants ! ! Quelle grâce merveilleuse en vérité !

Mes racines sataniques remontent aux deux branches de ma famille. Ma famille « officielle » est composée de Texans de l'ouest du Texas, qui m'ont appris à lacer mes chaussures, à faire mes devoirs d'arithmétique et à être poli. Ce sont des choses normales que la plupart des parents font pour leurs enfants. Pourtant, un observateur averti aurait remarqué la tendance à la dépression, à l'agitation, et le comportement déséquilibré qui me caractérisaient. Mais, en un sens, j'étais privilégié. Personne n'avait diagnostiqué à cette époque mes troubles graves de la personnalité. J'étais donc apparemment un enfant comme les autres, quoique très étrange.

Toutefois, derrière ce vernis apparent, j'étais aussi le descendant direct d'une très ancienne famille plongée dans une antique culture satanique. Cette culture a secrètement survécu pendant des milliers d'années. Elle est aussi ancienne que l'humanité. Dans cette culture, les gens adorent Satan comme leur dieu. Le culte qu'ils lui rendent, ainsi que tout leur style de vie, ont toujours été imprégnés d'une terrible violence.

Par mon appartenance à cette culture, je fus exposé à toutes sortes de sévices, de traumatismes et d'influences démoniaques propres au satanisme. Cette culture est incroyablement malfaisante, parce qu'elle est contrôlée par le génie du mal. Presque tout ce qui se pratique dans cette culture est conçu pour détruire les êtres humains.

J'ai réagi comme tous les enfants réagissent dans cette culture : par la dissociation de ma personnalité.

Toute ma vie, dès ma plus tendre enfance, j'ai subi des traumatismes destinés à développer ma capacité à fragmenter ma personnalité. J'ai connu toutes sortes de violences forcées, à la fois comme victime et comme bourreau. On m'a fait passer par des programmes très sophistiqués de programmation mentale, ici aux USA, souvent dans des cliniques et des établissements publics, ainsi qu'à l'Institut Tavistock en Angleterre. On m'a endoctriné dans la Cabale, et l'on m'a fait passer par toutes sortes d'initiations occultes, pour m'introduire dans la forme la plus antique du satanisme, la religion à mystères suméro-akkadienne, celle qui se pratiquait à Babylone.

On a donc délibérément fragmenté ma personnalité en éléments dissociés, et l'on a construit et développé toutes ces personnalités multiples qui constituaient mon identité globale.

Cette culture est, bien entendu, complètement imprégnée par la puissance des esprits démoniaques. Tous ces démons sont devenus partie intégrante de ma vie et même de ma nature. Dans une culture qui est vouée à la recherche de la puissance, les démons représentent le recours ultime. Dans la culture américaine, les gens recherchent le confort, le statut social et le prestige. Mais dans la culture satanique, les gens recherchent avidement la puissance des démons.

Le satanisme a envahi toute la civilisation occidentale. Le satanisme est à la base de ce que nous appelons aujourd'hui « paganisme », dans ses formes antiques ou contemporaines. Le satanisme s'est développé tout au long des millénaires, pour aboutir progressivement à la culture et aux structures de pouvoir de toutes les nations occidentales. Il a ses adhérents dans tous les domaines de la société, à tous les niveaux, et dans toutes les strates sociales. Le satanisme a exercé une profonde influence sur la vie intellectuelle de l'Occident au cours des siècles passés. Ses doctrines et ses écrits ont modelé la pensée occidentale, depuis les philosophes grecs, en passant par Saint Augustin, Saint Thomas d'Aquin, les mystiques chrétiens du 13e siècle, et jusqu'au mouvement charismatique moderne. Descartes, Spinoza, Kant, les philosophes du siècle des Lumières, et bien d'autres encore, sont issus de cette culture satanique. La religion polynésienne, l'animisme, le spiritisme, la religion des Indiens d'Amérique, les cultures Maya et Inca, la culture de l'Égypte et de la Grèce antiques sont tous issus du satanisme.

Croire que la culture satanique se résume à des sévices rituels, c'est faire preuve d'une ignorance fondamentale en ce qui concerne le satanisme et son influence destructrice dans l'histoire de l'humanité. Le satanisme a influencé la politique, l'économie, l'art et la musique. Pour étendre son influence, le satanisme a toujours fait appel à ce processus psycho-spirituel appelé « dissociation de la personnalité ». Cette pratique de la dissociation est aussi vieille que l'humanité.

Telle était la culture dans laquelle je suis né, et dans laquelle j'ai été élevé. Le moins que je puisse dire, c'est que cette culture est complètement opposée au Royaume de Dieu. Ces deux cultures n'ont jamais cessé de se combattre. Et je peux dire que, depuis ma naissance, j'ai vécu au cœur de ce combat. Tout en étant un sataniste pratiquant, j'ai aussi obtenu une Maîtrise en Théologie en 1976 ! Je prétendais ouvertement être Chrétien, mais ma vie publique démontrait les contradictions dues au fait que je vivais dans deux cultures irréconciliables. Mon amour pour le Seigneur était superficiel. Je désirais profondément l'aimer et être aimé par Lui, mais j'étais incapable de surmonter mes angoisses, ainsi que mes doutes concernant l'existence et le caractère de Dieu. Ma vie sociale traduisait une relative réussite apparente, mais ma vie spirituelle et mes relations avec les autres étaient un échec.

Lorsque j'ai appris que je souffrais de ce trouble de la personnalité causé par les sévices rituels, je ressentis un choc émotionnel profond. Mais ce fut aussi pour moi le point de départ véritable sur le chemin du Seigneur. Pour la première fois de ma vie, je décidai que la priorité pour moi était de devenir le chrétien que j'avais toujours voulu être. Je savais que cela allait être très difficile, mais je savais, si je voulais devenir un disciple de Jésus-Christ, que je devais être complètement libéré de l'occultisme et guéri de la fragmentation de ma personnalité.

Si j'avais dû compter sur les meilleures méthodes et techniques de la psychologie et de la psychiatrie, je savais que je n'aurais jamais eu ni l'argent ni le temps nécessaires. Les spécialistes traditionnels n'auraient d'ailleurs rien pu faire pour moi. Aujourd'hui encore, je suis persuadé qu'il n'existe aucune approche traditionnelle pour régler les problèmes d'une personnalité fragmentée par les sévices rituels sataniques. Pour être libéré, je n'avais d'autre choix que d'être affranchi par Jésus-

Christ.

Pour cette raison, je pris très au sérieux ma relation de disciple de Jésus-Christ. Constamment, le Seigneur m'appelait à la sainteté et me parlait de la puissance de Son amour. Il m'avait pardonné par Son Fils, et pouvait me délivrer de la puissance du péché. Tous les jours, après mon travail, au lieu de « vivre normalement », je restais chez moi pour lire, prier, chasser les démons et revendiquer mon humanité. J'entrais en relation avec mes différentes personnalités fractionnées, celles qui m'étaient accessibles, pour les fusionner et les intégrer dans la réalité de ma vie. J'apprenais tout ce que je pouvais apprendre sur les sujets de la dissociation de la personnalité, des sévices rituels, et du processus de guérison, afin d'appliquer toutes ces connaissances à ma propre délivrance. Je me joignis à une église pour entendre parler du Seigneur, car mon Père céleste avait choisi d'employer la « folie de la prédication de la croix », comme moyen ultime de restructurer ma personnalité. Je participai à des réunions de prière, où la présence et la puissance du Seigneur produisirent des miracles, en moi et chez d'autres personnes. Je passai ma vie au peigne fin, à la lumière de la Parole Vivante de Dieu. Je soumis à l'œuvre sanctificatrice du Seigneur tout péché commis par mes diverses personnalités, consciemment ou passivement. Après tout, cette fragmentation de ma personnalité n'était autre que le péché par excellence. En tant que pécheur, j'avais avant tout besoin de me repentir et d'être pardonné. J'ai donc reçu ma délivrance dans l'obéissance au Seigneur.

Lorsque je me trouvais dans une impasse, ou que les obstacles étaient trop difficiles pour moi, je passais du temps avec mon pasteur, Doug Riggs, qui me transmettait l'amour et la puissance du Seigneur. Au lieu de passer des heures à faire parler mes différentes personnalités, le Seigneur nous permettait de pénétrer profondément jusqu'aux événements qui avaient modelé ma personnalité. En fait, cela consistait à chasser vigoureusement les démons, et à prier notre Père de me permettre de fusionner mes diverses personnalités. Mon pasteur me montrait aussi, à partir de la Bible, et à la lumière de la Personne de Jésus-Christ, comment les sévices que j'avais subis avaient modelé ma vie. Le Seigneur m'a permis, grâce à mon pasteur, d'aller beaucoup plus profondément que si j'avais été seul. Il s'est servi de lui pour me transmettre Sa Parole de grâce, moi qui étais un homme à la personnalité dissociée. Par la voix et la présence de mon pasteur, le Seigneur Se faisait plus réel pour moi. Bien souvent, le Seigneur a donné à mon pasteur des révélations et une direction qui m'ont été essentielles pour résoudre les crises que je traversais. Le Seigneur Se sert d'hommes comme lui, et comme tant d'autres dans le Corps de

Christ, pour aider des hommes comme moi.

Le Seigneur n'est nullement intimidé par les ténèbres. Après tout, la Bonne Nouvelle, c'est qu'il m'a aimé alors que j'étais encore dans les ténèbres. Le Seigneur a fait tout cela dans le cadre d'une petite église locale, apparemment insignifiante, de trente ou quarante personnes (en comptant les enfants), dont la plupart avaient subi des sévices rituels sataniques ou avaient une personnalité dissociée ! Nous nous étions regroupés pour travailler à hâter le retour du Seigneur pour Son Épouse, alors que, dans l'occultisme, notre travail était de lutter contre la volonté de Dieu pour l'Église, et de favoriser la venue de l'Antichrist. En tant que chrétiens, nous priions les uns pour les autres, nous nous exhortions et nous nous conseillions mutuellement, alors qu'en tant que satanistes nous nous dominions et nous nous persécutions mutuellement.

En « travaillant à notre salut avec crainte et tremblement », nous avons souvent été contraints, par la Parole Vivante de Dieu, à enlever les poutres que nous avions dans nos propres yeux, alors que nous nous efforcions d'enlever les pailles dans les yeux de nos frères. Le Seigneur nous purifiait pour nous apprendre la repentance. C'était le Christ Vivant qui travaillait dans Son Corps, comme Il le faisait à Capernaüm avant Sa crucifixion, ou à Corinthe après la Pentecôte.

C'est ainsi que le Seigneur travaillait dans ma vie, moi qui étais l'un de Ses disciples. Peu à peu, mon Père Céleste me délivrait, littéralement, de la puissance morale et démoniaque du péché, par la Personne de Son Fils, Jésus de Nazareth ressuscité et vivant. Tout au long de ce processus, je ne cessais pas d'être émerveillé par la grâce et la puissance de Dieu, au travers de Son Fils Jésus-Christ.

Après dix-huit mois de dur labeur, je continuais toujours à avoir une personnalité multiple. Le Seigneur nous avait dit d'être hardis. J'avais appris à reconnaître que le seul véritable obstacle était moi-même. Non pas le moi intérieur spirituel caché, mais le moi extérieur conscient. Franchement, j'avais peur d'apprendre à quel point j'avais été mauvais et je l'étais peut-être encore. Aussi le Seigneur me fit-Il comprendre que je devais me regarder en face, et accepter d'être confronté à ce que je craignais le plus.

J'étais bien pire que ce que je pensais !

Dans ma pensée, je considérais les sévices rituels sataniques de la manière suivante : il s'agissait de gens extrêmement méchants, qui prenaient de gentils petits enfants pour en faire des satanistes. Je me trompais. Nous avions travaillé pendant dix-huit mois à décaper la surface. Mais, au-dessous, au cœur de ma personnalité humaine, il y avait bien la nature d'un sataniste ! En vérité, et aussi loin que je pouvais m'en souvenir, j'avais été endoctriné dans une culture digne de Sodome et Gomorrhe, dans une petite maison de brique du Texas occidental. Les sévices sataniques que j'avais subis ne changeaient rien au fait que je vivais déjà au sein d'une culture païenne « normale » ! Tout ce que j'avais vécu pendant ces premiers dix-huit mois de travail de délivrance n'était en fait qu'un moyen de protéger et de cacher la nature réelle de mon moi charnel véritable. J'étais à présent confronté au cœur du problème : j'appartenais à des générations de satanistes. Il s'agissait de bien plus qu'une possession démoniaque. Je touchais la réalité profonde de ma personnalité humaine. C'était le monde dans lequel j'avais vécu. J'étais le descendant historique d'ancêtres qui avaient tous pratiqué l'inceste, la violence et l'idolâtrie. En tant que tel, j'étais tout autant démonisé que le pire des Cananéens !

Mais, là encore, la grâce du Seigneur fut merveilleuse. Quoi que l'on ait fait, mon Dieu, mon Père Céleste, croit absolument en l'efficacité du Sacrifice de Son propre Fils sur la Croix, pour laver tout notre péché. Malgré le dégoût et la répulsion que j'éprouvais pour moi-même, cela ne changeait rien à l'amour et à la tendresse du Seigneur pour moi. Bien au contraire, cette tendresse et cet amour devinrent plus profonds, plus riches et plus puissants. Le Seigneur Jésus ne voulait pas appeler mon péché autrement que ce qu'il était. Il ne me permettait aucune excuse, et ne tolérait aucune irresponsabilité de ma part. Il n'avait pas besoin de diminuer la gravité de mon péché, car Son sacrifice était plus que suffisant pour l'effacer et me donner une vie nouvelle.

J'appris donc que le mal n'était pas la plus grande puissance de l'univers. À mesure que la grâce et la puissance de Dieu libéraient mes facultés, pour que je puisse entendre Sa voix et croire, je pouvais mieux comprendre la nature de Sa relation avec moi. Ce n'est que grâce à cet encouragement que j'ai pu continuer à regarder en face la vérité concernant ma vie, et persévérer sur le chemin de la délivrance.

Voici donc la structure de ma personnalité, telle que le Seigneur me l'a révélée. Il y avait tout d'abord, à la surface, un « bon moi » composé de mes diverses personnalités qui travaillaient, agissaient, étaient passées par le mariage et le divorce, et qui vivaient ensemble en se comportant de manière « chrétienne ». C'était aussi ce « moi » qui avait dû redécouvrir tout mon passé profond. Au-dessous de cette surface, il y avait ce que j'appellerai une « couche dissociative ». Elle était constituée des conséquences résiduelles de toutes les violences et de tous les traumatismes démoniaques que j'avais subis, et qui étaient destinés à renforcer mes multiples personnalités dissociées. C'était cette « couche » qui donnait beaucoup de mal aux divers thérapeutes qui s'étaient occupés de moi, qui croyaient avancer vers une solution, alors que le cœur du problème restait caché, sans être détecté. Au niveau le plus profond, se trouvait enfin le centre caché de ma personnalité humaine, dépositaire de toutes les choses abominables pratiquées par mes ancêtres au cours des générations passées. J'avais oublié que ce « centre caché » était complètement opposé à ce « bon moi » de surface que je croyais être ma vraie personnalité.

Certains prétendent que les hommes peuvent être définis par ce qui les limite ou les enchaîne, et je crois que cela est vrai. Le cœur de ma personnalité avait été marqué par mon attachement émotionnel et affectif aux êtres qui avaient joué le rôle le plus important dans ma vie. Mon identité originelle avait été façonnée par les liens affectifs tissés avec ceux qui m'étaient les plus proches.

Ma mère s'appelait Lula Vieta Pauline Russel Campbell. Elle est née en 1917 à Farmersville, au Texas, et est morte en 1977. Celui que j'ai connu comme mon père n'était pas mon vrai père biologique. Mon père véritable, l'homme que j'aimais et que j'appelais « papa », était Édouard Philippe de Rothschild. J'étais son fils naturel, appelé Philippe Eugène. Cet homme était mon père. Quant à moi, j'étais le fruit d'un inceste occulte, l'une des centaines de milliers de descendants, à la fois légitimes et illégitimes, de cette puissante dynastie financière et occulte.

Comment se passait ma vie dans cette famille ? Au cours de la plus grande partie de mon enfance et de mon adolescence, j'ai vécu avec mon père dans son domaine, en France. Je peux me rappeler comment il me parlait quand j'étais un jeune garçon. Je me rappelle son amour de la vie et sa passion pour tout ce qui était humain. Son dieu, c'était l'humanité. Il le croyait de toute son âme. Il pouvait parler pendant des heures des réalisations phénoménales de l'espèce humaine. Il m'emmenait dans sa bibliothèque et passait de longs moments à me parler des miracles accomplis par l'homme. J'aimais aussi la relation physique que nous avions. Il croyait fermement à la puissance émotionnelle de l'inceste. Dans sa culture, c'était quelque chose de « normal », qui était même digne d'admiration. Je l'écoutais, et il m'a transmis son goût intense pour le pouvoir, et même sa haine de Dieu. Cet homme se délectait à haïr Dieu, et moi, j'étais son fils naturel. Telle était la nature profonde de l'iniquité que j'avais héritée de mes ancêtres. Étant un descendant des Rothschild, je ne pouvais pas être plus habité par les démons !

Comment se peut-il donc qu'un enfant appartenant à une telle famille puisse devenir Chrétien ? Il faut savoir que les familles de satanistes ont ceci de particulier, à savoir qu'elles mettent leurs propres enfants au contact de l'Évangile, afin de pouvoir détruire par la suite tout ce qui fait la puissance émotionnelle d'une foi véritable. Je me rappelle comment mon père, conseillé par le Docteur Joseph Mengele lui-même, m'a conduit à Christ. (NDT : Le Docteur Joseph Mengele est ce fameux médecin nazi qui organisa l'élimination des Juifs dans les camps de la mort, et qui dirigeait les abominables expériences « médicales » pratiquées sur les prisonniers. Il est resté introuvable après la guerre).

Ses premières tentatives maladroites échouèrent souvent, ce qui lui valait les reproches acerbes de Monsieur le Docteur. Mais, un jour, il y parvint. Je compris ce miracle par lequel Dieu peut devenir notre Père. Mon cœur s'ouvrit ardemment à ce Dieu Saint, qui devint mon Père, mon « Abba ». Ensuite, mon père et le Docteur Mengele, par une perversion du message de l'Écriture, me conduisirent à « mettre à mort le vieil homme » (notre nature humaine non régénérée, selon la théologie de l'apôtre Paul). Ils me firent effectivement passer par une mort clinique, et me « ressuscitèrent » par des moyens médicaux. J'avais tout juste l'âge tendre de deux ans. Puis ils me placèrent devant le « choix » d'aimer mon Père Céleste, qui m'avait conduit à la mort, ou mon père terrestre, qui m'avait ramené à la vie. Pendant longtemps, mon père a renforcé ces deux désirs contradictoires en moi : appartenir au Seigneur, ou appartenir à mon père terrestre. Il travailla ainsi à créer en moi une incroyable tension interne, entre ces deux liens affectifs diamétralement opposés. Il ne m'a pas permis de régler cette tension au niveau de ma personnalité. Ce fut le plus grand combat de ma vie, qui entraîna en moi un désordre émotionnel et psychologique de première magnitude. À ce conflit s'ajoutèrent par la suite des sévices programmés et un conditionnement soigneusement contrôlé de ma personnalité, à l'aide de techniques médicales sophistiquées.

Tout cela finit par produire un véritable dédoublement de ma personnalité.

Ainsi, bien qu'étant réellement devenu Chrétien, après avoir ressenti la merveilleuse expérience de la présence du Saint-Esprit en moi, et après avoir reçu la vie éternelle en Christ, on me priva aussitôt, délibérément, de ces réalités glorieuses, qui ne me furent plus disponibles pour fonder le développement de ma personnalité. Après avoir réellement expérimenté mon identité de Chrétien, je fus aussitôt endoctriné à nouveau dans la culture satanique. Les sévices rituels que je subis par la suite devaient permettre de construire un édifice entièrement satanique sur ce fondement chrétien !

J'étais présent quand mon père est mort en 1988. J'ai reçu sa puissance, et il me confia la mission de poursuivre mon destin dans la grande conspiration familiale. Comme les autres enfants de la dynastie des Rothschild, je jouai un rôle essentiel dans la révolte de ma famille contre Dieu. Lorsque je regarde les nouvelles à la télévision, je suis étonné de voir tant de visages familiers occuper le devant de la scène dans tous les domaines de la politique, des arts, de la finance, de la mode et des affaires. J'ai grandi avec tous ces gens, et je les rencontrais dans des endroits où nous pratiquions nos rituels sataniques, ainsi que dans les « centres de puissance ».

Financiers, artistes, membres des familles royales, et même Présidents et Chefs d'État, tous étaient des gens à la personnalité dissociée, qui travaillent et conspirent aujourd'hui pour introduire l'humanité dans un Nouvel Ordre Mondial, où l'être humain occupe la place la plus élevée, et Dieu n'est qu'une abstraction sans visage. Toutes ces personnes avaient, comme moi, subi des sévices rituels sataniques qui avaient dissocié leur personnalité. Comme les centaines de milliers d'autres enfants biologiques de ma famille occulte, j'avais ma place et ma fonction au sein de notre projet familial de contrôle du monde. Mes efforts, comme ceux de ma famille, tendaient constamment à recruter un membre de la noblesse européenne de la famille des Habsbourg, pour lui faire occuper la première place à la tête de l'humanité, place qui n'est autre que celle de l'Antichrist de la Bible.

Alors que d'autres membres de ma famille étaient chargés d'infiltrer le gouvernement, les universités, les milieux économiques et artistiques, la place qui m'avait été assignée se trouvait au sein de l'Église, Corps de Christ. Je devais être un centre de puissance spirituelle, et contrôler l'activité satanique dans l'Église. Toute ma vie, j'avais été en contact avec des personnes qui faisaient partie de l'Église, tout en canalisant et diffusant la puissance satanique du Faux Prophète et de l'Antichrist, par l'intermédiaire de la famille Rothschild. Dès mon enfance, j'avais été consacré et formé à la tâche vitale qui consistait à garder soigneusement le contact avec la puissance spirituelle ancestrale du Faux Prophète et de l'Antichrist. Nous tous, qui étions nés dans des familles de satanistes, et qui avions été formés pendant des dizaines d'années pour exercer cette influence dans l'Église, nous étions tous en contact au sein d'une église locale. Notre objectif était de nous servir de l'Église, Corps de Christ, comme moyen de manifester le Faux prophète et l'Antichrist. Étonnant !

Il y a dans l'Église beaucoup de chrétiens à la personnalité dissociée, qui occupent de semblables positions spirituelles occultes, et qui travaillent pour le Nouvel Ordre Mondial satanique. Je représentais « l'étoile du matin » de Lucifer, infiltrée dans l'Église. J'étais le représentant de tous les autres satanistes qui étaient en relation avec moi, et qui constituaient ensemble cette « étoile du matin ». Dans l'Église, leurs esprits étaient présents en moi.

J'étais donc, dans le Corps de Christ, un simple être humain, mais aussi un centre spirituel d'énergie satanique collective. J'avais été formé pour cela par toutes sortes de rituels, et j'étais habité par de puissantes légions d'esprits méchants.

Ce sont les Rothschild de ma famille qui m'ont formé pour occuper cette position spirituelle occulte, en tant « qu'étoile du matin ». Tout cet édifice satanique était construit sur le fondement de mon expérience initiale de Chrétien ! Extérieurement, j'étais un faux Chrétien, programmé pour être hyper pieux, hypocrite et super spirituel.

Mais, en tant que sataniste appartenant à la famille Rothschild, j'avais dû quand même passer par une réelle expérience d'acceptation de Jésus-Christ comme mon Seigneur, à l'âge tendre de deux ans et quatre mois. C'est cela qui formait le fondement de ma personnalité.

Toutefois, c'est justement cette expérience qui fut cruciale dans ma délivrance, ainsi que dans ma vie de Chrétien.

C'est ma conversion à Christ qui représentait tout de même l'événement fondamental de ma vie. Par la suite, on m'avait délibérément privé des bénéfices de cet événement et de mon identité véritable. On m'avait empêché de laisser ma foi chrétienne se manifester dans mon comportement. J'avais donc perdu l'élément moteur le plus important de ma personnalité.

Je me demande si ma délivrance aurait été plus rapide, si ceux qui m'ont conseillé s'étaient d'abord occupés de mon identité biologique et affective, en tant que Rothschild, et de ma conversion à Christ lorsque j'étais enfant, avec tous les événements qui avaient accompagné cette conversion. Car ces éléments représentaient les facteurs initiaux qui avaient été la cause de la dissociation de ma personnalité. Si nous avions résolu ce problème de base, je crois que ma personnalité dissociée aurait été privée de tous les éléments démoniaques, psychologiques et biologiques qui l'avaient constituée, et que ce système démoniaque se serait pratiquement effondré.

Mon expérience est loin d'être unique. Tous ceux qui sont passés par une délivrance similaire sont passés par des expériences identiques. Nous avons tous reçu Christ dans notre enfance, puis nous avons été soumis à d'énormes conflits affectifs, partagés entre notre attachement à Dieu et notre attachement à nos parents. Ce conflit a entraîné une fracture, une dissociation de notre personnalité. Cela a abouti à nous faire envahir par des légions de mauvais esprits. Ce sont les personnalités multiples créées à la suite de cette dissociation qui ont été utilisées par Satan. Par la suite, de nouvelles personnalités furent créées, pour former tout un système psychologique complexe au service du Malin.

Pour les Rothschild, comme pour Satan lui-même, j'en suis certain, cette manière d'agir traduisait la perfection de l'ironie et du sadisme démoniaques. Il y a une forme de génie satanique dans le fait d'utiliser des chrétiens pour travailler à la manifestation de l'Antichrist ! En infiltrant tout le Corps de Christ, par ses serviteurs voués à l'occultisme, Satan a été en mesure de générer les forces spirituelles et sociologiques requises pour instaurer le règne du Faux Prophète et de l'Antichrist. Une telle conspiration empêche aussi le Corps de Christ de croître à la mesure de la stature parfaite de Christ, et de satisfaire pleinement le cœur de Dieu à l'égard de Son peuple. Ce sont toutes ces infiltrations sataniques, à l'intérieur comme à l'extérieur du Corps de Christ, qui sont la source de l'énergie démoniaque, des hérésies, et de toutes les actions qui vont aboutir à la grande apostasie annoncée dans 2 Thessaloniciens 2:3. C'est alors que se manifestera l'Antichrist, le fils de la perdition.

À l'intérieur de toutes les dénominations historiques, dans le Mouvement Œcuménique, dans le Mouvement de la Parole de Foi, dans certaines parties du Mouvement Vineyard, et tout particulièrement dans les hérésies charismatiques transmises au sein du « renouveau spirituel » chez les Méthodistes et les Presbytériens (parmi bien d'autres), dans toutes les pratiques « chrétiennes occultes » des mouvements qui recherchent « l'unité de l'Église par les signes, les prodiges et les miracles », dont le ministère hérétique d'Oral Roberts a été l'initiateur, partout Satan a réussi à séduire et à se faire adorer comme dieu.

Les visions et les messages proclamés par tous ces « ministères » ne sont que les projections démoniaques d'esprits séducteurs, qui s'expriment par la bouche de tous ces faux prophètes. Leurs miracles ne sont que les actes produits par des sorciers qui ne connaissent ni le Père, ni le Fils. Dans Matthieu 7, Jésus a parlé de ces faux prophètes, en disant :

« Plusieurs me diront en ce jour-là : Seigneur, Seigneur, n'avons-nous pas prophétisé par ton nom ? N'avons-nous pas chassé des démons par ton nom ? Et n'avons-nous pas fait beaucoup de miracles par ton nom ? Alors je leur dirai ouvertement : Je ne vous ai jamais connus, retirez-vous de moi, vous qui commettez l'iniquité » (Matthieu 7 : 22-23).

Quelle que soit la sincérité des personnes qui suivent ces mouvements, quel que soit le caractère sublime, merveilleux et extatique des expériences qu'ils peuvent vivre, ces mouvements ne viennent pas de Dieu. Si le jugement commence par la maison de Dieu, c'est qu'il y a de bonnes raisons à cela. Satan a utilisé les sévices rituels occultes, et le phénomène de la dissociation de la personnalité, pour infiltrer l'Église par ses faux prophètes, accompagnés de leurs faux dons spirituels. Le diable a pratiquement réussi à s'emparer de l'Église et à la garder en otage pour servir ses intérêts, comme un pirate de l'air s'empare d'un avion de ligne.

Ainsi, non seulement tous les domaines de la politique, de la vie sociale et de l'économie sont prêts à recevoir l'Antichrist, mais ceux de la religion et de la vie spirituelle le sont également, y compris dans l'Église visible de Christ.

Le tableau d'un monde qui se dirige vers l'Enfer, entraînant avec lui l'Église, est un tableau plutôt morne et décourageant. Mais la Bible est parfaitement claire à ce sujet : la période qui précède immédiatement le retour de Jésus-Christ correspond à ce tableau qui est sous nos yeux. Si vous croyez que l'Église véritable sera autre chose qu'un faible reste fidèle au milieu de la violence et de profondes ténèbres, vous vous trompez lourdement, et vous ne savez pas lire les Écritures.

Le Seigneur Dieu sait ce qu'il fait. Son omniscience, et la grâce qui coule de Son Être, sont plus que suffisantes pour que Sa véritable Église persévère dans la foi et supporte une telle puissance de mal. Ma vie en est une preuve vivante. Que pourraient donc signifier ma délivrance, et celle d'autres personnes comme moi, délivrances opérées dans une si petite église, si ce n'est que Jésus-Christ est Vivant et agissant aujourd'hui ? Et qu'il a décidé, dans Sa grâce souveraine, d'accorder les richesses incompréhensibles de Christ aux paralytiques, aux boiteux, à ceux qui sont méprisés et dont la vie a été fracassée, afin de faire de nous le peuple de Son alliance, « et que les dominations et les autorités dans les lieux célestes connaissent aujourd'hui par l'Église la sagesse infiniment variée de Dieu » (Éphésiens 3:8-10).

La victoire complète n'a pas été obtenue par le simple fait de venir à bout des liens démoniaques et dissociatifs provenant de cette conspiration satanique. Je crois que la joie véritable éprouvée par notre Père, lorsqu'il nous a conduits à nous débarrasser de nos problèmes et à accomplir une telle tâche, Lui a été donnée par le fait que c'est Lui-même qui nous a donné cette victoire morale sur Satan et ses puissances maléfiques, grâce à notre relation avec notre Père Céleste, et à nos relations mutuelles. Cette victoire morale peut se constater dans l'amour que nous éprouvons les uns pour les autres, au sein de notre petite assemblée.

Les obstacles sont certes formidables quand il s'agit d'être libéré de nos racines profondément démoniaques, et de continuer à être fidèle au Seigneur au milieu d'un monde qui court vers l'Enfer. Mais tout cela en vaut la peine.

Car notre Père nous a fait sortir des marécages où nous nous enfoncions, pour former des disciples qui, dans leur vie personnelle comme dans leurs relations mutuelles, ont fait subir à Satan une défaite morale et spirituelle. Dans ce combat, à la fois personnel et collectif, le Seigneur est en train d'accomplir Son désir : « afin que tous soient un, comme toi, Père, tu es en moi, et comme je suis en toi, afin qu'eux aussi soient un en nous, pour que le monde croie que tu m'as envoyé. Je leur ai donné la gloire que tu m'as donnée, afin qu'ils soient un comme nous sommes un, — moi en eux, et toi en moi, — afin qu'ils soient parfaitement un, et que le monde connaisse que tu m'as envoyé et que tu les as aimés comme tu m'as aimé » (Jean 17:21-23).

À cause du fractionnement de ma personnalité, je n'avais jamais pu entrer dans une vie chrétienne réelle, ni dans la volonté de Dieu pour moi. Par la grâce de Dieu, j'y suis maintenant entré, et j'ai choisi de vaincre le mal en moi.

« Celui qui vaincra héritera ces choses ; je serai son Dieu, et il sera mon fils » (Apoc. 21:7). En dépit des manipulations et de la trahison dont j'avais été la victime, la décision de faire confiance à Jésus-Christ, décision que j'avais prise dans ma petite enfance, était la bonne. Je suis un être ordinaire. En tant que Chrétien, je ne suis pas un surhomme. Il y a des gens dans notre petite assemblée, et dans d'autres, qui ont fait preuve de plus grandes qualités de persévérance, de courage, d'honnêteté et d'humilité. Il y a bien d'autres chrétiens, à la personnalité dissociée ou non, qui, en répondant à l'appel de Jésus à être Ses disciples, ont été conduits à des profondeurs extraordinaires de souffrance et d'amour pour le Nom de Jésus-Christ. Le monde n'est pas digne de tels chrétiens.

Toute ma vie, le Seigneur m'a appelé à Lui faire confiance et à Lui obéir, comme Il appelle tout homme à le faire.

Comment pourrais-je Lui dire : « Non ! » Le Fils de Dieu notre Père, dans Sa grâce, m'a « emprisonné » et m'a gardé captif. C'est parce qu'il a revendiqué ma vie que j'ai pu garder suffisamment le sens des réalités pour croire qu'il existait vraiment, que je Lui devais ma vie et l'amour, et que Sa grâce dépassait tout ce qui avait jamais pu exister.

LA POLYFRAGMENTATION

Mécanisme d'adaptation pour le survivant

Note : l'article suivant pourra paraître comme du charabia pour quelqu'un qui n'a jamais entendu parler auparavant de dissociation et d'alters indépendants les uns des autres... J'imagine que pour l'auteur de l'article (*Svali - 2000*), exprimer par des mots ces différentes personnalités possibles chez un être est déjà compliqué, la traduction en français l'est tout autant.

Ce sujet de la programmation mentale par fragmentation d'une personnalité est sûrement l'un des plus complexes à saisir. Certain(e)s le rejetteront d'emblée, car paraissant trop farfelu. À ceux-là, nous les invitons à se pencher tout d'abord sur ce qui est nommé en psychiatrie Trouble Dissociatif de l'Identité, anciennement nommé « *Personnalité multiple* ». C'est un point de départ pour pouvoir comprendre qu'un humain peut éventuellement être programmé méthodiquement en subissant des traumatismes répétitifs, création de personnalités indépendantes les unes des autres. Si vous souhaitez approfondir la question afin de déterminer si cela relève du fantasme ou d'une certaine réalité, vous pouvez consulter ces pages et nous faire part de vos réactions :

Note importante : Cet article n'est pas destiné à être une thérapie ni ne remplace un suivi avec une personne qualifiée et compétente, ce qui est essentiel pour la guérison d'un traumatisme sévère. Cet article n'est que l'opinion d'une rescapée. Avertissement sur les déclencheurs : contenu sur les abus rituels, la dissociation et les traumatismes.

Pour survivre aux abus rituels, un enfant apprend à se dissocier, il se dissocie fortement. L'enfant subit des abus les plus horribles que l'on puisse humainement imaginer et la plupart trouvent un moyen de se *protéger*. L'un des moyens qui sont encouragés dans certains groupes est de créer un système de défense complexe. En termes psychologiques, il s'agit de fragmenter l'enfant, encore et encore... Finalement l'enfant devient polyfragmenté.

Qu'est-ce que la polyfragmentation ? Le terme vient de la racine

« poly », qui signifie « plusieurs » fragments. En polyfragmentation complexe, la victime aura un système d'alters, des centaines voir des milliers de fragments. Ce sont des morceaux de leur esprit isolés et créés pour effectuer un travail de manière efficace et sans réfléchir.

Souvent ce travail serait quelque chose d'odieux pour la personnalité principale. Au plus loin on est des croyances/morale de cette personnalité principale, le noyau, et plus la dissociation/fragmentation doit se produire.

En d'autres termes, une personne doit subir beaucoup de traumatismes pour arriver à lui faire effectuer des choses dont elle n'aurait jamais accepté de faire. Et la personne doit se sentir très loin d'elle-même lorsqu'elle fera ces actes. Le culte/secte créera volontairement cette polyfragmentation pour cette raison même, et c'est également un moyen de facilité le contrôle.

Comment sont structurés ces systèmes polyfragmentés ?

Ce sont des individualités, elles varient non pas seulement d'une personne à l'autre, mais aussi par rapport au groupe auquel appartient la personne, par rapport au formateur, aux capacités de l'enfant et des tâches que l'enfant devra accomplir. Il n'existe pas une recette type pour créer une polyfragmentation, mais il y a certaines caractéristiques qui sont communes.

À quoi ressemble un système polyfragmenté ?

Je vais partager avec vous quelques bases de mes souvenirs lorsque j'étais moi-même formatrice dans ce groupe, ainsi que certaines choses sur ma propre guérison.

1 — Les alters protecteurs

Ce sont des fragments qui ont été créés pour faire le travail qui doit être fait, et sauver la vie du petit enfant.

Les protecteurs doivent avoir l'air effrayants, tout comme les bourreaux de l'enfant. Ils deviendront également bourreaux lorsque l'enfant sera adulte, car ils n'ont pas le choix. Ils peuvent être sans pitié, colériques ou faire croire qu'ils sont des démons. Certains grognent, sifflent, pensent qu'ils sont des animaux puissants. À la base ils étaient tous un petit enfant à qui l'on a demandé de faire l'impensable, qui a été forcé d'agir d'une manière qu'il ou elle ne voulait pas. Ils se moquent de la vulnérabilité et ne font confiance à personne, cela pour une bonne raison, celle de leur propre expérience dans la secte, le culte. Avec la thérapie et du temps, ils peuvent aussi aider la victime à se mettre à l'abri des bourreaux.

2 — Les alters intellectuels

La secte VEUT des alters intellectuels qui peuvent observer, aller d'un système à l'autre, apprendre rapidement de l'information pour l'envoyer à l'extérieur. Cela peut-être par des enregistreurs, des ordinateurs, des chercheurs. Ils peuvent connaître plusieurs langues, maîtriser différentes philosophies. Brillants et cognitifs, ils pensent souvent qu'ils peuvent déjouer leur entourage, y compris les thérapeutes. Ils connaissent très bien « *l'histoire de la vie* », mieux que quiconque, car ils ont rarement de forts sentiments. Ces alters peuvent « *lire l'histoire de la vie* » sans verser une larme d'émotion. Quand ils sont sortis, la personne semble « plate », c'est le moins que l'on puisse dire.

3 — Les alters du déni

Ce sont des intellectuels et ils sont créés pour nier que quelque chose de mauvais s'est un jour passé. La vie était merveilleuse, des parents parfaits et aimants et pour ces alters, les tendances suicidaires et le PTSD : http://www.pedopolis.com/blog/l-etat-de-stress-post-traumatique-espt.html sont des artefacts étranges sans véritable raison d'être. Une personne peut avoir une abréaction épanouie, et 5 minutes plus tard, le déni va arriver pour dire que tout était affabulation. Ils sont souvent effrayés par la peine que pourrait avoir la personne en se souvenant des graves traumatismes, c'est ce qui les motive.

4 — Les alters contrôleurs/« Head Honchos »/« Top Dogs »

Ce sont les dirigeants du système, ils savent ce qui se passe à tout moment dans le système. Dans un système militaire, ce pourrait-être le général. Dans un système protecteur, le plus puissant protecteur. Dans un système de métaux : le platine. Ou dans un système de bijoux, le plus haut bijou comme le diamant, le ruby ou l'émeraude.

Habituellement il y a plusieurs leaders qui se partagent la responsabilité dans un système. Ils peuvent aussi devenir une aide précieuse au fil du temps s'ils choisissent de renoncer à la fidélité à la secte, au culte.

5 — Les alters enfants

Ceux-ci veulent les éloges de leurs responsables adultes, qui donnent souvent des récompenses ou des bonbons... Ils sont aussi « le cœur » d'un système polyfragmenté et peuvent ressentir de l'amour, de la joie ou de la terreur. Souvent ils veulent des câlins/hugs et se faire dire qu'ils sont « okay » (dans le droit chemin).

6 — Les alters qui punissent

Pourquoi attendre qu'une personne extérieure vienne punir si vous pouvez créer quelqu'un à l'intérieur qui puisse le faire ? Les enfants vont souvent s'identifier fortement avec leurs bourreaux, et si la peine est sévère et fréquente, ils intériorisent ce bourreau pour essayer de se maintenir « en droit chemin » et éviter la punition venant de l'extérieur. La secte misera sur ce point et souvent le programmeur laissera comme « *carte de visite* » un alter nommé par lui-même. Celui-ci sera un formateur interne, un « punisher » ou un exécuteur. Leur travail sera d'essayer de garder les choses dans le droit chemin, et ils essaieront souvent de saboter la thérapie. Ils ont souvent peur de la punition extérieure s'ils n'exécutent pas leur travail. L'alter qui punit activera également des séquences d'auto-punitions : programmation de « *flood* », d'auto-destruction ou de suicide si la personne commence à rompre avec la secte/culte et ses règles. Ces fragments/alters peuvent prendre du temps avant d'être convaincu qu'ils peuvent changer ces anciennes façons de faire, car ils sont tenus pour responsable auprès du programmeur si les choses ne vont pas dans le droit chemin.

7 — Les alters de sentiments

Les sentiments ont été accablants et infiniment traumatisants durant l'enfance. Ils menaçaient la survie et la santé mentale. La solution ? Diviser le sentiment en plusieurs parties internes/fragments. Diviser le sentiment de façon à ce qu'il soit gérable. Ces sentiments alter sont souvent enfoui profondément, et lorsqu'ils sortent en thérapie, cela peut-être violent dans un premier temps. Un alter d'enfant peut sortir en criant, terrorisé, ou en gémissant d'une douleur incontrôlable jusqu'à ce qu'il soit ramené dans le moment présent. Souvent, les sentiments sont lourdement sanctionnés dans la secte, il était donc psychologiquement nécessaire de les enfouir profondément dans la psyché afin de survivre. Ces fragments peuvent-être très séparés/éloignés des autres alters qui savent ce qui est arrivé pour avoir provoqué de tels sentiments, de sorte que ceux-ci sembleront sortir de nulle part, sans aucun motif. Avec le temps et la guérison, ils peuvent se brancher avec les alters intellectuels qui ont observé cela de l'intérieur, et avec d'autres qui sont passés par le même traumatisme, ce qui donne un sens aux sentiments et aide à les résoudre.

8 — Conseils internes

La plupart des sectes ont des Conseils et beaucoup de membres les ont intériorisés, directement en eux. Encore un exemple d'intériorisation des bourreaux, et ces alters ont tout intérêt à maintenir les choses en place/dans le droit chemin, jusqu'au moment ou ils réaliseront qu'ils peuvent quitter la secte/culte pour être en sécurité. Ensuite ils pourront devenir une force immense pour la guérison. Une personne peut avoir un conseil de direction local intériorisé, ou bien un conseil spirituel représentant les personnes extérieures, comme un conseil *interne* druidique ou un groupe de *maîtres ascensionnés* aidant à faire fonctionner les choses de l'intérieur.

9 — Les alters sexuels

Ils sont créés pour pouvoir gérer à la majorité sexuelle les traumatismes/viols arrivés pendant de la petite enfance.

Ils ont le sentiment que cela est trop pénible à comprendre pour un petit enfant. Certains ont dû apprendre à « *apprécier* » l'abus, ou faire semblant de l'apprécier, et ainsi en être fortement récompensés.

10 — Les alters amnésiques

Ceux-ci sont nommés « *les paumés* », « *ceux qui ne savent rien* », etc. Ils ont pour tâche de ne pas se souvenir, sinon, comme pour un enfant, ils sont lourdement sanctionnés. Habituellement ils sont très heureux de ne se souvenir de rien, et parfois les autres alters qui ont été maltraités les envient ou n'aiment pas leur parcours « protégé ». Cela peut créer une hostilité ou une guerre à l'intérieur du système jusqu'à ce que les alters amnésiques commencent à accepter qu'il y ait eu de la violence. Rappelant aux alters ayant subi de la violence que l'amnésie a sauvé l'enfant (et leur vie) et ainsi aidé le système.

11 — Les alters travailleurs

Ceux-ci ont des emplois dans la vie quotidienne et sont généralement une partie du système représentant (Mode public/«*politiquement correct*»). Ils gèrent les tâches ménagères, se sont mariés, prennent soin des enfants et peuvent occuper des emplois à haute responsabilité. Ce sont des alters compétents créés pour cacher le fait qu'ils ont fait l'objet de violences traumatiques et d'humiliations/dégradations. Ces parties peuvent-être d'une grande aide pour les autres alters les plus traumatisés et enfouis, car elles montrent que la vie peut-être «*bonne*».

12 — Les alters hôtes

Il peut y avoir un «*hôte de la journée*» (voir ci-dessus), un «*hôte de nuit*» (pour le culte), ou des hôtes pour divers moments de la vie de la personne. Occasionnellement, le survivant peut découvrir à sa grande consternation qu'une grande partie de sa vie a été consacrée à des activités sectaires, ou l'hôte de la nuit est plus fort que celui du jour. C'est ce qui m'est arrivé. Heureusement, mon hôte de nuit est celui qui a quitté la secte, il avait beaucoup de force pour nous tirer à l'écart du groupe. J'ai aussi eu un hôte qui a été créé lors des étés passés en Europe, durant mon enfance. Également un «*hôte caché*» qui ne s'est jamais totalement présenté, ceci afin de se protéger des autres (il a manipulé les alters travailleurs pour leur dire ce qu'ils devaient faire). Chaque système se chargera de cette tâche différemment. En général, plus le trauma est sévère, plus il y aura méfiance des gens de l'extérieur et plus l'hôte aura une façade, une forte protection.

13 — Le noyau de base

C'est l'enfant d'origine, celui qui a créé tous les autres à l'intérieur. Le système de l'enfant dependra des traumatismes et de la créativité de l'enfant d'origine, ainsi que son besoin de se protéger contre les abus des autres qui auraient pu le détruire. Dans certains systèmes, le noyau est très jeune, si l'abus et la sévérité ont débuté à un âge extrêmement précoce. Ces noyaux impliquent souvent les parents ou des figures parentales ayant causé ces graves traumatismes. Cela inclut des formes d'abandon, de tortures et autres cruautés envers le jeune enfant.

14 — Le noyau de base divisé

Cela peut être fait encore une fois par de graves traumatismes durant la petite enfance. Cela est habituellement pratiqué par certains groupes pour créer des systèmes plus grands, encore plus dissociés. (fragmentation de fragments de la personnalité...)

15 — Les codes de fonctions, codes d'accès

Ce sont des fragments créés pour accomplir certaines tâches, ils sont créés pour effectuer un travail uniquement lorsqu'il est appelé par un déclencheur (trigger), tel que des lettres, des nombres, des expressions ou autres stimuli sonores. Ceux-ci sont créés avec un traumatisme profond.

16 — Les alters spirituels

Ces alters peuvent avoir une variété de croyances couvrant différentes spiritualités. Il peut y avoir une croyance spirituelle dominante dans le système, voire plusieurs. Pour exemple, un système spirituel créé par la secte peut inclure des aspects liés au luciférianisme, au druidisme, aux enseignements du Temple de Set, aux religions du mystère babyloniennes... Etc. Un alter « hôte » ou « travailleur » peuvent avoir un système de croyance totalement contradictoire et il peut y avoir des hostilités entre des alters ayant des croyances opposées. Dans ma propre vie, mes « présentateurs » (alters travailleurs, figure publique) étaient de fervents chrétiens, ce qui a apporté une stabilité pour la guérison des alters enfouis. Cela a également ouvert la voie au pardon, l'une des tâches la plus difficile et importante dans ce processus de guérison.

Cela était un aperçu de quelques-uns des types de personnalités qui peuvent se trouver dans un système polyfragmenté. Il est important de comprendre que chaque personne est unique, que les gens font face à un traumatisme à leur manière. Il ne s'agit pas de dire que chaque rescapé de ces sectes a toutes ces personnalités/alters en lui... Mon espoir est que cet article vous aidera à éduquer les autres sur ce sujet et cette question.

INTERVIEW DE BRICE TAYLOR

Brice Taylor est une survivante d'un programme MK-ULTRA dont elle a dénoncé les abus rituels. Elle est l'auteur du livre « Thanks for the memories: the truth has set me free » (Grâce aux souvenirs : la vérité m'a libérée), où elle expose les intrigues du gouvernement et l'emploi « d'esclaves sexuelles » par des gens haut placés. Elle est également propriétaire de EEG Spectrum, centre de soins par travail sur les ondes cérébrales, situé en Caroline du Nord. Elle a gentiment accepté d'être interviewée pour cet article et de partager ses sentiments sur ce sujet. Ça vaut le coup de l'écouter, c'est une personne courageuse et son combat pour elle-même et sa fille est des plus inspirants.

Question : Brice, comment en es-tu venue à dénoncer les abus rituels et/ou le contrôle mental ? Qu'est-ce qui a motivé ta décision ? Comment as-tu trouvé le courage de parler ?

Réponse : j'ai commencé à dénoncer les abus rituels parce que j'étais en cours de guérison de mon passé de victime et ma récupération semblait l'exiger. Étant mère de trois enfants, je me suis sentie obligée d'en parler pour alerter le public de ce qui se passait et pour venir en aide à ceux qui souffraient des mêmes abus. Je n'ai jamais emprunté les voies de la prudence. Ma vie me semblait toujours en danger et j'ai donc continué à parler pour me mettre en sécurité et apporter de l'aide à mes enfants et aux autres. Je ne sais pas si j'ai agi avec ce qu'on appelle « courage » pour faire ces dénonciations, mais mon instinct maternel était et est toujours si profond que je n'ai fait que ce que je devais faire — et cela m'a demandé de faire des choses que la plupart des gens trouveraient effrayantes. Comme de vouloir risquer ma vie en disant les choses publiquement. Ne rien faire était bien plus terrible pour moi, parce que je savais que ces abus continueraient encore et encore sauf s'ils étaient exposés et stoppés. L'amour de mes enfants et de l'humanité reste mon seul moteur. Et Dieu reste ma force.

Question : De quelle manière as-tu commencé à retrouver les souvenirs de ton propre trauma ? Quels sont les facteurs qui ont déclenché le processus de ces souvenirs ? As-tu cherché à confirmer tes souvenirs ?

Si oui, qu'as-tu trouvé ?

Réponse : Au début des années 80, je pense avoir commencé à me souvenir « inconsciemment », mais à cette époque il m'était toujours difficile de faire remonter des souvenirs vers mon esprit conscient, à cause du programme de contrôle mental qui, à ce moment-là, dictait ma vie. Les premières tentatives de mon esprit conscient pour divulguer les activités dans lesquelles j'étais impliquées se soldèrent par des migraines en relation avec la programmation. Dès que les expériences de mon inconscient eurent créé une menace de divulgation de secrets bien verrouillés pour raison de sécurité nationale. J'ai eu un accident, un choc frontal, ma tête heurta le pare-brise de la voiture. Bien que n'étant pas gravement blessée en apparence, il semble que ce coup sur le front a engendré un début de communication entre mes deux hémisphères cérébraux d'une manière nouvelle. Les souvenirs ont commencé à affluer à ma conscience, suivis de près par les ordres programmés me faisant penser que j'étais folle, me donnant des migraines, me poussant à appeler mes contrôleurs et rapporter ce dont je me souvenais et/ou m'incitant à me suicider.

Au début il m'a fallu affronter mes parents. Ce fut ardu, mais la vérité était dite. Ma mère pleura quand je lui racontais mes souvenirs. Je lui ai dit qu'elle et le reste de la famille faisaient tous partie des abus dont je me souvenais. Elle n'a jamais renié mes souvenirs, elle disait qu'elle me croyait, mais que de son côté elle avait oublié. Elle m'a accompagnée pendant toutes ces années et comme elle a financé mes deux premiers livres et m'a conseillé de dire la vérité quelle qu'elle soit, je pense qu'elle croit que tout est vrai, malgré son absence de souvenirs. Ses larmes étaient éloquentes. Elle a écrit en fait un chapitre de mon dernier livre, qui explique ce qu'elle a vécu avec les troubles de personnalités multiples dont mon père est atteint et tous ces abus vécus par la famille. Je suis reconnaissante à ma mère de son aide en ce sens, car ce qu'elle a écrit a été d'un grand recours pour les autres survivants et leurs familles.

Mes souvenirs ont été confirmés en partie par des sources connues. Mes souvenirs au gouvernement m'ont été d'autant plus confirmés personnellement quand des agents des services secrets m'ont approchée. À une occasion, un agent des services secrets de la Maison-Blanche s'est retrouvé (mystérieusement !?) assis à côté de moi dans un avion pour me dire de ne pas donner de noms dont je me souviendrais ni de parler. Je n'ai pas donné de noms pendant plusieurs années lors de mes témoignages dans des églises ou mes rencontres avec des spécialistes de la santé mentale. L'une de mes plus grandes confirmations fut de me conformer aux désirs de l'agent des services secrets de la Maison-Blanche et de ne pas citer de noms.

Souvent après mes entretiens (où je ne donnais pas le nom des coupables), des survivants et des thérapeutes me rencontraient pour que je donne (en privé) le nom de ces gens-mêmes qui m'avaient abusée. Il y eut toute sorte de menaces pendant ces années, beaucoup trop pour les mentionner, mais l'une d'entre elles qui m'a fait savoir que j'étais absolument sur la bonne piste fut lors de l'incendie de mon bureau, où se trouvait mon équipement Spectrum qui me servait à pratiquer avec les survivants le dernier stade d'entraînement par ondes cérébrales. Je suppose que cette technologie qui aide les survivants de traumas à apprendre comment rester alertes et attentifs et ne pas se dissocier est efficace, montre qu'ils ne souhaitaient pas vraiment voir cette possibilité de guérison et de libération au service d'autres. Pour s'assurer que j'avais compris que ce n'était pas un accident, mais un avertissement pour cesser et renoncer, ils avaient placé deux sacs de cendre provenant de l'incendie devant chez moi, que je pouvais voir depuis la fenêtre de la cuisine. Au lieu de renoncer, j'ai commandé trois autres machines EEG et pu ouvrir un bureau de huit pièces, où je pourrai recevoir davantage de gens pour les effets bénéfiques de cet entraînement par les ondes cérébrales !

En tant que survivants, il nous faut presque jouer au plus fin pour traverser en un seul morceau les retours de bâton et il est certain que depuis les tortures et le conditionnement par la torture, nous avons plus l'habitude des coups durs que la plupart des gens. Nous sommes capables d'encaisser les coups si nous le voulons. Je choisis cette solution. Je n'aurai jamais survécu autrement. Mais c'était avant. Aujourd'hui il semble plus facile de sortir des groupes organisés de manipulateurs qui tentent de contrôler autrui parce qu'il y a de plus en plus de professionnels qui révèlent les abus rituels et le contrôle mental, et de survivants qui guérissent. Nous survivants accédons à un rôle important — rôle qui ne peut être passé sous silence. Je pense que la vérité émerge comme jamais auparavant et c'est une période très intéressante. Je n'aurais jamais pu imaginer il y a des années qu'en l'an 2000 on me donnerait la possibilité de toucher des millions de gens sur le Channel 13 News pour parler des abus rituels et du contrôle mental et de voir validé mon discours par un chef du FBI à la retraite et une thérapeute qui a parlé des 60 survivants qu'elle a aidés qui disent les mêmes choses que moi ! Le psychiatre de la FMSF

(False Memory Syndrome Foundation = fondation pour le syndrome des faux souvenirs) interviewé, lorsqu'on lui a demandé tout de go s'il faisait partie de la CIA a répondu, « Je ne sais pas si je fais partie de la CIA, peut-être le savent-ils. » Ça veut dire quoi ce type de réponse ?

De nombreux, nombreux survivants sont aidés de plus en plus pour guérir et leur guérison a pavé le chemin de la grande révélation des faits à révéler au public. Je pense que les expériences des survivants, mises toutes ensemble, identifient clairement les nombreux problèmes qui doivent être ramenés au premier plan pour être résolus. De plus en plus de gens écoutent et la vérité émerge par des moyens auxquels je n'aurai sincèrement jamais pensé de mon vivant. J'en suis encouragée.

Survivre à la torture

J'avais quatre ans et j'étais ligotée sur une chaise. Des sangles rembourrées immobilisaient mes bras, mes poignets et mes pieds, mon cou et ma tête étaient coincés dans un système empêchant tout mouvement. Une femme s'avança vers moi, en me parlant tout bas en allemand d'une voix dure. Quand je ne répondais pas correctement, elle s'approchait de moi, son visage coléreux juste au-dessus du mien terrifié. Lentement, méthodiquement, elle prenait la cigarette coincée entre ses lèvres et la dirigeait vers ma cuisse nue. Elle gardait la cigarette là pendant que je hurlais. La femme était ma mère et la petite cicatrice ronde est toujours là aujourd'hui.

C'est l'un des sujets les plus difficiles à écrire pour moi, mais toute discussion sur les abus rituels est incomplète si on ne l'aborde pas. C'est un sujet pas très populaire, l'un de ceux que beaucoup préféreraient éviter. Un sujet sur lequel on passe rapidement dans des discussions sur les abus rituels en parlant de « dysfonction », de « traumatisme », de « souffrance » ou « d'abus ». Mais pour un enfant qui grandit dans une secte satanique ou luciférienne, il n'y a qu'un seul mot qui décrive la réalité vécue. Ce mot est torture.

Dans ces groupes, les enfants sont victimes de tortures physiques, psychologiques et sexuelles sous sa forme la plus extrême et doivent apprendre à se débrouiller avec cette réalité accablante. Ils doivent vivre en réalisant que les gens qui les torturent sont leurs parents, grands-parents, tantes, oncles, cousins et leurs frères et sœurs et gérer les conséquences de la honte et de la trahison. Cet article donne une vision des effets de la torture par celui qui la vit.

Le Centre Canadien pour les Victimes de Torture (CCVT) possède une liste de symptômes psychologiques qui surviennent à la suite de torture, en vrac : « anxiété, dépression, irritabilité, paranoïa, culpabilité, méfiance, troubles sexuels, perte de concentration, confusion, insomnie, cauchemars, déficit et pertes de mémoire. »

« Ces symptômes apparaissent lorsqu'un individu se révolte rageusement contre la violation de son territoire légitime, qu'il soit physique ou psychologique. » Les cauchemars représentent une recherche inconsciente pour résoudre l'affreuse souffrance de ce traumatisme ; la méfiance et la paranoïa parlent de la confiance instinctive en l'humanité qui a été irrévocablement ruinée. La personne qui a enduré et survécu à la torture ne sera plus jamais la même. Les pertes de mémoire se produisent lorsque la psyché tente désespérément de faire obstacle aux horreurs endurées, souvent par une dissociation ou autre mécanisme bloquant. L'auteur poursuit :

« Les survivants de tortures sont souvent peu désireux de livrer les informations de leurs expériences. Ils peuvent être méfiants, effrayés ou s'efforcer d'oublier ce qui est arrivé. Leur ressenti peut les décourager de demander l'aide dont ils ont besoin. »

Cet article a été écrit pour du personnel médical face à des victimes de torture sous les régimes totalitaires d'Amérique du Sud et d'autres pays, mais les symptômes sont les mêmes pour le survivant d'un abus rituel.

L'individu rejette souvent sur lui-même la responsabilité de son passé de torture, surtout si cela s'est passé dans la petite enfance. La torture grave à l'intérieur le profond sentiment que quelque chose ne tourne pas rond, quelque chose qui fait que les autres l'agressent ou abusent d'elle. On conseille aux infirmiers : « Par exemple, il est important de se souvenir que ceux qui cherchent une aide psychiatrique sont des gens au départ en bonne santé qui ont été systématiquement soumis à un traitement prévu pour détruire leur personnalité, le sens de leur identité, leur confiance et leur capacité à fonctionner en société... »

Les survivants d'abus rituel combattent souvent ces mêmes choses. Ce sont souvent des personnes claires, compétentes, qui fonctionnent parfaitement et qu'on qualifierait de douées, mais la destruction de leur soi a fait tellement de dégâts qu'elles seront rarement capables d'atteindre leur potentiel social ou émotionnel. Les survivants de torture peuvent craindre les procédures médicales :

« Des médecins (parfois croisés en prison qui viennent s'informer du nombre d'abus que les tortionnaires peuvent faire endurer à leur victime ou la manière de causer le maximum de souffrance sans tuer la victime)... »

Les médecins ritualistes accomplissent cette même fonction, et aussi se serviront de leurs compétences médicales pour réparer les dégâts faits après une séance particulièrement intense.

« Les thérapeutes ont besoin de comprendre que les instruments chirurgicaux et d'examen ainsi que les procédures médicales peuvent être les mêmes que ceux utilisés pour torturer, toutes les procédures devraient donc être soigneusement expliquées. Certains traitements, comme la kinésithérapie, ont besoin d'être faits en prenant particulièrement conscience de la possibilité d'un seuil de souffrance très limité. »

« Les survivants de torture et leurs familles peuvent aussi perdre certaines valeurs et croyances auxquelles elles adhéraient avant qu'ils ne subissent le traumatisme. Ils peuvent être incapables de faire confiance et deviennent de ce fait désillusionnés. »

L'une des luttes courantes dont témoignent les survivants d'abus rituel et de torture est une difficulté dans le domaine de la confiance et de l'intimité. Même pour ceux qui échappent aux abus rituels, la peur constante d'être enlevés ou renvoyés à leurs tortionnaires va instiller une méfiance des autres. Seules les personnes qui avec le temps prouveront qu'elles sont sécurisantes et fiables feront partie du souvent très petit cercle de ceux auxquels le survivant fait confiance.

« Le Dr Philip Berger, l'un des fondateurs du CCVT, a exposé que lorsqu'il a démarré en 1977 ses sessions sur la torture pour les professionnels de la médecine, on ne le croyait pas. On lui disait que la torture a probablement existé quelque part et a été pratiquée parfois, mais pas au point de nécessiter une réponse spécialisée. Ce déni fonctionne à plusieurs niveaux. La torture est une pratique barbare, que la plupart des gens préfèrent éviter. Ce refus se passe à au moins trois niveaux : déni de la part de la victime ; déni de la part de celui qui aide ; et déni de la part de la société dans son ensemble. C'est l'étendue de ce déni qui autorise autant la pratique de la torture que la continuation et la survivance de ses effets.

Si ceci est vrai pour une torture documentée des victimes de régimes totalitaires autour du monde, combien convaincants sont la défiance et le déni pour la poursuite de tortures sur des enfants innocents perpétrées dans des groupes occultes ! La société pratique souvent un refus total de ce sujet, ou même sa négation, parce que le reconnaître signifierait perdre la « zone de confort » où vit presque tout le monde. Le défi de guérir pour un individu qui a subi une vie de torture est cela : reconnaître des sentiments, y compris la rage, vécus en reconnaissant l'impuissance ayant entraîné une lutte contre la profonde résistance intérieure à se souvenir ou reconnaître ce qui est arrivé (il n'est pas nécessaire de se rappeler tous les souvenirs, mais une certaine reconnaissance de ce qui est arrivé est une part importante de la guérison et de l'intégration). Apprendre que le survivant a les outils pour changer. Apprendre que ce n'était PAS de la faute du survivant (les survivants traîneront souvent une faible image d'eux-mêmes en réponse à la torture). Apprendre à annuler les messages donnés sous la torture, et les remplacer par un vrai enseignement pour surmonter la peur induite par la torture, à faire face à un vieux système de croyances et d'anciens moyens d'agir. Réaliser que ce n'était pas la faute de Dieu (de nombreux survivants luttent contre cette idée, se demandant pourquoi Il a permis la torture, ou pourquoi c'était EUX qui devaient la subir). Pardonner à ceux qui ont tourmenté le survivant (seulement après avoir franchi les étapes ci-dessus).

Reconnaître le passé et ensuite regarder devant vers un aujourd'hui meilleur.

La torture laisse souvent des marques durables, tant physiques que psychologiques sur le survivant, mais avec du temps et un soutien, il est possible de guérir. L'un des aspects de la guérison est de prendre conscience des effets durables de la torture, qui ne commence à être documentée qu'aujourd'hui dans la littérature médicale, de reconnaître ces symptômes s'ils se produisent, et de franchir les étapes vers le soulagement et la guérison des causes sous-jacentes.

Un autre aspect de la guérison viendra lorsque les survivants de cette forme extrême d'abus seront capables d'en parler et lorsque la société arrêtera de nier ce qui se passe et commencera à agir pour stopper ces abus.

INTERVIEW DE JEANNIE RISEMAN

O ccasionnellement il y a des survivants avec un don spécial qui choisissent d'utiliser cette capacité pour aider d'autres survivants. Jeannie Riseman est dans ce cas. C'est un écrivain et un éditeur talentueux et le fruit de son travail est visible dans le magazine « Survivance » Survivorship.org créé par Caryn Stardancer, que Jeannie édite aujourd'hui.

Jeannie a aussi créé la page d'accueil de ritualabuse.us, l'un des sites ressources les plus anciens (et l'un des meilleurs !) Du web, que vous soyez un survivant qui veut témoigner sur les abus rituels ou une personne-ressource ou un thérapeute qui veut trouver de plus amples informations. Elle a passé des heures à rassembler des informations et à les classer par index sur son site.

Jeannie a gracieusement accepté d'être interviewée et de partager des éléments de son passé avec nous.

Question : Jeannie, comment en es-tu venue à dénoncer les abus rituels et/ou le contrôle mental ? Qu'est-ce qui t'a fait prendre cette décision ? Comment as-tu trouvé le courage de parler ?

Réponse : Cela fut instinctif. Quand je me suis souvenue de mon tout premier abus, l'une de mes premières pensées a été « c'est un homme politique. » J'ai commencé à en parler à tout le monde sous le soleil et n'ai pas cessé de parler depuis.

Q : De quelle façon as-tu commencé à te souvenir de ton propre trauma ? Y a-t-il eu des facteurs qui ont déclenché ce processus du souvenir ? As-tu cherché à valider tes souvenirs ? Si c'est le cas, qu'as-tu trouvé ?

R : Mes parents et mon mari étaient décédés et mes enfants étaient élevés et autonomes. Je n'étais responsable que de moi-même, ce qui m'a semblé vraiment déterminant.

Je suis en fait une des rares personnes que je connaisse qui a découvert en thérapie les abus vécus. Mon thérapeute, à qui je faisais confiance et que j'aimais, a décidé de tenter un petit exercice de type Gestalt, où deux personnes se repoussent avec les mains (ce qui est supposé pouvoir dire « non » plus facilement ou quelque chose du genre). Comme il était très grand, il s'est agenouillé pour se mettre à mon niveau et je me suis revue dans un flash à l'âge de 4 ans avec un homme à genoux en train de faire son affaire. Mon pauvre thérapeute n'a pas compris pourquoi je sanglotais et restais muette !

Cela a libéré une foule de souvenirs, mon premier viol par un homme, ensuite des souvenirs du groupe et le vécu dans la secte. Je ne peux valider aucun souvenir, peut-être parce que ceux de la génération avant moi sont morts pour la plupart. Et la nôtre était une tradition orale ; nous ne gardions rien par écrit.

Q : Quelles ont été tes expériences avec l'une ou l'autre ou les deux combinaisons pour : a) contrôle et programmation par la secte b) contrôle mental par le gouvernement c) tout autre genre d'abus intentionnel ?

R : Il y a environ cinq ans, j'ai pu reconstituer un système de programmation élaboré, que j'ai ensuite rédigé. J'en suis venue peu à peu à croire que j'ai été un des premiers sujets d'expérimentation du contrôle mental de New York (dans les années 40). Au début de mon adolescence, j'ai été virée avant d'avoir reçu la programmation complète. Je pense que ce projet, ou ce sous-projet a été abandonné. Je n'ai jamais rencontré quelqu'un avec une programmation qui ressemble à la mienne.

Je ne sais pas le nom des gens impliqués ni les endroits où cela a eu lieu, mais je pense que les personnes et le(s) site(s) avaient à voir avec le milieu universitaire.

Q : Penses-tu qu'il existe des groupes organisés qui sont engagés dans ceci ? Pourquoi font-ils cela aux gens, à ton avis ?

R : Oui, sans l'ombre d'un doute. Ils font ça pour le pouvoir soit pour leur avancement personnel soit pour la « sécurité nationale ».

Q : De nombreux survivants doivent lutter pour leur traitement avec une société qui ne les croit pas, avec leur propre souffrance intérieure, et l'absence de validation par les membres de leur famille. Que leur diriez-vous ? Que pensez-vous de ces problèmes ?

R : j'ai fait le choix de m'entourer de gens qui me croient, au moins la plupart du temps. Je ne fréquente pas ceux qui doutent de moi — je n'ai qu'à dire « bien, je pense que nous ne sommes pas d'accord » et je laisse tomber. Il y a un certain pouvoir à dire à une personne qui peut penser si elle en a envie que tu es psychotique, que tu t'en fiches, et à agir ensuite de manière complètement sensée et rationnelle. J'ai la chance que tous les gens que j'aime vraiment me croient.

Finalement, Jeannie nous fait partager quelques excellentes idées sur la manière dont des survivants peuvent se soutenir mutuellement et sur les pièges à éviter :

Il est important de communiquer nos expériences autant que possible — aussi bien sur les abus et les façons de guérir. Plus nous en savons, plus nous pouvons replacer nos expériences dans leur contexte, mieux c'est. La communication touche la base même de la programmation en démontrant qu'il est possible de parler et de vivre pour parler de nouveau. Cela contrebalance l'isolement, les impressions d'être « fou » et le mensonge que nous « leur » appartenons éternellement.

Je pense qu'il est important d'éviter le regard des autres si nous voulons éliminer notre souffrance ou nous « réparer », et il est également important de ne pas essayer de contrôler les autres survivants. Aucun de nous ne possède toutes les réponses : il n'y a que collectivement que nous pouvons bâtir une base de connaissances sur la manière de vivre avec dignité après des abus aussi extrêmes.

COMMENT AIDER UN SURVIVANT

L'une des plus fréquentes questions que l'on me pose est, « comment puis-je aider un survivant ? » Elle est posée par des épouses, des amis, des membres de l'église, et représente le désir de vouloir être d'une aide quelconque.

Cachée derrière cette question se trouve souvent la demande voilée, « Je ne veux rien faire de nuisible par erreur. »

Il n'existe pas de formule magique ou un ensemble d'actes qui garantissent cette aide. Chaque personne est particulière et il ou elle a des besoins variés. Moi, par exemple, je NE suis PAS une experte en assistance. Je sais en même temps que dans mon entreprise personnelle de guérison et celle de ceux avec qui je me suis entretenue, certaines choses se sont révélées utiles, alors que pour d'autres c'était le contraire. Cela ne doit rester qu'une discussion informelle d'aide et non un conseil thérapeutique.

Bon, donc qu'est-ce qui sera utile à une personne survivante d'abus rituels, qui commence juste à se souvenir, ou qui a retrouvé depuis plusieurs années des souvenirs ou qui est en train d'essayer de quitter un groupe de secte destructif ? Voici quelques idées.

1) Écouter. Le survivant qui a subi des dommages dans un groupe de secte a entendu toute sa vie qu'il ne devait pas parler des abus subis, qu'il ne devait rien dire. On appelle ça « le code du silence ». Dès que le survivant commence à se souvenir, il aura malgré tout besoin de partager avec une personne de confiance. Idéalement, cette personne sera son thérapeute, mais il pourra vouloir partager avec un ami son ressenti, ses doutes, ses ressentis d'horreur, son désespoir et sa joie de franchir les petites étapes de guérison et de libération qui commencent à se produire. Par-dessus tout, ce qui importe c'est que la personne qui l'écoute SOIT PRÉSENTE et ne le rejette pas. Mais soyez conscients que ce qu'elle dévoile peut la paniquer ou remettre en service une programmation. Donc, ne bousculez pas la personne. Laissez-là se livrer à un rythme qui lui semble confortable.

2) Croire. On a dit aux survivants de groupes occultes que personne ne les croira s'ils parlent (et pour une bonne raison : une grande partie de la société d'aujourd'hui est dans le déni de ce type d'abus !). Les chefs du groupe lui ont dit qu'ils seraient étiquetés comme « fous » et envoyés dans un hôpital, ou taxés de menteurs. Ceci, de même que la menace de sévères punitions s'ils parlent, rend de nombreux survivants peu enclins à se souvenir et à raconter leurs abus. Si un survivant franchit cette importante étape, il est important de la ratifier, même si ce qu'ils révèlent vous horrifie ou teste votre propre croyance sur la nature humaine. Ce qui s'est passé semble insupportable et la cruauté au-delà de toute capacité humaine, mais souvent, ces premiers faits ne sont que le sommet de l'iceberg. Essayez de ne jamais dire à la personne que vous ne la croyez pas, sinon, vous pouvez dire, au cas où elle vous demande si vous la croyez, « Je sais que tu y crois et ce que j'en pense personnellement n'a aucune importance » (elle posera maintes et maintes fois la question du fait de la programmation mentionnée ci-dessus qu'elle ne sera pas crue. À chaque fois que vous dites « oui », vous l'aidez à rompre le pouvoir du cercle vicieux.

3) Apprenez à connaître les abus rituels. Que vous écoutiez l'histoire d'une personne qui teste votre capacité à la croire est une chose. Mais lire ce qu'ont écrit des milliers de gens qui se remémorent ces choses fera jouer votre crédulité et vous allez pouvoir vous informer. Aussi le fait d'en apprendre un peu plus sur les abus rituels vous aidera à connaître les possibles pièges et problèmes auxquels le survivant fait face durant son parcours. La meilleure source d'information est un thérapeute bienveillant qui s'y connaît en abus rituels. Si vous voulez en contacter un, faites-lui savoir que vous êtes une personne-ressource et demandez si pouvez le rencontrer et lui poser quelques questions.

D'autres sources peuvent provenir de sites web (comme celui-ci !). Mais n'allez pas en voir qu'un seul ; cherchez sur plusieurs sites, car les différents survivants auront des perspectives différentes.

À la bibliothèque près de chez vous, il y a au moins quelques livres sur le sujet. (**note :** En France, vous pouvez toujours chercher dans une médiathèque ne serait-ce qu'on ouvrage sur les personnalités multiples/TDI, ce qui serait déjà un point de départ pour aborder le sujet, alors pour ce qui est d'un ouvrage francophone sur les abus rituels/programmation mentale…) Lire l'histoire d'un survivant et la manière dont il a guéri peut être une aide.

Des conférences sur les abus rituels peuvent être d'excellentes sources d'information. Vous pouvez prendre contact avec des groupes nationaux qui traitent de la dissociation et assister à leurs conférences.

4) Informez-vous sur la programmation. De nombreux survivants d'abus sévères de sectes auront vécu différentes formes de programmation. Vous n'avez pas besoin d'être expert en programmation pour être un soutien. Mais il est important d'être conscient que des programmations d'automutilation et de suicide, ainsi que le désir de recontacter la secte (programmation du contact) peuvent se présenter. Si votre ami déclare qu'il se sent capable d'automutilation, de se suicider ou d'aller à une réunion de la secte et qu'il pense ne pas pouvoir contrôler ses impulsions, vous devez le mettre immédiatement en contact avec son thérapeute. Une hospitalisation peut être nécessaire si ce désir pressant est sévère et un endroit sûr pour réduire à néant une programmation. Le thérapeute peut aussi travailler avec lui en tant que patient ambulatoire pour rompre l'emprise de la programmation.

Si la personne recontacte la secte, lui faire savoir qu'elle peut vivre une vie agréable en dehors de la secte est important pour échapper à la programmation. Que retourner là-bas ne fera que les enfoncer et qu'ils peuvent changer leurs mauvaises habitudes.

5) Prendre du bon temps, s'amuser, se sentir en sécurité, partager des distractions, comme participer à un barbecue, faire des courses dans les magasins, penser à des réalisations d'artisanat pour le plaisir sont toutes choses qui peuvent aider un survivant qui a été emprisonné dans une vie privée d'émotions (qui le rend dépendant de la secte). En découvrant une réalité différente sans maltraitance pour la PREMIÈRE fois de sa vie, des côtés infantiles peuvent resurgir. Laissez-lui la possibilité de les exprimer et soyez conscient qu'il peut agir d'une manière sans rapport avec son âge réel, c'est-à-dire facilement infantile. Plus il vivra des expériences saines, appropriées, plus rapide sera la guérison, parce que son infantilisme empêche le survivant de manifester ses capacités émotionnelles. Il va se dépêcher de partager ce recours et bientôt d'autres éléments vont sortir pour « vérifier ce qu'il se passe ». En réalité il va tester la fiabilité de l'ami et s'il est vraiment possible d'avoir un ami qui n'abuse pas de lui et qui n'essaie pas de l'utiliser.

6) Donner un coup de main quand les choses vont mal : occasionnellement le survivant peut vivre des moments chaotiques, ou avoir fait un gros travail intérieur qui ne laisse autrement pas de place pour grand-chose.

Un ami proche peut l'aider en l'emmenant à sa thérapie ces jours-là s'il ne peut pas conduire. De petites choses peuvent faire la différence, comme le prendre en charge un jour difficile et lui faire la cuisine. Ou juste sortir ensemble et assumer le rôle d'une personne extérieure sécurisante peut souvent suffire.

7) Établir de bonnes marques : il est important de ne pas faire à la place du survivant ce qu'il peut faire lui-même. L'idée est de NE PAS jouer le rôle d'un parent, sinon se crée une dynamique malsaine dans la relation. Le survivant aurait de forts besoins de dépendance non satisfaits provenant de sa vie privée d'émotions. Faites-lui savoir que vous êtes son AMI. Mais pas une nounou. Il y a un équilibre à trouver entre donner un coup de main une fois de temps en temps les très mauvais jours et rendre trop dépendant. Beaucoup de survivants peuvent très bien fonctionner pour les tâches de la vie courante, au moins la plupart du temps. Encouragez-les dans ce sens. Si le côté infantile s'exprime constamment, sans qu'aucun côté adulte n'apparaisse, cela peut être signe de stress dans un système surchargé, le signe qu'il en a besoin (les côtés adultes étaient abusés ou punis et se sont détruits) ou le signe d'une dépendance malsaine. C'est le survivant lui-même qui va apprendre à se soutenir et un ami bienveillant encouragera cette attitude.

8) Prier pour lui : j'ai laissé pour la fin ce que je pense le plus important. Guérir d'abus rituels et quitter un groupe occulte est le combat spirituel le plus intense dans le genre. Toute personne-ressource peut subir une attaque spirituelle (et dans de rares cas également des menaces physiques). Une foi sans faille, une connaissance des moyens de combat spirituel pour vous et votre ami est le plus grand des cadeaux. S'il est ouvert au christianisme, partager son amour et l'amour de Dieu peuvent faire beaucoup pour annuler les fausses croyances à Son sujet enseignées par la secte au survivant. Ils montreront souvent de la colère, de la rage, de l'amertume et même de la haine pour Dieu et Jésus. Ne vous en choquez pas ou éloignez-vous quelque temps du survivant parce qu'il a subi une vie entière d'abus et de coups montés avec Dieu qui était un violeur (il est difficile d'aimer Jésus quand quelqu'un habillé comme lui vous a violé quand vous étiez un petit enfant et qu'on vous a dit que c'est ce que fait Jésus aux enfants).

Avec de l'amour, des prières et de la patience, cette colère va s'atténuer et une vraie guérison du plus grand espace de souffrance du survivant, le spirituel, va pouvoir commencer. Un survivant a besoin de voir l'amour de Dieu en action chez les autres, de voir que la secte leur a menti, que la chrétienté est réelle, pas juste de l'hypocrisie et que les chrétiens tiennent parole par la prière et des actes de charité.

MK-ULTRA

PROGRAMMATION D'UN ASSASSIN

Dans les prochains mois, je prévois d'écrire des articles sur les méthodes Illuminati pour des formes plus complexes de programmation. Celui-ci est le premier de la série et j'espère que son information sera utile.

Comme il est impossible d'aborder une programmation sans mentionner la manière dont elle est faite, s'il vous plaît soyez conscient, vous qui êtes survivant de ce type d'abus, que cette lecture peut être un déclencheur.

Protégez-vous s'il vous plaît et ne lisez que si vous êtes avec votre thérapeute ou dans un endroit sécurisant.

L'une des plus cruelles formes d'entraînement qu'un jeune enfant ait à subir est celui en vue de devenir assassin, ou de pouvoir de sang-froid prendre la vie d'un autre être humain sur ordre. Dans le groupe Illuminati auquel j'appartenais, presque tous les enfants et les adolescents devaient se plier à cet entraînement militaire.

Ses résultats sont dramatiques. L'enfant doit fortement se dissocier pour supporter l'épreuve de la programmation ainsi que les exigences impossibles pour sa psyché. On peut enseigner et entraîner un enfant à cela, mais il ne pourra jamais apprendre à se sentir à l'aise avec la culpabilité engendrée.

L'entraînement commence souvent à un âge très jeune. Un enfant de deux ans est mis dans une cage métallique reliée à des électrodes ou on le torture sur une table ou une chaise. Au bout d'un long moment, on le libère. Il se sentira hébété et pourra à peine marcher. On lui donnera un petit animal, souvent un chaton et on lui dira de lui tordre le cou. L'enfant va refuser. On le remettra alors dans la cage ou on lui attachera de nouveau des électrodes et il subira un autre électrochoc en punition. Il sera libéré de nouveau et on lui dira de tordre le cou d'un jeune animal. L'enfant va pleurer et il aura peur d'une autre torture. En tremblant, il fera finalement ce qu'on lui a ordonné. Après quoi il ira souvent dans un coin pour vomir, félicité pendant tout ce temps par son formateur pour le « bon travail » effectué. L'enfant aura créé une fragmentation qui obéit au formateur, pour éviter l'horrible souffrance de la désobéissance (plus la programmation est importante, plus elle s'éloigne des valeurs naturelles fondamentales de l'enfant, plus sévère sera le niveau de souffrance utilisé pour créer la programmation.) C'est la première d'une horrible série d'étapes. Cela se poursuit au cours des années et les animaux seront de plus en plus grands. C'est pour désensibiliser l'enfant au concept de prendre une vie. Pendant l'entraînement militaire, les plus âgés (entre 7 et 10 ans) apprendront à manier un fusil avec précision. Ils apprennent à nettoyer une arme, à la recharger, à la décharger, et à tirer sur des cibles. On les récompense énormément pour leur précision et réprimandés et punis s'ils font des erreurs. À douze ans, la plupart des enfants se débrouillent très bien avec un petit pistolet ou un fusil. On les emmène ensuite dans une enceinte et on leur apprend à tirer sur des animaux qui ont été drogués pour ralentir légèrement leurs mouvements. L'enfant apprend à viser la tête ou le cœur. Les cibles se transforment ensuite en photos de modèles humains réalistes.

Et pendant tout ce temps, ils accroissent leur niveau de colère avec la continuation des tortures et abus. On dit à l'enfant « d'utiliser sa colère » pour augmenter ses performances. Pendant les exercices de réalité virtuelle, les cibles animales sont remplacées par des cibles humaines. L'enfant va apprendre à toucher les « sales types » et à diriger sa rage contre eux. La précision dans ces exercices est récompensée et félicitée et les erreurs sont punies.

L'enfant apprend à obéir à un code de commande pour démarrer la séquence de la « recherche de la cible » et pour ensuite exécuter la séquence « de liquider », qui implique de tuer la cible. Sous drogues et par hypnose, le jeune adolescent sera convaincu que c'est la réalité. Un jour il sera testé et on lui dira (en réalité virtuelle, mais il ne le réalise pas sous état d'hypnose) de tirer sur ses parents ou ses frères et sœurs, qui sont simulés graphiquement dans le programme de réalité virtuelle. Ce qu'ils font.

À ce moment-là, l'enfant est considéré comme « fiable » sur « commande ». S'il tire sur commande sur la personne qu'il aime le plus, la programmation est considérée comme « gravée », et n'a besoin désormais que d'être renforcée périodiquement.

Ceci semble horrible, mais c'est comme cela qu'on faisait l'entraînement d'un assassin dans le groupe où j'étais.

Je l'ai subi et ai dû le faire subir à d'autres. Je le regrette tellement aujourd'hui. C'était un processus parfaitement planifié, avec une progression par étapes. Personne ne donne un fusil à un adolescent en lui disant, « Va tuer quelqu'un » dans ces groupes, parce que l'enfant refuserait et en serait incapable. Ils commencent à un âge pré-verbal et développent chaque compétence pour qu'elle empiète sur les autres.

Ils tablent sur l'impuissance du jeune enfant et sa rage envers les autres pour alimenter la programmation.

Plusieurs de ces techniques sont basées sur les recherches MK ULTRA faites par la CIA dans les années 60 et 70. Les formateurs Illuminati étaient en contact rapproché avec des membres des services secrets de l'armée qui travaillaient sur ces projets, comme le Col. Aquinos, Sidney Gottlieb et Alan Dulles, parmi d'autres. Cette connaissance sur la manière de conditionner un sujet s'est transmise aux formateurs des différents groupes et a été mise en pratique avec des modifications en fonction de l'âge.

On attend des enfants, au sein des Illuminati, de remplir par étapes des tâches de ce genre et d'avancer vers le niveau suivant dès qu'ils peuvent démontrer leur maîtrise. Un commandant de l'armée demandera à un jeune chef adolescent de tuer quelqu'un devant les autres, à mains nues, pour démontrer sa loyauté et son obéissance.

L'adolescent recevra un statut plus élevé et des récompenses s'il fait vite et bien.

Ce type de programmation peut être démonté, avec du temps, une thérapie et un effort concerté et surtout par la prière, afin de dissoudre les horribles traumas qui ont été induits. Aucun être humain ne devrait être forcé à commettre ces choses ou à subir cette forme d'entraînement. Il génère une dissociation massive et un intense chagrin quand la personne réalise ce qu'elle a fait. Cela m'a aidé à réaliser que :

- Je n'avais pas le choix à l'époque. Quand j'étais une jeune enfant, les plus âgés m'y ont obligée. Les alters créés qui ont appris à accepter ou même à apprécier cet entraînement, ont été mis en place par le besoin de dissociation et de fuite psychologique causés par cet horrible trauma et ces éléments contiennent une profonde souffrance et des blessures.

- Je peux déposer mon fardeau aux pieds de Dieu et Lui déposer ma souffrance et les blessures de toute une vie d'intense peine et de culpabilité que ces expériences ont causé aux autres et connaître Son pardon

- j'ai maintenant le choix et j'ai choisi de m'éloigner de ce type d'activités
- Je peux prier pour que les autres s'en sortent et échappent à cet horrible genre d'abus
- Je peux exprimer à Dieu la colère et le sentiment d'outrage que cette manipulation délibérée a entraîné sur moi et sur les autres, et trouver la guérison. Cette rage a souvent permis de supporter les abus du passé et en diminuant, l'emprise de la programmation peut s'affaiblir aussi.

Ce type de programmation est un contrôle mental des plus insidieux et une guérison est possible. C'est un processus long et lent, mais il vaut le coup de s'y appliquer.

Expériences aux frontières de la mort

Programmation par NDE

(Note : le contenu de cet article aborde en détail une programmation traumatisante et pourrait être un important déclencheur pour des survivants qui ont subi ce type d'abus. Si vous êtes un survivant, ne lisez pas s'il vous plaît, à moins de vous trouver avec une personne rassurante ou votre thérapeute) Cet article fait partie d'une série en cours que je suis en train d'écrire comme ébauche sur les programmations complexes pour la suite de mon premier livre, « Briser les chaînes ». Je vais parler de l'une des formes de programmation les plus traumatisantes que peut subir un survivant. Cette programmation implique l'utilisation d'expériences aux frontières de la mort. Les Illuminati ont étudié pendant des années la neurophysiologie humaine et les effets d'un conditionnement traumatisant sur le cerveau et la psyché. En cherchant des méthodes meilleures et plus fiables pour instiller les programmations, ils ont utilisé des recherches provenant de diverses sources : agences du gouvernement, régimes totalitaires, et leurs propres expérimentations continuelles (et secrètes).

Mais certains fondements de ce type de programmation existent depuis des siècles. L'un des plus anciens rituels qu'utilisent les Illuminati est la « cérémonie de résurrection ». Le phénix, symbole de mort et de vie nouvelle, est en fait l'un de leurs symboles les plus appréciés, il symbolise la venue du Nouvel Ordre et de son dirigeant.

Comment se passe une programmation de résurrection ou ses variantes ? Je vais partager ce que j'ai subi et/ou dont j'ai été témoin.

Un jeune enfant d'environ deux ou trois ans va être très fortement traumatisé pendant une cérémonie occulte. Il sera violé, frappé, électrochoqué et même asphyxié et il recevra des drogues qui vont créer un état proche de la mort. L'enfant sentira toujours à ce moment-là des présences suspendues au-dessus de son corps, observant le corps inconscient qui a été torturé au point d'être presque mort. Du personnel médical compétent participera toujours à la programmation de cette mort, surveillant l'état physique de l'enfant pour le ressusciter.

Ils ont un équipement de résurrection et des médicaments sous la main en permanence. L'enfant arrivé à cette extrémité pleurera au fond de son cœur et il reprendra conscience dans d'extrêmes souffrances. On lui dira ensuite qu'il a le « choix » : faire face à une mort certaine ou choisir de vivre en invitant en lui un puissant démon.

L'enfant choisit la vie. Un démon entre, l'enfant sombre dans l'inconscience et s'éveille ensuite dans des vêtements propres, dans un lit douillet, enduit d'onguents guérisseurs. Il est extrêmement faible et secoué et une voix féminine (ou masculine) douce, attentionnée lui raconte qu'il est mort, mais que le démon « l'a ramené à la vie », qu'il lui est redevable ainsi qu'à ceux qui l'ont « sauvé » de sa vie et des battements de son cœur. On dit aussi à l'enfant que s'il demande à l'entité démoniaque de partir, on le ramènera dans l'état proche de la mort où il se trouvait quand elle a fait son entrée.

C'est l'un des types d'expérience de NDE utilisée pour contrôler et terrifier un très jeune enfant et pour l'obliger à accepter une spiritualité démoniaque dans les circonstances les plus traumatiques et coercitives imaginables.

L'enfant se sent marqué et choisi pour la vie par cette expérience et elle influence profondément les propres croyances intérieures de l'enfant et sa réalité la plus fondamentale. C'est également l'une des plus horribles manipulations que doit subir un jeune enfant et elle est prévue pour leur enlever son libre arbitre ou sa volonté.

Une autre forme de programmation aux frontières de la mort se passera dans les conditions qui ont été souvent appelées « contrôle mental du gouvernement », mais que j'ai toujours vu relier à la programmation Illuminati (car les formateurs/scientifiques de part et d'autre ont échangé et partagé leurs informations).

Par exemple, au Centre Médical Tulane, il y avait tout à côté un endroit nommé « l'Institut ». L'Institut s'occupait d'expérimenter des techniques de contrôle mental effectuées dans les circonstances les plus extrêmes, incluant à un moment une presque mort physique. Pour certaines de ces programmations, le « sujet » (comme je hais ce mot utilisé par les formateurs pour se distancer émotionnellement du fait que c'est un être humain avec des sentiments et des émotions sur lesquels on travaille) va dans une pièce de l'hôpital isolée des autres par des murs nus gris clair. Le sujet est attaché à quatre endroits et aussi à la taille et au cou. On l'enveloppe ensuite dans une sorte de cocon de bandages souples qui limite les mouvements ou supprime toute sensation dans les membres.

Les « sujets » sont habituellement nourris par intraveineuse et ils subissent ensuite une forte privation sensorielle, bombardés par des bruits extrêmement violents. L'obscurité de la pièce sera entrecoupée en pleine nuit de lumières blanches éblouissantes, et le « sujet » va perdre le sens du jour et de la nuit.

Le sujet, presque brisé, est ensuite électrochoqué fortement et drogué. Il peut être mis sous respirateur et recevoir des drogues paralysantes. Le niveau d'angoisse atteint des points extrêmes à mesure de l'avancement des abus et j'ai entendu dire que des gens faisaient littéralement des crises cardiaques à cause de la peur vécue à ce moment-là. La personne est droguée et choquée de nouveau et on lui dit qu'elle est en train de mourir. Elle voit son corps par au-dessus et elle est en fait heureuse à ce moment-là d'être enfin libérée de ses jours de torture.

Puis un formateur à la douce voix gentille arrive et lui répète sans arrêt « tu mérites de vivre, je ne te laisserai pas mourir. Tu me dois la vie. » Des messages enregistrés sont également diffusés en permanence qui décrivent la future destinée des « sujets » envers la « famille », etc. Finalement, avec lenteur, on autorise le sujet à se réveiller, à sortir de son inconscience, accompagné du constant message qu'il est « re-né » pour le groupe familial. Des gens au visage aimable réconfortent le sujet pendant qu'il récupère de cette séquence de programmation horriblement traumatisante. La personne se sent extrêmement reconnaissante d'être en vie, d'être libérée des horreurs de ces journées où elles gisaient à l'Institut dans un état proche de la mort et elle agrippera comme un petit enfant les adultes autour d'elle. Elle est très vulnérable à ce moment-là et extrêmement réceptive aux messages intégrés sous trauma. Je devrais le savoir. J'ai été un « sujet » de l'Institut en tant qu'enfant dans les années 60 et au début des années 70 et ensuite comme adulte, en tant que « consultante ».

C'est une programmation d'un niveau intense exécutée dans des circonstances extrêmes et le niveau de peur d'un survivant qui commence à se souvenir de ce type de trauma peut être extrêmement élevé. Je voudrais pouvoir enjoliver, dire que ce n'est pas si méchant, mais ça l'est réellement. Je sais que certains seront incrédules, mais ce type de programmation existe réellement (avec d'autres types de méthodes sophistiquées de contrôle mental). La programmation aux frontières de la mort possède de nombreuses variantes et je n'en aborde que deux (il en existe aussi d'autres formes).

Une programmation installée dans un état proche de la mort existera au niveau le plus fondamental, car le niveau de survie à ce moment-là touche le cœur de l'être, peu importe que le sujet soit bien protégé ou non. La personne l'ayant subi peut penser qu'elle va en mourir si elle tente de la rompre. Qu'elle va se retrouver dans un état proche de la mort ! Que son cœur va s'arrêter ! J'ai traversé toutes ces peurs et d'autres en affrontant ce type de programmation intérieure et aujourd'hui je combats de temps en temps la terreur résiduelle qu'elle a laissée. Les mensonges proférés dans cet état presque inconscient seront crus à un niveau profond, car l'enfant qui le subit a un besoin désespéré de croire les adultes qui tiennent littéralement sa vie et sa mort entre leurs mains. L'enfant a été complètement brisé par l'horrible trauma programmé et adoptera ces messages comme vrais.

Voilà pourquoi des croyances et messages intégrés sont si difficiles à supprimer à ce niveau. Cela nécessite un excellent soutien, un environnement sécuritaire et une connaissance et un discernement spirituels, car le bastion démoniaque sera également très sérieux. L'aide d'un thérapeute averti sur les programmations et un suivi spirituel par des personnes qui connaissent les moyens de l'exorciser seront des éléments vitaux de la thérapie. Le survivant qui a atteint ce niveau de programmation intérieure aura touché le fond du fond. Cette programmation sera l'une des plus intégrées et restera impossible à cerner à un niveau conscient, sauf s'il existe une coopération profonde, un climat sécurisant et une mise en confiance de la part des personnes extérieures qui aident le survivant. C'est là aussi que la foi en Dieu, en Sa capacité de TOUT guérir, même les traumas physiques, émotionnels et spirituels les plus sévères fera toute la différence. Ce type de programmation peut nécessiter un cadre sécurisant hospitalier ou un climat d'extrême sécurité en extérieur, car la peur peut engendrer de la panique et son extériorisation quand elle commence à s'évacuer. Une perte de la réalité peut se produire quand les séquences de programmation font surface et il faudra une puissante aide pour que les souvenirs surgissent lentement et qu'ils soient gérables. Des médicaments seront probablement nécessaires pour contrer une forte tendance à la dépression, un sentiment de perte, d'abandon et de trahison qu'implique ce type de programmation.

Se manifesteront du désespoir pour les choix qui ont été faits et une interrogation sur la possibilité de survivre aux souvenirs. Une attitude compassionnelle d'encouragement peut faire la différence. Sera aussi très importante la lecture de passages des Écritures qui rappelleront à la personne l'amour de Dieu et sa capacité à guérir, Son attention et les promesses de pardon. Se déconnecter de ce genre de programmation est extrêmement fatigant et il faut beaucoup de repos et une alimentation nutritive. Ce N'EST PAS le moment d'ajouter des causes de stress extérieures. Permettre au survivant d'évacuer sa peur, le rassurer, prier avec lui et rester attentif deviendront des guides de vie. Écouter sa colère sur ce qui a été fait quand il parle des « fils de pute qui lui ont fait ça » sera guérisseur et ne pas le précipiter vers un pardon prématuré ou faux. Le survivant devra regarder le trauma et les blessures et les reconnaître et ensuite découvrir qu'il y a un espoir de survie aux souvenirs du trauma intégré. Lui faire vivre de bonnes expériences non obligatoires comme des jeux, du dessin ou une promenade dans la nature seront des éléments de guérison. Des débouchés comme un journal intime et des discussions sur ses sensations seront très importants dans le processus de ce type de programmation.

Je viens de décrire une des plus traumatisantes programmations qui puisse être faite dans ce groupe à un enfant ou un jeune adolescent. Il est possible d'en venir à bout, lentement, avec du temps et un soutien affectueux et des prières. Je souhaite en l'évoquant ne pas avoir été trop gore ou trop crue, mais avoir aidé d'autres gens à comprendre que ce type de programmation se pratique et que le survivant d'abus occultes ritualisés a le besoin de le surmonter.

Troubles de l'alimentation et abus rituels

« Tu prends un peu de poids, » fit remarquer mon beau-père. Je revenais de l'école cette année-là et j'avais pris cinq livres. Il se moquait de moi quand je revenais à la maison. J'avais 14 ans et décidais de commencer un régime. Mon régime énergique fut une réussite immédiate, car l'auto-contrôle et une discipline de fer m'avaient appris dès mon enfance à ignorer les signaux de mon corps. J'étais fière de ma capacité à ne manger que de minuscules quantités malgré une faim lancinante. Je perdis rapidement du poids. « Tu es trop mince, je peux voir toutes tes côtes, » me disait ma camarade de chambre cette année-là à l'école. « Je me fais du souci pour toi »

« Non, je suis trop grosse, » insistais-je. Je regardais le miroir et voyais quelqu'un d'obèse, qui devait perdre encore du poids pour être bien. Pourquoi les autres ne voyaient-ils pas que j'étais trop grosse ? Plusieurs semaines plus tard, ma mère a dû venir me chercher. Mon foie a lâché et j'ai été hospitalisée. Je mesurais 1,77 m et pesais 90 livres (41 kilos).

Je persistais à dire que j'étais trop grosse. J'ai failli mourir de ce trouble au début de mon adolescence et il faudra des années avant de me rapprocher de mon poids normal. Je n'ai jamais reçu de traitement thérapeutique pour ça, parce que mes parents n'y croyaient pas. Ma mère me donna à la place une commande de programmation, « mange, ne meurs pas » quand je refusais de manger. On me fit rentrer à la maison. Je tremblais pendant des heures et attrapais finalement la cuillère et avalais la soupe. Un jeune enfant privé systématiquement de nourriture et d'eau pour lui apprendre une leçon ou pour le briser et le rendre plus accessible à des messages de programmation va vivre ces effets à long terme. Laisser mourir de faim ou priver de nourriture sont chez les Illuminati les éléments primaires de nombreuses séquences de programmation infligées à des enfants dès l'âge de deux ans.

L'enfant va désespérer de manger une fois la privation terminée et associera le fait de manger au réconfort des adultes autour de lui. La nourriture devient une zone supplémentaire contrôlée par les adultes et les formateurs et l'enfant commence très tôt à le réaliser. Bien que très jeune, l'enfant ne peut contrôler la quantité de nourriture permise ou s'il est autorisé à manger.

Les parents de sectes, en se basant sur les leçons apprises la nuit, peuvent aussi affamer l'enfant pendant la journée ou le punir s'il ose manger parce qu'il a faim.

Il n'est pas surprenant qu'on trouve plus tard de nombreux survivants d'abus rituels et de programmations de secte avec des troubles de l'alimentation.

Il existe plusieurs types de troubles. L'un d'entre eux est l'anorexie, où la personne qui se débat avec ce trouble se laisse mourir de faim. L'anorexie a de nombreuses causes, mais un besoin basique de contrôle et une dépression sous-jacente ont été notés par les thérapeutes qui travaillent sur ce problème, combiné avec une image négative et une haine de soi. La haine de soi se polarise sur l'image corporelle et la graisse. Certaines survivantes avec ce trouble ont confié qu'elles s'affamaient adolescentes pour retarder l'apparition des règles, retarder le développement de la poitrine ou autres caractéristiques. D'autres avec des alters masculins voulaient avoir la plate poitrine que procure la minceur. Et d'autres s'affamaient pour atténuer la douleur. Une recherche actuelle sur l'anorexie montre que des niveaux élevés de sérotonine sont associés à l'anxiété et au sentiment de détresse et certains chercheurs ont émis la théorie que le refus de nourriture diminue cette sérotonine excessive et aide efficacement à bloquer ces sensations désagréables.

Un autre trouble de l'alimentation est connu sous le nom de boulimie. Ce trouble est caractérisé par une alternance de goinfrerie ou ingestion de grosses quantités de nourriture (souvent au-delà du point d'inconfort) en très peu de temps, et ensuite l'évacuation de la nourriture. L'évacuation se fait par la prise de laxatifs, en se faisant vomir, en prenant des diurétiques, par une activité physique excessive ou en arrêtant de manger après la goinfrerie. La personne affligée de boulimie sent qu'elle ne peut contrôler sa goinfrerie et a honte ensuite.

L'évacuation est la « punition » pour avoir mangé.

Janna s'est débattue avec la boulimie pendant des années. Elle n'en a jamais parlé, même pas à sa sœur ni à ses meilleures amies. Cela a démarré à son entrée au collège après qu'elle ait grossi. N'arrivant pas à perdre de poids, elle commença à se faire vomir après avoir mangé de gros repas. Elle commença aussi à utiliser des laxatifs pour « évacuer » les calories. « Je savais que j'avais besoin d'aide, » déclare-t-elle, « Mais j'avais trop honte pour en parler. » À l'âge de 27 ans, sa boulimie devint finalement incontrôlable. Il semblait que cela empirait quand elle était stressée, ce qui fut le cas en obtenant une promotion vers un poste de responsabilité. Au point qu'elle commença une thérapie pour trouver les causes de la dépression et de la souffrance qui avaient empli sa vie aussi loin que remontaient ses souvenirs.

Le troisième trouble de l'alimentation reconnu par les experts se nomme le trouble du gavage. Comme la boulimie, la personne a une envie incontrôlable de nourriture et se gavera au point d'en avoir des douleurs abdominales dans certains cas. Elle fait des réserves de nourriture et elle se gave souvent en secret, en ne mangeant que très peu devant les autres. La personne affligée de ce trouble est souvent en pleine détresse parce qu'elle sent qu'il lui est impossible de s'arrêter. Cette personne est habituellement en surpoids, et doit se battre avec les problèmes que cela entraîne.

Sarah cache des beignets chez elle et d'autres aliments favoris aussi. « j'ai mangé une fois un cheesecake entier d'un seul coup », admet-elle. Elle déteste être en surpoids et reconnaît, « Mon médecin a dit que ce poids est en train de me tuer, qu'il met ma vie en danger. Je donnerai n'importe quoi pour pouvoir maigrir. » Mais elle se bat aussi contre d'autres ressentis. « D'être aussi forte me fait me sentir en sécurité, malgré tout, » confie-t-elle. « Je sais que les hommes ne me regarderont pas. » C'est important pour elle, car elle a été violée par tous les hommes de sa famille d'origine.

La programmation, les abus sexuels et la souffrance du trauma dans le cadre de la secte, tout cela contribue à des troubles alimentaires contre lesquels se battent les survivants. Les raisons obligeant à faire face à un trouble de l'alimentation sont souvent complexes et fréquemment inconscientes. Un enfant qui a été affamé pendant les années préscolaires peut garder une anxiété vis-à-vis de la nourriture, il va faire des réserves dans la maison pour s'assurer qu'il n'aura plus jamais faim. Les alters d'un enfant qui sont constamment affamés en raison de ces expériences pourront éteindre la lumière le soir et le survivant va se réveiller pour vider un sac de bonbons ou des restes de desserts gardés sur la table de nuit.

Dans certains cas, en dépit des risques de santé (tous les troubles de l'alimentation sont dangereux), le survivant conservera un désir inconscient de punir son corps et de s'infliger des maladies ou des souffrances. Chez d'autres le désir peut même aller jusqu'à un désir de mort et faire partie d'un programme suicidaire.

Cindy a 34 ans, femme intelligente et un modèle de beauté. Son cœur lâche parce qu'elle continue de s'affamer.

« Je sais que je peux en mourir, que je dois manger, mon médecin me le répète sans arrêt, » elle hausse les épaules et sourit. « Ce ne serait pas une grande perte, n'est-ce pas ? » Il lui est difficile de croire qu'on s'occupe d'elle et que les autres la considèrent comme une personne merveilleuse, car elle se bat avec ses messages intérieurs de dévalorisation et de souffrance. « Ma mère me frappait à répétition si je mangeais trop étant petite, » partage-t-elle. « C'est peut-être la raison pour laquelle j'ai du mal aujourd'hui à me donner la permission de manger. »

La guérison d'un trouble alimentaire est souvent un processus long qui oblige à surmonter le déni existant (le survivant pense souvent qu'il n'y a pas de réel problème, que les amis et la famille s'en font beaucoup trop).

Une thérapie avec quelqu'un qui comprend le trauma sous-jacent et travaille en collaboration avec un diététicien qualifié peut être un apport inestimable. Comprendre ce que le survivant ressent à propos de la nourriture, ce qui a donné forme à ces ressentis et le sentiment qu'il a de lui font partie du protocole.

Si c'est une programmation qui dirige le trouble, il est également important de regarder comment elle a été faite et pourquoi. Des survivants ont décrit de nombreux cas de programmations de « suralimentation à mort » ou de « s'affamer à mort », surtout s'ils essaient de quitter le groupe/secte.

On peut les aider en rectifiant une fausse image corporelle, en leur apprenant à s'aimer et en retrouvant des modèles alimentaires normaux. Les alters d'un enfant traumatisé pourront être rassurés si le survivant ne tolère pas qu'il devienne affamé et prévoir des repas qui donnent une occasion à ces éléments de choisir leurs mets favoris peut aider à limiter les goinfreries nocturnes. Chaque personne étant unique, il lui faudra pour guérir gérer ses propres problèmes individuels. La guérison est possible avec l'accompagnement d'un thérapeute qualifié et au fil d'une coopération grandissante.

UNE JOURNÉE DANS LA VIE D'UN FORMATEUR

Avertissement : cet article contient des descriptions imagées des activités de la secte. Ne lisez pas s'il vous plaît si cette lecture présente un risque déclencheur.

Beaucoup de gens m'ont écrit pour me poser des questions du style, « Quand alliez-vous aux réunions ? » ou « Qu'advenait-il de vos enfants quand vous étiez dans le groupe ? » et même « Comment sépariez-vous l'activité de la secte de celle de votre vie normale ? »

Cet article va tenter de donner une réponse à ces questions et de mieux faire comprendre comment fonctionne la dissociation chez une personne qui a une activité dans une secte. Cette « journée » se base sur plus de 12 ans de thérapie et c'est un collage regroupant plusieurs souvenirs différents sur ce qu'était en gros ma vie il y a sept ans quand j'étais toujours en activité dans le groupe de San Diego. J'espère qu'il aidera les personnes-ressource et les thérapeutes à mieux comprendre le fossé d'amnésie sévère séparant les activités de la secte et celles de la vie de tous les jours, et qu'il expliquera qu'un membre d'une secte occulte pratiquant des abus peut être un gentil chrétien dans la vie quotidienne.

7 h : Je me réveille fatiguée, comme d'habitude. C'est comme si la fatigue ne me lâchait pas d'une semelle, même en allant me coucher de bonne heure. Je me réveille avec la sonnerie du réveil et me lève. Je suis déjà habillée, parce que depuis plus de deux ans mon mari et moi avons commencé à aller nous coucher tout habillés.

Nous en rions et convenons que cela économise du temps d'habillement le matin. Je suis dans la tenue de toute maîtresse de maison américaine : confortable pantalon de jogging et haut assorti, et chaussures de tennis. Je me vêts de manière plus élégante au travail. Je fais lever mes deux enfants et prépare un petit déjeuner tout simple : céréales et toasts. Ils se préparent ensuite pour l'école et je les conduis à la petite école catholique. J'y suis institutrice de cours préparatoire ; ma fille est en dernière année de primaire. J'ai un mal de tête tenace que je m'oblige à ignorer en arrivant à l'école.

8 h 45 : Le cours commence. Je fais la classe aux trois premiers niveaux du primaire dans une école catholique à laquelle sont inscrits mes enfants. Avant je leur ai fait l'école à la maison pendant plusieurs années. On m'a proposé un remplacement dans cette école quand l'un des enseignants habituels est parti et on m'a bientôt demandé d'enseigner à plein temps. J'adore enseigner et me débrouille bien avec plusieurs niveaux scolaires en même temps ; je passe du cours préparatoire aux niveaux suivants, donnant à chacun des activités à faire. Mon programme de cours est préparé pour tout le semestre. On me trouve gentille et patiente, les enfants m'aiment et je les aime, malgré les maux de tête chroniques. Ils sont parfois intenses en fin de journée.

15 h 30 : La journée de classe est terminée. Ma fille a invité une amie à la maison pour jouer, je leur rappelle d'attacher leur ceinture pour rentrer à la maison. Je suis fatiguée, mais je me dis aussi qu'il est important que mes enfants aient une occasion de contacts. Leur tendance à se replier sur eux-mêmes m'ennuie parfois et je les encourage à avoir plus d'amis. Nous faisons du cheval dans l'enclos derrière la maison. Mon fils fait ce commentaire, « Eh bien, Maman, tu es beaucoup plus gentille avec moi à la maison que quand tu es ma prof, » et je rigole et lui dis, « c'est parce que je ne veux pas faire de favoritisme à l'école. »

17 h 30 : je ramène l'amie chez elle. Le dîner est dans le four. Jusqu'ici ma journée a été exactement celle de n'importe quelle personne ne souffrant pas de troubles dissociatifs d'identité ou qui ne fait pas partie d'une secte.

C'est parce que ce sont mes personnalités de journée qui s'expriment. Elles sont douces, attentionnées, chrétiennes et complètement inconscientes d'une autre vie que je mène. Si vous m'arrêtiez à ce moment-là et me demandiez, « Participez-vous à des activités nocturnes ? », je n'aurai absolument aucune idée de ce que vous me racontez. J'ai été fabriquée spécialement pour paraître, agir et être normale à tous niveaux pendant la journée.

Vous auriez pu me suivre partout toute la journée et il n'y aurait eu absolument aucune indication que je menais une autre vie par ailleurs. Le seul indice, ce sont les migraines et d'occasionnels accès inexpliqués de dépression où je ne peux m'empêcher de trembler. Ces deux choses m'ont poursuivie toute ma vie.

18 h 30 : Mon mari rentre à la maison et nous dînons tous ensemble. Lui et moi sommes bons amis, bien que distants par certains côtés : il vit sa vie et je vis la mienne. Nous discutons ou nous disputons rarement ouvertement. J'aide les enfants à faire leurs devoirs pendant qu'il travaille sur le dossier d'un client.

19 h 45 : Coup de téléphone et quand je réponds, quelqu'un dit, « Samantha est là ? » c'est l'un de mes noms de code et je me retrouve branchée immédiatement. « Rappelez dans quelques minutes », lui dis-je. « Quinze minutes, » dit la voix. J'envoie les enfants en haut prendre leur bain. 8 h : nouvel appel. « Samantha ? » Je change instantanément. Ma voix devient monocorde et je réponds d'une voix atone. « Oui, qu'y a-t-il ? » « Pensez à apporter les objets dont nous avons parlé hier soir, » me dit-on. Je récite ensuite un code à cette personne, qui est le chef des formateurs, qui s'assure que je vais me souvenir de son message. Je raccroche après lui.

20 h 30 : Je lis une histoire à mes enfants. Ils ont très très peur du noir, même à six et dix ans, et insistent pour qu'on laisse une lumière dans leur chambre toute la nuit. Avec la soirée qui avance, ils deviennent de plus en plus anxieux. « Maman, j'ai peur, » me dit ma fille. « De quoi ? » je demande. « Je ne sais pas, » répond-elle. Elle le répète plusieurs fois et je me fais du souci pour ma fille hypersensible et anxieuse. À l'intérieur de moi, je sais que ces peurs ne sont pas normales et qu'il y a quelque chose qui ne va pas, mais je ne sais pas quoi. Mon mari me dit que je m'inquiète beaucoup trop et que notre fille en rajoute. Je reste avec les enfants jusqu'à ce qu'ils soient endormis. C'est notre routine du soir et je pense que c'est le moins que je puisse faire.

21 h 30 : Je me prépare à aller au lit. Il me faut dix à douze heures de sommeil par nuit, sinon je suis totalement épuisée. Combien de fois me suis-je endormie en faisant la lecture à mes enfants. Juste avant de m'endormir, je dis à mon mari, « n'oublie pas » et lui donne un code qui nous fera savoir que nous devons nous lever plus tard. Il répond en allemand qu'il se souviendra.

1 h : Mon mari me réveille. Lui et moi réveillons les autres chacun notre tour. Nous n'avons pas besoin de sonnerie, parce que notre horloge intérieure nous réveille. Je suis en jogging, je m'endors habillée pour faciliter le lever au milieu de la nuit. Je suis enfin moi, je peux maintenant m'extérioriser et regarder le monde extérieur sans les barreaux de ma cage comme dans la journée. « Va chercher les enfants, » dit-il à voix basse. Je monte et leur dis, « préparez-vous ». Ils sont debout instantanément, totalement obéissants, ce qui est très différent de la journée.

Rapidement, silencieusement ils mettent leurs chaussures et je les fais monter dans la voiture.

Mon mari conduit, je suis sur le siège passager. Il conduit phares éteints jusqu'à ce que nous soyons sur la route pour ne pas réveiller nos voisins. Nous vivons au pays des routes en terre et il y a quelques maisons dont il faut se méfier. Mon boulot est de rester en alerte, de guetter si quelqu'un nous suit, et de l'alerter si quelqu'un arrive.

Une fois sur la route goudronnée, il allume les phares et nous nous dirigeons vers la réunion. « Je n'ai pas fini mes devoirs, » dit mon fils. Mon mari et moi nous tournons brièvement vers lui, furieux. « Nous ne parlons pas de la journée pendant la nuit, JAMAIS ! », lui rappelons-nous. « Tu veux être battu ? » Il semble mal à l'aise, puis le reste du trajet se fait en silence, les enfants regardent par la vitre de la voiture pendant que nous glissons silencieusement vers notre destination.

1 h 20 : Nous arrivons au premier poste de contrôle de la base militaire. Nous passons par l'entrée de derrière et on nous fait un signe de main, les hommes de guet reconnaissent notre voiture et notre plaque d'immatriculation.

Ils arrêteraient tout inconnu ou personne non autorisée. Nous passerons deux autres postes avant d'arriver dans la zone de la réunion. Elle se trouve près d'un grand champ sur une très grande base de la marine qui occupe des dizaines d'hectares. De petites tentes ont été installées et des bases temporaires montées pour les exercices de nuit. Nous venons soit ici, soit à l'un des trois autres lieux de réunion, trois fois par semaine. Les gens bavardent et boivent du café. Il y a beaucoup d'amis ici, car tout le monde travaille pour le même but. Le travail est intensif et les amitiés le sont tout autant. Je rejoins un groupe de formateurs que je connais bien.

« On dirait qu'il manque Chrysa », dis-je. « Je parie que cette s…pe de paresseuse n'a pu sortir du lit. » Je suis très différente la nuit. J'emploie des mots qui m'horrifieraient la journée et je suis vache et méchante. Les autres rigolent. « Elle était en retard aussi il y a deux semaines », dit quelqu'un d'autre. « Il va peut-être falloir la DÉNONCER. » Il plaisante, mais est en partie sérieux. Personne n'a le droit d'être en retard ou malade. Ou trop en avance. Il y a une fenêtre de dix minutes pour que les membres se présentent aux réunions. Sinon, ils sont ensuite punis s'il n'y a pas une bonne excuse. Forte fièvre, opération chirurgicale, ou accident de voiture sont considérés comme des excuses.

Un syndrome prémenstruel, de la fatigue ou une panne de voiture ne le sont pas. Nous buvons du café pour rester éveillés, car même en état dissocié le corps proteste d'être éveillé au beau milieu de la nuit après une journée remplie d'activités. Je vais me changer au vestiaire et mettre mon uniforme. Nous portons tous des uniformes la nuit et nous avons aussi des grades, basés selon notre position dans le groupe et nos états de service.

1 h 45 : Nous commençons les tâches qui nous sont assignées. J'ai apporté les registres avec moi, le fameux « objet » qu'on m'a demandé de ne pas oublier. Je les garde cachés dans un placard à la maison, enfermés à clé dans une boîte en métal. Ces livres contiennent les données de différents « sujets » sur lesquels nous travaillons.

Je vais dans le bureau du formateur-chef dans un bâtiment proche. Je travaille avec lui, je suis la deuxième formatrice en chef après lui. Nous nous détestons et je soupçonne qu'il aimerait me nuire, car j'ai fait plusieurs plaisanteries cruelles à ses dépens. Je suis supposée en avoir peur et c'est le cas, mais je ne peux non plus le respecter et il le sait. Je fais remarquer ses erreurs devant les autres et il essaie souvent de se venger.

1 h 50 : La pièce à l'intérieur d'un bâtiment qui ressemble à un hangar est installée pour le travail sur les sujets.

Elle comporte une table, une lampe et des équipements. La pièce est séparée des activités extérieures, pour que les autres ne soient pas distraits par ce que nous faisons ici. Le sujet est là, prêt pour un travail sur lui. Il y a quelqu'un d'autre, une formatrice plus jeune qui donne un coup de main et je lui dis d'administrer la drogue. Nous travaillons sur les drogues qui aident à induire des états hypnotiques et étudions les effets de ces médications, en combinaison avec l'hypnose et les chocs électriques. On injecte la drogue en sous-cutané et attendons. En dix minutes le sujet s'assoupit et sa respiration se ralentit et s'alourdit, mais ses yeux sont ouverts, ce que nous voulons. (Je ne décrirai pas le reste de la session ici, c'est trop douloureux pour moi de l'évoquer. Je pense que l'expérimentation humaine est cruelle et devrait être stoppée, mais le groupe auquel j'appartenais la pratiquait régulièrement). Nous couchons les données dans le registre tout au long de la session et j'ai aussi un ordinateur portable où j'enregistre aussi des informations. Nous ne faisons pas uniquement le profil de la drogue, mais aussi la réponse individuelle de la personne. Nous avons des profils très complets et minutieux sur cette personne, démarrés depuis son enfance.

Je peux extraire un profil spécial qui me dit tout de lui : ses couleurs préférées, ce qu'il mange, ses préférences sexuelles, les techniques qui l'apaisent et une liste de tous les codes qui entraîneront une réponse de sa part. Il existe aussi un diagramme de son monde intérieur qui a été créé pendant des années. Ce sujet est facile à travailler et les choses vont bon train. Je corrige à un moment la jeune formatrice qui démarre quelque chose trop tôt. « Il faut apprendre la patience, » dis-je en la réprimandant en allemand. La nuit, nous parlons tous allemand, cette langue et l'anglais étant les deux langues de ce groupe. « Je suis désolée, je pensais que c'était le moment, » dit-elle. Je lui apprends ensuite les signes qui montrent que le sujet est prêt. Voilà pourquoi je suis une formatrice en chef. J'entraîne les jeunes recrues, parce qu'au bout de tant d'années, je connais l'anatomie, la physiologie et la psychologie. Par chance j'ai repris cette jeune formatrice avant qu'elle ne fasse une erreur ; si elle l'avait faite, j'aurais dû la punir. La nuit les erreurs ne sont pas acceptées, jamais. Passé l'âge de deux ou trois ans, on attend des enfants qu'ils soient performants sinon ils sont brutalisés. Cela se poursuit à l'âge adulte.

2 h 35 : La session est presque terminée et le sujet récupère. La médication a des effets rapides et il aura récupéré à temps pour rentrer chez lui. Je le laisse aux soins de la jeune formatrice et me dirige vers la cafétéria pour faire une pause. Je fume une cigarette en buvant le café avec les autres formateurs. Je n'ai jamais fumé de jour et le café me rend malade, mais ici, la nuit, c'est complètement différent. « Comment se passe ta nuit ? », me demande Jamie, une amie. Je ne la connais que sous le nom de Jamie, ce n'est pas son vrai nom, mais la nuit nous n'utilisons que nos surnoms. Elle est également l'une des institutrices de l'école durant la journée, mais là-bas nous ne sommes pas amies. « Lentement. J'ai dû corriger une autre stupide gamine, » dis-je. Je ne suis pas gentille la nuit, parce que personne ne l'a jamais été avec moi. Il règne une atmosphère style « l'homme est un loup pour l'homme » et très politisée où le plus cruel gagne.

« Et toi ? », je lui demande. Elle fait une grimace. « J'ai dû faire marcher de sales mômes », dit-elle, en parlant d'exercices militaires avec des enfants entre 8 et 10 ans. Il y en a toutes les nuits, parce que le groupe prépare un possible coup d'État. Les enfants sont divisés en groupes selon leur âge et différents adultes se relaient pour les instruire. Nous bavardons pendant quelques minutes et retournons ensuite à nos « travaux ».

2 h 45 : c'est une session courte. C'est « l'harmonisation » d'un membre faisant partie des chefs militaires. Je sors son profil et le passe en revue avant de démarrer. Le formateur en chef et un autre formateur travaillent avec moi.

L'induction hypnotique se fait rapidement, et il se remémore son programme. On le renforce avec un électrochoc et nous contrôlons tous les paramètres. Ils sont tous actifs et bien positionnés. Je soupire de soulagement. C'était un cas facile et sans agressivité contre nous. Après, je le réconforte et suis gentille. « Bon boulot, » lui dis-je. Une petite partie de mon estomac se révolte à cause des brutalités utilisées pour enseigner. Il fait oui de la tête, encore un peu hébété par la session. « Tu peux être fier de toi, » lui dis-je en lui tapotant la main. On lui donne sa récompense ensuite, il passera quelque temps avec un enfant. C'est un pédophile et voilà comment il se réconforte après sa session.

3 h 30 : Nous nous sommes changés, nos uniformes partent dans un panier à linge spécial avant le nettoyage. Je remets mes vêtements, qui étaient pliés avec soin sur une étagère et nous nous retrouvons tous dans la voiture pour rentrer à la maison. Ma fille commente, « j'aurai une promotion la semaine prochaine, » dit-elle fièrement. « Ils ont dit que j'ai très bien fait les exercices ce soir ».

Elle sait que moi et d'autres adultes serons à la cérémonie qui honore les promotions. Je lui dis que je suis heureuse pour elle. Je suis très lasse pour je ne sais quelle raison. Habituellement, je serai heureuse, mais ce soir, malgré une nuit de routine, cela a été difficile. J'ai senti un froid s'insinuer en moi ces derniers temps et j'ai eu des accès de terreur. J'entends parfois pleurer un enfant à l'intérieur, profondément enfoui et je transpire en travaillant sur des enfants ou des adultes. Et je me demande combien de temps je vais tenir comme ça. J'ai entendu parler de formateurs qui craquent ou qui ne peuvent plus faire leur travail et on m'a aussi chuchoté le récit de ce qu'il leur arrive. Voilà des cauchemars en substance et je refoule mon anxiété.

4 h : Nous sommes rentrés et nous effondrons dans le lit, instantanément endormis. Les enfants se sont endormis pendant le trajet et mon mari et moi les emmenons dans leur lit. Nous dormons tous d'un sommeil profond et sans rêves.

7 h : Je me réveille avec la sonnerie, fatiguée. Il semble que je suis toujours fatiguée et ce matin j'ai un léger mal de tête. Je me dépêche de faire lever les enfants et me prépare pour une autre journée d'école. Je me demande si j'ai un problème, car je semble avoir besoin de plus en plus de sommeil et me réveille toujours fatiguée. Je n'ai pas la moindre idée que la nuit précédente j'étais debout à vivre une autre vie.

Il peut sembler incroyable à des lecteurs qu'une personne puisse vivre une autre vie et n'en avoir absolument aucune idée, mais c'est la nature même de l'amnésie. Si la programmation est faite correctement, c'est presque indétectable et la personne vivra une complète amnésie de ses autres activités. C'est ce qu'on appelle une dissociation et elle existe chez presque tous les membres victimes de la maltraitance de sectes, comme celle que je viens de décrire.

NOËL DANS LA SECTE

Noël est le temps des chaleureux rassemblements familiaux autour de l'arbre de Noël, du partage souriant de cadeaux et de l'excitation d'enfants aux yeux endormis pour voir ce que le Père Noël a apporté pendant que les adultes boivent du lait de poule et festoient en suivant de joyeuses traditions.

Mais pour un enfant élevé dans une secte satanique, Noël revêt une signification bien différente. La journée est occupée par les activités normales de courses et de réceptions et la famille pourra se retrouver « chaleureusement » pendant la journée.

Mais le soir les choses sont très différentes. L'enfant qui attend pendant la journée le Père Noël et ses cadeaux à la lumière du jour tremble de terreur à la pensée de ce qui va suivre la nuit.

Le solstice d'hiver se situe le 21 décembre et c'est l'un des jours sacrés les plus forts dans la tradition païenne celte, car pour la secte, le « Nouvel An » démarre après cette date. Des cérémonies spéciales sont prévues pour s'assurer d'une nouvelle année pleine d'énergie et c'est le retour solaire de l'allongement des jours (de nombreuses cérémonies occultes sont également basées sur la vénération d'une antique divinité solaire). De plus c'est une fête chrétienne de célébration de la naissance du Christ, méprisé par le groupe occulte, et des cérémonies spéciales sont au programme pour désacraliser et déformer la signification de ce jour. Pour de nombreuses familles occultistes, la semaine du 21 au 26 décembre est remplie d'activités, car les familles sont rassemblées et nul besoin d'expliquer les absences scolaires des enfants.

La cruauté entourant Noël et le solstice est intense. Les enfants sont souvent soumis aux sévices des membres de la secte déguisés en Père Noël ; ou une parodie de nativité se joue avec en résultat « un roi Hérode » qui réussit à occire l'Enfant Jésus (accompagné du meurtre rituel d'un nourrisson). Un enfant peut être violé sous le sapin de Noël, et tout un attirail donne une tournure nouvelle et macabre à ce jour de fête religieuse.

Au lieu de célébrer la naissance, l'enfant élevé dans une secte familiale va vivre Noël comme une période d'horreur et de mort. Une programmation est faite parfois, où on implante des images en rapport avec la fête religieuse, et on dit à l'enfant que la vision de ces images (comme un arbre de Noël illuminé ou une scène de la nativité) signifiera un contact avec la « famille » ou autres messages induits par traumatismes.

Les enfants (et les adultes) peuvent recevoir des cadeaux renfermant des messages cachés qui leur rappellent les Noëls du passé et les traumas se rapportant au lien « familial ». Une parodie de fête sacrée est possible, mais au lieu de lait de poule et de jambon, le repas se compose de mets repoussants.

Cela ne constitue que quelques-unes des associations qui se produisent dans les alters dissociés de l'enfant élevé dans une secte familiale et c'est la raison pour laquelle de nombreux survivants ressentent un mélange d'excitation et de peur quand la période de fête arrive. Ajoutons que l'enfant une fois grand, les membres familiaux de la secte feront d'immenses efforts pour le recontacter à l'époque de ces fêtes religieuses auxquelles tous les membres de la famille sont obligatoirement attendus.

Panique et anxiété peuvent se produire chez le survivant adulte aux dates anniversaires d'intenses traumas et rituels, et il peut se demander pourquoi un jour de fête associé à la convivialité signifie pour lui se recroqueviller de peur.

Si le survivant comprend par lui-même d'où provient la panique et quels en sont les déclencheurs, il peut y trouver de l'aide. Cela se fera habituellement en thérapie ou en écrivant un journal.

Si le survivant a stoppé les relations avec les membres de sa famille, il recevra alors un déluge de cartes et de cadeaux de Noël, et il doit être très circonspect à ce sujet et conscient que ces objets peuvent se révéler d'intenses déclencheurs. Le désir « d'appeler et recontacter » les membres de la famille se réveillera souvent par ce biais et le survivant aura besoin de surmonter cela en thérapie. Les alters de l'enfant détiennent les souvenirs les plus horribles et l'écouter, lui permettre d'aborder son trauma et ses peurs en thérapie, par un journal et par un travail d'artisanat peuvent aussi l'aider.

Créer de nouvelles traditions de fêtes qui sont vécues comme sécurisantes peut être également une aide.

Certains survivants célèbreront Noël en faisant des choses très différentes de leur famille d'origine pour les aider à se persuader qu'ils sont capables de se libérer de toutes les traditions reliées à elle. Et bien sûr un soutien et une sécurité extérieurs seront le mieux pendant toute cette période.

Noël est une époque particulièrement difficile pour de nombreux survivants. Adultes, ils peuvent choisir de se libérer de la signification traumatisante d'autrefois et se créer un Noël rassurant.

Svali

À QUOI SERVENT VOS IMPÔTS

J'écris cet article pour exprimer quelque peu de la colère, mais je ne peux m'en empêcher. Je suis en colère que mes impôts servent, et les vôtres aussi, à financer certains projets. Je prends le risque que mes articles ici sur ce site soient retirés en écrivant ceci, mais je ne peux me taire.

Il existe des projets chapeautés par la CIA à Langley en Virginie. Ces projets sont des études sur des techniques pour différentes formes de contrôle mental et la manière de contraindre facilement des « sujets », de les droguer, les hypnotiser, les traumatiser ou autrement de les amener sous contrôle et de les transformer en manœuvres dociles qui pensent vraiment faire de « bonnes choses » pour leur « pays » ou leur « famille ».

Je devrais le savoir. J'ai été victime de ces expériences brutales et les ai expérimentées sur d'autres plus tard dans ma vie.

Il y a une tonne de documentations et de preuves aussi bien par des archives du gouvernement que sur internet que ce truc se passe réellement. Ces projets MK-ULTRA, BLUEBIRD, ARTICHOKE, MONARCH et autres projets financés par vos dollars ont été et sont toujours utilisés secrètement pour abuser et torturer d'innocents enfants, puis plus tard en tant qu'adultes. Le fait qu'il EXISTE une documentation disponible malgré la quantité monumentale de papiers qui partent dans les déchiqueteuses du gouvernement montre la masse même de documents et de notes qui ont été conservés et ne pouvaient être complètement éliminés des archives publiques.

On sait par le projet PAPERCLIP qu'on a fait venir aux USA des médecins nazis (vous savez, ceux qui ont fait des expériences sur des gens en Allemagne pendant la Seconde Guerre mondiale). Alors qu'ils semblaient être là ostensiblement pour aider les US à développer leur technologie, nombre d'entre eux ont aussi partagé leur connaissance de la neurophysiologie humaine, et ont été recrutés pour superviser de futures expériences.

Assez de parler à la troisième personne. Je veux partager mes propres souvenirs personnels.

À l'âge de 8 ans, le soir, le Dr Timothy Brogan de l'université George Washington, mon formateur principal et ma mère m'emmenaient à Langley. Je me souviens d'arbres sombres dans les champs derrière de longs bâtiments et que nous allions toujours dans le même bâtiment.

En bas il y avait des salles de classe, qui servaient à la formation. Je m'asseyais dans un groupe avec d'autres enfants et regardais des films dont le sujet était : comment tuer quelqu'un (nous étions obligés d'analyser ces films, interrogés par le « professeur » sur ce que le « sujet » ou « cible » qui était tué avait fait de mal, et comment le meurtre avait été organisé. Nous analysions et discutions tout, y compris la direction du vent, le type d'arme utilisé, la lunette utilisée, etc.

Exercices de tir : il y avait un stand de tir et nous passions des heures au tir. Nous apprenions à démonter un pistolet et à le remonter en dix secondes maximum. Nous étions chronométrés.

Films d'entraînement : on nous projetait des films sur tous les sujets imaginables, comme ceux sur « voici vos dirigeants » avec une table ronde où les dirigeants Illuminati US se levaient quand un chef entrait dans la pièce.

Les films étaient explicites sexuellement, des films de violence et des films qui parlaient de loyauté. Nous nous entraînions à brouiller les repères (avec quelqu'un qui nous suivait) et la manière de suivre quelqu'un sans être détecté. Il y avait un caisson d'isolation dans une pièce. Il ne servait pas dans les exercices de groupe, mais pour des sessions spéciales d'entraînement. Sinon la pièce était fermée par des scellés quand elle n'était pas en service. Entraînement aux langues : différentes personnes entraient et nous apprenaient plusieurs langues aussi bien avec la classe qu'en individuel. Parfois ma mère s'asseyait et bavardait avec son ami, Sidney Gottlieb ou avec le Dr G. Steiner, un médecin qui travaillait sur ce projet avec des enfants. Je ne sais pas qui étaient les autres enfants ni d'où ils venaient. Leurs familles les accompagnaient et revenaient les chercher ensuite, habituellement la mère ou le père ou un ami de la famille. Les exercices se terminaient à 4 h 30 du matin.

Le centre médical Tulane (où réside « L'Institut ») était réputé comme l'une des installations de recherche américaines les plus pointues en matière de techniques de contrôle mental et d'exploration du paranormal, des NDE et de l'utilisation indéfiniment répétée de messages enregistrés. Ils pensaient que l'état aux frontières de la mort aiderait à incruster un message ou une croyance aux niveaux les plus profonds de l'inconscient et l'expérience de « renaissance » (qui créait un nouvel alter à un niveau très profond) donnait un « sujet » très très loyal. C'était le cas. Le sujet était terrifié et on lui disait que s'il désobéissait un jour, on le ramènerait dans cet état « aux portes de la mort », donc il n'y en avait pas beaucoup qui se montraient « déloyal » dans ces circonstances.

L'équipement que l'argent de nos impôts servait à acheter pour ces organisations fonctionnant sous couvert du gouvernement était très sophistiqué : équipement de réalité virtuelle et usage des techniques de neurolinguistique les plus élaborées. Et on enseignait aux gens comment les utiliser avec un maximum d'efficacité.

L'année de mes 23 ans, j'étais formatrice en chef à San Diego. La nuit je poursuivais les expériences sur d'autres, sous la supervision de Jonathan Meier et à la fin du Colonel Aquinos, qui était directeur régional de notre groupe.

Et bien sûr, à chaque fin de soirée, nous téléchargions nos données extrêmement codées vers les banques de données de Langley. Au centre de données de la CIA, nous devions traverser six niveaux de mots de passe de sécurité avant d'accéder à l'endroit où les données pourraient être téléchargées. Ils voulaient connaître les résultats des expériences partout en cours, et il y avait des protocoles stricts pour faire les comptes-rendus de toute réaction inhabituelle, anomalie ou nouvelle combinaison de médicaments qui se révélait particulièrement efficace.

Je pense que la majorité du public américain n'a aucune idée de la manière dont est utilisé leur argent pour certaines organisations du gouvernement. Je pense aussi que la plupart de ceux qui lisent ceci ne croiront pas que la CIA et un centre médical respecté pourraient être le siège de telles expériences sur l'esprit et la psyché d'enfants et d'adultes (c'était pratiqué sur les deux). Mais c'est la vérité et j'en suis désolée, parce que cela me met en colère que les impôts prélevés sur mon travail aillent subventionner des sévices. Mon seul désir est qu'un jour ceci soit découvert, ramené au grand jour et que le public puisse examiner minutieusement ce qui s'est passé et se passe toujours, et qu'on y mette un terme.

Pâques dans la secte

Il y a certaines époques de l'année qui sont particulièrement difficiles pour ceux qui ont survécu à des rituels occultes. Ce sont les « jours fériés » qui correspondent à des rituels célébrés par les groupes occultes. Bien que les vrais rites et pratiques puissent varier quelque peu selon les groupes, il existe entre eux certaines similitudes.

Pâques est une de ces époques. Dans le groupe où j'ai grandi, j'étais autorisée pendant la journée à vivre normalement. Pâques était une célébration du printemps, de l'allongement des jours et des premières fleurs signalant la fin de l'hiver. J'aimais bien jouer avec les branches de buis le jour du Dimanche des Rameaux, et chercher les œufs de Pâques autour de l'église. Et bien sûr apparaissait un petit panier de Pâques avec un lapin ou un agneau en chocolat.

Mais la nuit, le jour sacré était célébré d'une manière très différente. Une bonne partie de la semaine précédente était consacrée à sa préparation (il n'y avait pas d'école pendant la semaine de Pâques quand j'étais enfant, dans les années précédant la « pause de printemps » qui s'est généralisée ensuite. La plupart des écoles étaient fermées pendant une semaine, voire dix jours pendant cette semaine-là). Les événements de cette période étaient assez douloureux, et comprenaient des brutalités, des sévices sexuels et autres rituels entourant les rites de fertilité, qui culminaient à la fin de la semaine avec la parodie de crucifixion. C'est souvent un enfant qui était choisi pour subir la crucifixion, sinistre caricature de la célébration chrétienne, et les adultes déclaraient que ce rituel était une offrande pour avilir la tradition chrétienne et pour montrer son absence de signification. Je sais avec certitude que de jeunes garçons étaient choisis pour ce rituel et c'était horrible à voir. Une cérémonie de parodie de « résurrection » pouvait parfois se faire, mais le ressuscité n'était pas Jésus, mais une entité démoniaque qui allait s'introduire dans la personne amenée dans un état proche de la mort.

Les racines spirituelles de ces cérémonies ont été créées pour permettre le passage du démon chez les participants, et pour leur apposer un « sceau » en tant que participants. Parfois un calice d'or circulait parmi les participants qui buvaient dans une coupe remplie du sang d'un enfant.

Je découvre de plus en plus en thérapie que j'ai participé à ces cérémonies occultes noires en tant qu'enfant, telles que celles décrites ici. Ces cérémonies permettaient l'entrée d'un démon, et l'un des éléments les plus difficiles à démonter dans la programmation faite par le groupe a été l'emprise que ces souvenirs, et la destruction spirituelle qui suivit ont eue sur moi. Une partie de mon processus de guérison implique la délivrance de ce que j'ai subi et de remplacer l'épouvantable spiritualité négative de mon enfance par une croyance en l'amour, la compassion et le pardon, antithèses des cérémonies brutales et éprouvantes que j'ai vécues. L'une des tâches les plus importantes des survivants quand ils se remémorent ce genre d'événements (et les dates anniversaires font souvent remonter les souvenirs) est de pouvoir cicatriser et se pardonner d'avoir participé, et de mettre en place un système de croyances qui peut suppléer au négatif. Pour moi, cette croyance est le christianisme et mon souhait est que d'autres trouveront ce réconfort à cette difficile époque de l'année.

Réaliser que très souvent le groupe fait apparaître certaines choses comme définitives peut être aussi d'une grande aide. « Tu es condamné pour la vie », disent-ils aux enfants, ou « Tu as accepté et maintenant tu es l'un de nous pour toujours. » C'est absurde. Aucun contrat ne lie définitivement, surtout celui créé par coercition, et une fois que la personne a le choix, elle peut décider de rompre les contrats spirituels de l'enfance établis sous la contrainte. Le groupe pendant ces périodes de fêtes et de rituels essaie d'inculquer une impuissance et le sentiment que « maintenant je ne peux jamais être libre », mais ce message est absolument faux et joue sur la peur du petit enfant. En tant qu'adulte, au contraire, le survivant a le choix et peut choisir de briser ces conventions et de se libérer.

C'est un combat et je ne voudrais pas qu'il apparaisse aisé. Ça ne l'est pas et je me bagarre toujours avec, mais cela vaut le coup de se libérer de l'emprise que ces cérémonies et ces implications démoniaques ont dans la vie du survivant.

DÉNI ET DISSOCIATION

« ... Quand le déni n'est plus nécessaire, la dissociation non plus. »

Simplement considéré autrefois comme un appendice ennuyeux dans le diagnostic des Troubles Dissociatifs de l'identité, le déni est aujourd'hui reconnu comme la « colle » qui maintient en place la dissociation.

Le fait est que les TDI n'existeraient pas sans le besoin de déni. En d'autres mots, quand le déni n'est plus nécessaire, la dissociation non plus. Le TDI démarre quand des traumatismes d'enfance sévères et répétés engendrant d'intolérables conflits dans la jeune psyché, avec d'extrêmes contraintes, se résolvent par une division en identités séparées. Ceci rend capable la personne de refouler l'intolérable événement pour que d'autres parties d'elle puissent vivre comme si de rien n'était.

Des conflits dits intolérables surviennent à chaque fois que des croyances apparemment vitales sont menacées.

Ces croyances peuvent toucher la survie, la sécurité, la fonctionnalité, l'identité, la moralité, des tendances religieuses ou toute autre question considérée comme impossible à surmonter. Par exemple, la plupart des jeunes enfants, en raison de leur extrême vulnérabilité, pensent qu'ils ne peuvent survivre sans un parent ou un auxiliaire de vie protecteur. Si par conséquent Papa blesse violemment ses enfants, cela crée un intolérable conflit avec la croyance de l'enfant au sujet du besoin de survie. L'enfant résout le conflit en créant une division dissociative dans son esprit, ce qui lui permet de « ne pas être au courant » de l'événement et donc de pouvoir continuer à croire qu'il a un proche protecteur et donc un moyen de survivre.

Le même genre de conflit intolérable se passe quand la personne se retrouve face à un besoin absolu de fonctionner, mais qu'elle est pourtant trop bouleversée par l'impact du traumatisme pour y arriver ou lorsqu'une personne engagée dans des normes morales élevées est obligée de participer à des activités « impensables ». De nouveau une dissociation donne à la personne le moyen d'être séparée de la conscience du traumatisme et la rend donc capable de faire des choses aussi cruciales que de fonctionner normalement ou de maintenir son identité morale.

Les tortionnaires, du fait de leur connaissance des mécanismes de dissociation, peuvent délibérément créer de tels conflits chez leurs victimes chaque fois que leur programme exige une nouvelle scission ou le secret le plus absolu. Il leur est facile de le faire en soumettant leur victime à un traumatisme auquel elle pense ne pas survivre ou en invoquant des émotions intolérables, comme une peur avec menace sur la vie, une honte humiliante, une culpabilité insupportable ou en l'obligeant à participer à des activités qui entrent très sévèrement en conflit avec ses croyances morales ou religieuses.

Chacune de ces situations va entraîner un intense besoin de nier la survenue de l'événement, ce qui va invariablement créer le mur dissociatif souhaité par le tortionnaire. Habituellement ils s'assurent que la personne en soit si profondément imprégnée qu'elle ne pourra jamais l'éliminer, ce qui voudrait dire qu'elle serait sinon confrontée à la réalité ou à des émotions insupportables. Quand l'élément déterminant que joue le déni dans l'origine et le maintien d'une dissociation est reconnu, un profond changement de vision thérapeutique est possible. Il n'est plus nécessaire de faire précéder les souvenirs traumatiques des expériences vécues. Pour une guérison véritable, il faut à la place aborder ce besoin de barrières de dissociation érigées entre le poids du traumatisme et les éléments de maintien du déni. Cela exige d'identifier et de résoudre les intolérables conflits dont l'existence semble obligatoire. Cela peut être un procédé très dangereux, mais il focalisera la thérapie sur les vrais problèmes qui font perdurer la dissociation.

Le survivant peut abandonner le déni par étapes successives. Au début souvent l'idée de personnalité multiple peut être niée. Quand la réalité d'une division est enfin acceptée, la réalité de tout ou partie du traumatisme peut être malgré tout niée. Il se peut qu'un sévice du persécuteur soit accepté, mais pas un autre, ou que des souvenirs d'abus sexuels soient enfin acceptés, mais pas ceux impliquant du satanisme.

La réalité du traumatisme pourra finalement être acceptée dans son intégralité, mais le fait d'en être le possesseur pourra créer une résistance. En d'autres mots, l'identité primitive en position de déni va accepter que toutes ces horribles choses soient arrivées, mais elle voudra continuer à rester séparée d'elles. Ce n'est que quand cette identité-clé s'identifiera personnellement aux événements et à leurs implications que les barrières dissociatives pourront tomber.

Comme ceci implique un changement majeur, plus pour le déni de base que pour les éléments de dissociation, l'orientation thérapeutique va jouer plus lourdement sur ces identités qu'auparavant. Leur seuil de tolérance doit d'une manière ou d'une autre être relevé à un niveau psychologique approfondi. Ce qui autrefois était vu comme absolument inacceptable doit devenir maintenant comme « appropriable ».

Changer cette perspective va demander d'identifier, de faire face à et de rectifier de nombreuses fausses croyances. Cela voudra dire aussi de se retrouver face à d'horribles émotions et de profonds problèmes d'identité. La vérité ne sera révélée au survivant que grâce à une énorme motivation, une grande force intérieure et du courage. Si vous croyez en Dieu, sachez cependant qu'il a promis d'accorder des grâces et de la force afin d'accomplir toutes choses.

Article paru au départ dans « Restoration Matters », automne 2001, vol.7, # 1, en ligne sur www.rcm-usa.org. © Diane W. Hawkins, M.A., reproduit avec la permission de l'auteur.

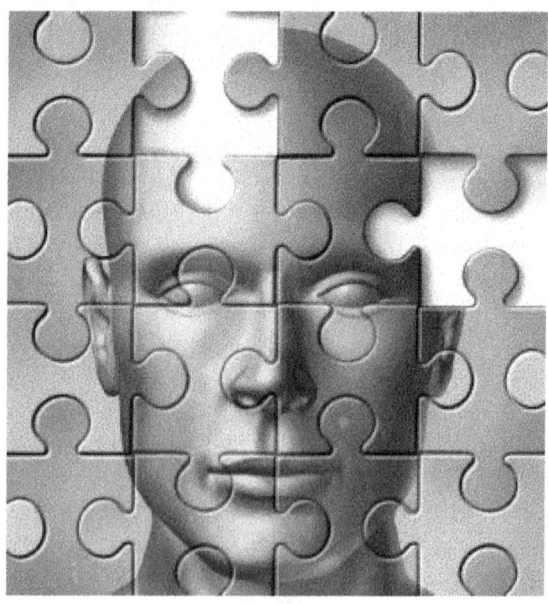

DÉJÀ PARUS

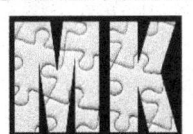
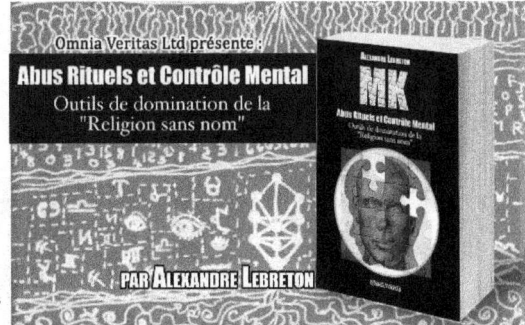

Pour la première fois, un livre tente d'explorer les sujets complexes que sont les abus rituels traumatiques et le contrôle mental qui en découle.

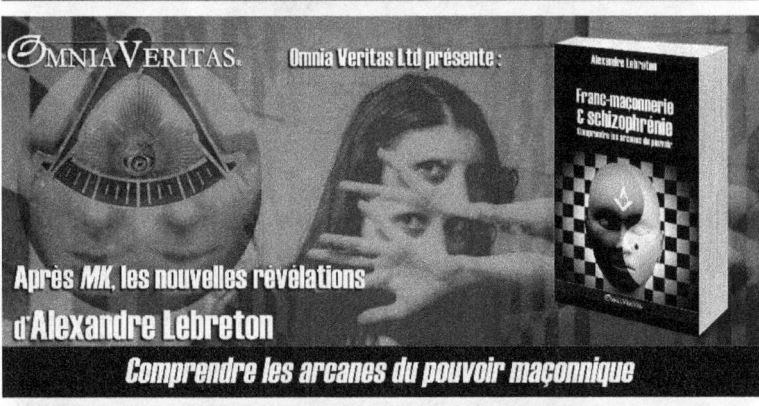

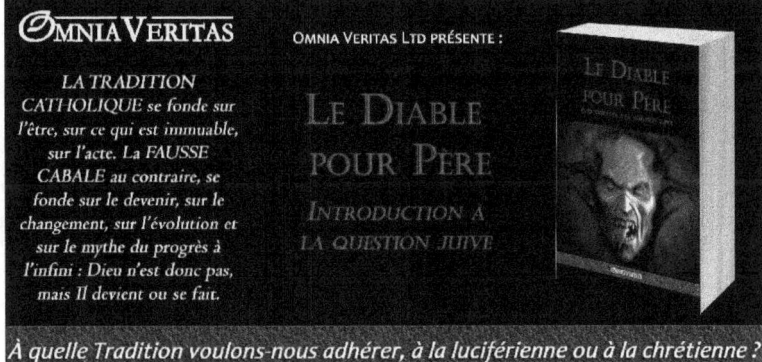

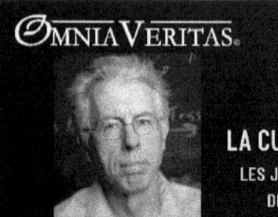
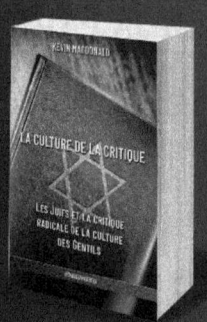
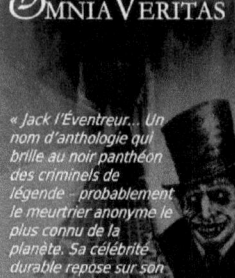
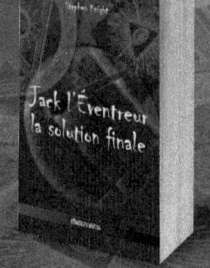
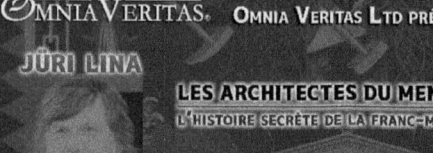
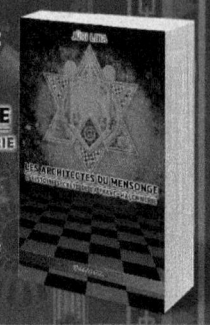

S'AFFRANCHIR DU CONTRÔLE MENTAL

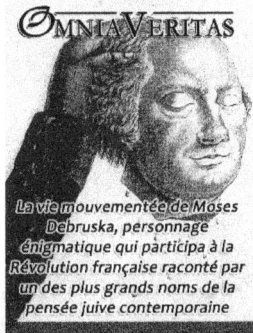
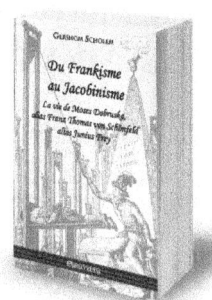
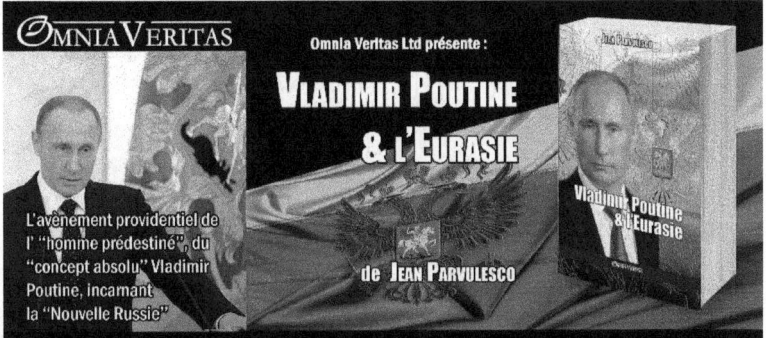
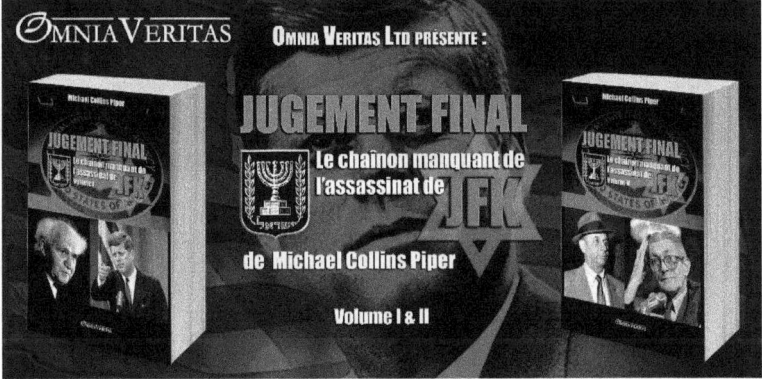

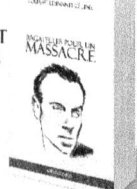
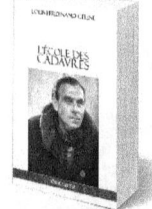
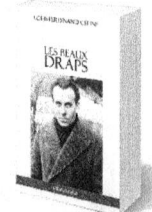
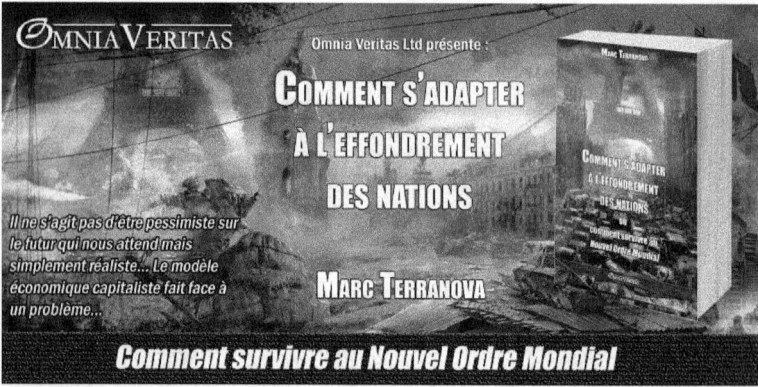
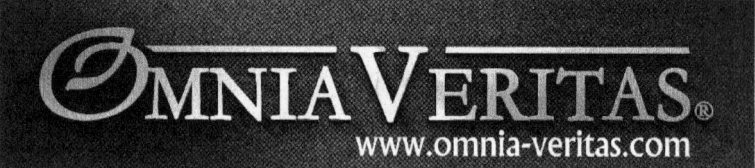

www.ingramcontent.com/pod-product-compliance
Lightning Source LLC
Chambersburg PA
CBHW050132170426
43197CB00011B/1800